浜松医大流
エビデンスに基づく精神療法実践集

編著

森　則夫
浜松医科大学精神医学講座教授

杉山登志郎
浜松医科大学児童青年期精神医学講座特任教授

和久田智靖
浜松医科大学精神医学講座助教

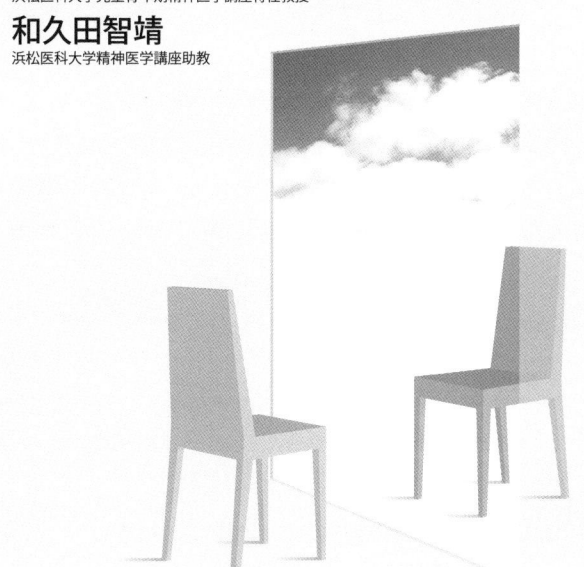

金芳堂

＜執筆者一覧＞(執筆順)

森　　則夫（浜松医科大学精神医学講座教授）

井上　　淳（浜松医科大学精神医学講座臨床心理士）

望月　洋介（浜松医科大学精神医学講座臨床心理士）

岩田　泰秀（浜松医科大学精神医学講座講師）

亀野　陽亮（浜松医科大学精神医学講座助教）

大隅　香苗（浜松医科大学精神医学講座臨床心理士）

横倉　正倫（浜松医科大学精神医学講座助教）

中里　一貴（三方原病院精神科医師）

浦尾　悠子（千葉県立保健医療大学健康科学部看護学科講師／
　　　　　　千葉大学子どものこころの発達教育研究センター非常勤講師）

清水　栄司（千葉大学大学院医学研究院認知行動生理学教授／
　　　　　　千葉大学子どものこころの発達教育研究センター センター長）

関井　清華（浜松医科大学精神医学講座臨床心理士）

和久田智靖（浜松医科大学精神医学講座助教）

星野　良一（紘仁病院臨床心理士）

竹林　淳和（浜松医科大学精神医学講座講師）

栗田　大輔（浜松医科大学精神医学講座助教）

杉山登志郎（浜松医科大学児童青年期精神医学講座特任教授）

野村　和代（独立行政法人国立病院機構天竜病院臨床心理士）

高貝　　就（浜松医科大学子どものこころの発達教育研究センター
　　　　　　特任准教授）

本書を利用する方へ

　私の個人的な感想なのだが，私たちが目にする精神療法の本の多くは実践的ではない．理論が多い．それもしばしば難解である．訳本になると，とても私のようなものの手には負えない．思い返してみると，薬物療法の本がそうだった．私が精神科臨床の修業を始めた約40年前，薬物療法の本は理論，つまり薬理作用が中心だった．とても実践的とは言えなかった．だが，薬物療法の本は，今は，とても実践的で役に立つ．つまり，初期の理論の時代を経て実践の時代に入ったのである．ならば，精神療法の本もそろそろ実践の時代に入るべきではないか．あまり難しく考えないで，効果的な精神療法を自由に選択して，"効いた"という実感を味わい，そのうえで，自分なりの工夫をしたらどうであろう．

　これもまた，私の個人的な感想なのだが，精神療法はこの道の専門家の教えを請うたほうが良いと思う．幸いにして，浜松医大には研修生を含めると約20名の臨床心理士が在籍している．臨床心理士の資格試験も毎年100％か，それに近い．みんな優秀である．考えてもみるがいい．彼らや彼女たちは大学で4年間心理学を学び学士となり，更に2年間学んで修士となり，その後で臨床経験を積んで臨床心理士になるのだ．我が国では，制度上の問題はあるにしても，臨床心理士の力を活かしきれていない．しかし，浜松医大では，入院患者のすべてに主治医の他，担当の臨床心理士がつく．外来では，5人に一人に担当の臨床心理士がついている．浜松医大では，簡単な精神療法は医師が行うが，系統だった，いわゆる難しい精神療法は臨床心理士が行っている．この場合，医師が精神療法を具体的に指示することはない．「どのような精神療法がいいだろうか？」と相談する．そうすると，「生活歴をみてみます」，「心理検査をしてみます」，「そのうえで考えてみたいと思います」などと応じるのが常である．外来では，このようなやりとりを患者さんやご家族がいるところで行う．この段階で，患者さんやご家族は安心する．すでに，精神療法が始まっているのである．

世の中は変わった．精神疾患の構造も大きく変わった．うつ病は，もはや，ごくありふれた疾患となり，遷延化する例が増えた．子どもにもうつ病がみられるようになった．発達障害や摂食障害も増えた．解離性同一性障害も珍しくなくなった．強迫性障害には軽症なら **SSRI** でよくなるが重症例では強力な精神療法が必要である．

　我が国における精神医学の学びの場では，系統だった精神療法を学ぶのが難しい．そのような場所はあまりない．それならば，という思いで本書を編むことにした．本書では，臨床心理士が精神療法について述べ，主治医が精神医学的立場から解説する，というスタイルをとった．そのほうが，より実践的で応用が利くと思ったからである．このような精神療法の実践集は少なくとも我が国では前例がない．精神科臨床の現場で役立つことを願っている．

　平成 27 年 3 月吉日

　　　　　　　　　　　　　　　　　　　　　　　　　　森　　則夫

第1編　精神療法の基本原理（森　則夫）　　1

1. カウンセリングと精神療法（心理療法） ……………………… 2
2. 主な精神療法 ……………………………………………………… 2
3. 精神療法はどこに効くのか ……………………………………… 4
4. 神経症の成り立ち ………………………………………………… 4
5. 行動療法の考え方 ………………………………………………… 7
6. 森田療法の考え方 ………………………………………………… 9
7. 認知療法の考え方 ………………………………………………… 10
8. EMDRの考え方 …………………………………………………… 12
9. おわりに …………………………………………………………… 13

第2編　精神療法の実践　　15

1章　強迫症／強迫性障害　　16

1. 症状ディメンションが多岐にわたり，汚染を主とする重症強迫症に対する森田療法—曝露反応妨害法との併用によるアプローチ—（井上　淳） ……………………………………………………… 16
2. 傷害・攻撃性のディメンションの強迫症に対する森田療法的アプローチと曝露反応妨害法の併用療法（井上　淳） ………… 28
3. 家族への介入および森田療法的なアプローチが功を奏した強迫症（井上　淳） ……………………………………………………… 36
4. 症状のモニタリングとその振り返りで改善した症例（望月洋介） 46
5. モデリングや時間制限などの行動療法と森田療法を併用し改善した症例（望月洋介） ………………………………………… 51

解説　強迫症の精神療法（岩田泰秀） ……………………………… 60

2章　うつ病（DSM-5）/ 大うつ病性障害　　67

1. 認知モデルから効果的な問題解決の方向を探り改善した症例
   （望月洋介） …………………………………………………… 67
2. うつ病（DSM-5）に対する認知行動療法—高い理想の修正が有効
   であった症例—（井上　淳） ………………………………… 74

解説 うつ病の精神療法（亀野陽亮） ………………………… 85

3章　持続性抑うつ障害（気分変調症）　　88

1. 持続性抑うつ障害の森田療法で典型的な治療経過を示した症例
   （望月洋介） …………………………………………………… 88
2. 持続性抑うつ障害に対して，行動活性化療法が有効であった一例
   （大隅香苗） …………………………………………………… 96

解説 遷延化した抑うつ状態（主に遷延化したうつ病や持続性抑うつ
障害）に対する森田療法（横倉正倫） ………………………… 105

4章　パニック症 / パニック障害　　108

1. パニック症の森田療法で典型的な治療経過を示した症例
   （望月洋介） …………………………………………………… 108
2. 未熟な問題解決スキルが現実適応を困難にしていたパニック症の
   症例（望月洋介） ……………………………………………… 117

解説 パニック症に対する精神療法（中里一貴） ……………… 125

5章　社交不安症 / 社交不安障害　　128

1. 社交恐怖の森田療法で典型的な経過を示した症例（望月洋介） 128
2. 社交不安症の認知行動療法（浦尾悠子，清水栄司） ………… 137

解説1 社交不安症に対する精神療法（中里一貴） …………… 148
解説2 社交不安症の認知行動療法（浦尾悠子，清水栄司） …… 152

6章　摂食障害　　155

1. 思春期発症の神経性やせ症の一例（大隅香苗） ……………… 155
2. 慢性化した神経性やせ症の症例（関井清華，和久田智靖） … 167
3. 神経性過食症の症例（星野良一） ……………………………… 175

解説 摂食障害の精神療法（竹林淳和，栗田大輔）……………… 186

7章　境界性パーソナリティ障害　　　　　　　　　　　198
1. 境界性パーソナリティ障害に対して認知行動療法とEMDRを併用した症例（井上　淳）………………………………………… 198

　解説 境界性パーソナリティ障害の精神療法（和久田智靖）……… 212

8章　解離性同一症／解離性同一性障害　　　　　　　　216
1. 自我状態療法──多重人格のための精神療法
　　（杉山登志郎，井上　淳）………………………………………… 216

9章　自閉スペクトラム症／自閉症スペクトラム障害　　241
1. 母親へペアレントトレーニングを実施し，トークンエコノミーを併用したことで子どもの行動改善が認められた事例
　　（野村和代）……………………………………………………… 241
2. 自閉スペクトラム症から二次的に抑うつと不安を呈した症例
　　（大隅香苗）……………………………………………………… 249

　解説 自閉スペクトラム症に対する認知行動療法と森田療法
　　（高貝　就）……………………………………………………… 264

索　引　　　　　　　　　　　　　　　　　　　　　　　267

第 1 編

精神療法の基本原理

1 カウンセリングと精神療法（心理療法）

　実地臨床では，カウンセリングと精神療法（心理療法）は同じである．しかし，狭義の意味は異なる．狭義には，カウンセリングは健康な人を対象にして生活や人生の質をあげるために行うものであり，対象はclientである．これに対し，精神療法（心理療法）は治療であり，対象はclientではなくpatientである．すなわち，精神療法は苦しみ耐えるもの，すなわち，patientの精神的痛みを和らげる方法である．したがって，精神療法の目的は癒しではない．癒しは手法であり，この手法によって治すことを目的としている．説得も精神療法ではない．Patientの納得と理解を導き，それにより症状の改善を図るのが精神療法である．その好例はインフォームド・コンセントである．インフォームド・コンセントでは主治医が説明し，患者が質問し，それを繰り返して患者が納得し，患者は主治医を信頼して治療を任せることになる．同じことは，日々の精神科臨床で行われている．したがって，精神療法は特別なものではない．だが，洗練されたものにしていく努力が必要である．インフォームド・コンセントは医師なら誰でも行わなければならないが，その技量に明らかな差があるのと同じである．

2 主な精神療法

　臨床で適用される（頻用される）精神療法を表1に示した．支持的精神療法は共感と傾聴によるもので，患者からの夜間の電話対応やいのちの電話における対応がそうである．患者はこころの苦しみをとって欲しいと電話をしてくる．このとき，その苦しみの原因を解明しようと思ってはならない．言葉に乗せて苦しみを吐き出させなければならない．「もの言わぬは腹ふくるる業なり」という．たまっているものを吐き出させるための技法が共感と傾聴であり，即効性の精神療法である．
　行動療法は，簡単には，行動により「案ずるより産むが易し」を身につける治療法である．行動療法を明確に定義するのは難しいが，オペラント学習理論，あるいは，行動分析学で説明可能なものとして整理して

表1 主な精神療法

- 支持的精神療法
  共感と傾聴．いのちの電話．
- 行動療法
  行動分析学という心理学を基礎にした精神療法．行動により「案ずるより産むが易し」を身につける．森田療法や認知行動療法の行動療法．
- 認知療法
  ソクラテス式問答法などにより，客観的視点，正しい知識の習得（真実を知る）により，ものの見方や考え方をかえる．
- EMDR，自我状態療法
  PTSD，解離性同一症に対する新しい治療法

おくのがよいと思う．ここで「説明可能」という表現を用いたのにはわけがある．わが国には認知行動療法の原型ともいうべき森田療法があり，後に述べるように，その基本的治療原理は行動分析学によってきれいに説明できる．しかし，森田療法が完成したのは1920年頃であり，オペラント学習理論や行動分析学が勃興する1950年代をはるかに遡るのである．

認知療法はソクラテス式問答法などにより，客観的視点，正しい知識の習得（真実を知る）により，ものの見方や考え方をかえる手法である．ソクラテスは古代ギリシャの市民の教育に，市民自らが気づくような問答を行ったとされることから，この名称が生まれたようである．すでに述べたインフォームド・コンセントがこのソクラテス式問答の代表例である．

認知療法と行動療法を併せて認知行動療法というが，どちらかといえば行動療法よりも認知療法に重きを置いている．これに対し，洗練された行動療法を用い，日記指導という認知療法を補助的に用いるのが森田療法である．したがって，森田療法は行動療法に重きを置き，認知療法を補助的に使うと理解して大きな誤りはない．その意味で，森田療法は行動認知療法とすると，理解しやすいかもしれない．

精神力動理論（精神分析学）に基づく精神療法（精神分析療法）を実地臨床で用いることはほとんどない．DSM-5においても，フロイトの

名前や彼の独創による理論の記載は見当たらない.

3) 精神療法はどこに効くのか

　精神療法が治そうとしているのは,神経症とうつ病である.神経症とうつ病には多くの症状がある.しかし,それらは別個に独立しているのではない.たとえば,うつ病の場合,不安があれば抑うつ気分があり,そして,これらの症状があれば意欲が低下し,集中力もなくなる.そして,よくなるときには,これらの症状全般がよくなる.すなわち,神経症とうつ病の症状は,DSM-5のキーワードであるところのディメンションを構成している.だから,ある症状の改善が他の症状の改善を伴うのである.これに対して,統合失調症ではそうではない.ひとつひとつの症状が独立している.まさに,ブロイラーのいう連合障害のため,ある症状が社会生活技能訓練（social skills training: SST）でよくなったとしても,その効果の汎化は望めない（図1）.

■ パニック症,社交不安症,うつ病,強迫症

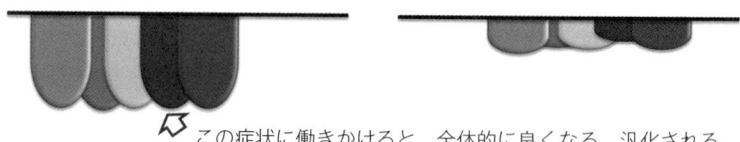

この症状に働きかけると,全体的に良くなる.汎化される.

■ 統合失調症

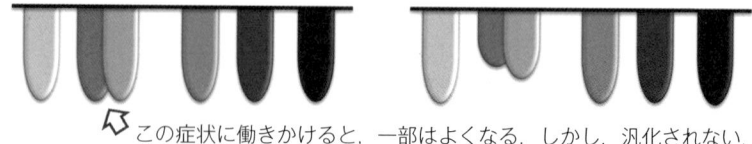

この症状に働きかけると,一部はよくなる.しかし,汎化されない.

図1　精神療法の効果の現れ方

4) 神経症の成り立ち

　神経症は一旦発症すると,心理的ストレスで悪化するが,最初の症状

表2 神経症の始まり

最初の症状（きっかけ）	具体的な疾患名
身体症状	パニック症，社交不安症，身体症状症，病気不安症
心理的ストレス	解離症，変換症，適応障害，外傷後ストレス障害，急性ストレス障害
素因	強迫症，限局性恐怖症

発症後は，いずれも心理的ストレスで悪化する．

（きっかけ）によって表2のように分類できる．身体的愁訴（身体症状）がきっかけで発症する主な疾患は，パニック症/パニック障害（panic disorder），社交不安症/社交不安障害（social anxiety disorder），身体症状症（somatic symptom disorder），病気不安症（illness anxiety disorder）である．心理的ストレスがきっかけで発症するものには，解離症/解離性障害（dissociative disorders），変換症/転換性障害（conversion disorder），適応障害（adjustment disorders），心的外傷後ストレス障害（posttraumatic stress disorder: PTSD），急性ストレス障害（acute stress disorder）などがある．強迫症/強迫性障害（obsessive-compulsive disorder: OCD），恐怖症（specific phobia）はどちらとも決め難いし，素因の関与も大きい．ここに挙げたものの多くは認知行動療法，あるいは，森田療法（行動認知療法）で対応できるが，解離性障害には対処できない．軽い解離性健忘であれば保護的環境に置くことで自然に記憶が戻るが，全生活史健忘ではそうはいかない．麻酔薬を使用した面接法が必要になるかもしれない．また，解離性同一症にも認知行動療法や森田療法は効果がない．自我状態療法（ego state therapy）という，患者の分身に働きかける手法が有効である．PTSDにはEMDR（eye movement desensitization and reprocessing，眼球運動による脱感作および再処理法）が有効だが，治療理論や奏功メカニズムは不明である．

あるパニック症の症例を提示して，その成立機序を考えてみたい．

症例は50歳代の女性．ある日曜日，よく行くスーパーに夫と車で買い物

に行った．店内はいつもより買い物客が多く，喧騒に満ちていた．店内に入り食品売り場に向かう途中，彼女は突然，激しい動悸を覚え，息がつけない状態になった．胸が苦しく，全身の力が抜け，四肢にしびれを感じ，その場に倒れこんだ（自律神経の嵐）．このまま死んでしまうのではないかという恐怖感に襲われた．夫にもたれるようにして外に出て，車の中で休んでいるうちに落ち着いてきた．翌日，かかりつけの内科医院で心電図をとってもらった．異常なしといわれたが，何となく息苦しい感じがあった．次の日曜日，彼女が運転して夫と車で外出した．交差点で信号待ちをしていたとき，信号が青になった途端，後続車からクラクションを鳴らされた．彼女はあわててアクセルを強く踏んだところ，今度は先行車両に追突しそうになった．そのとき，再び，動悸，呼吸困難，四肢のしびれといった症状に襲われた．慌てて，夫に運転を代わってもらい，そのまま自宅に引き返した．翌日，かかりつけの内科医院を再び受診したところ，パニック症の可能性があるので精神科でみてもらうように言われ，精神科を受診した．抗不安薬を処方されたが，また起こるのではないか，という恐怖と不安はとれなかった．そう思うと，車での外出はひとりではできなくなった．近くなら大丈夫かと思って車を運転して出かけたこともあるが，果たして，症状が起きた．次第に，近くのコンビニにも行けなくなった．SSRI や少量の抗精神病薬も使用されたが効果はなく，やがて，抑うつ症状も出てきた．

　この女性のパニック発作の成り立ちを図形化すると**図 2** のようである．すなわち，「ある場面でたままたパニック発作が起こった」．そうすると，それで済んでしまうこともあるが，この女性のように，死の恐怖を味わうとそうはいかない．何となく息苦しいという感じが取れず，些細なことで（クラクションを鳴らされて，交差点で）再度のパニック発作が起こった．それ以降，「またパニック発作が起こるのでないか」という恐怖と不安にとらわれた（予期不安）．そして，「そう思うと，とても心配で落ち着かない」状態になり，そういう状態で外出すると，「果たして，同じ症状が出た」．近いところにさえ，車での外出はひとりではできなくなり，やがて，近くのコンビニにも行けなくなった．そして，広場恐怖のために，「ひとりでは外出できない」状態になった（**図 2A**）．

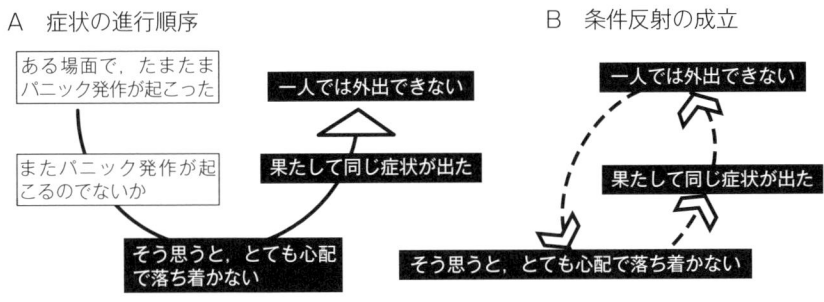

図2　条件反射による神経症の成立

このような症状が形成されてしまうと,「ある場面でたまたまパニック発作が起こった」,「またパニック発作が起こるのでないか」という過程に関係なく,恐怖と不安に支配されて広場恐怖が形成されたことがわかる.すなわち,条件反射によって,最初の出来事とは関係なく,悪循環が形成されてしまうのがパニック症である（**図2B**）.この図式は,たまたま起こった身体症状から始まる神経症のすべてに当てはまる.条件反射なので自分ではどうすることもできないし,この女性のように薬物の効果も十分ではない.この条件反射という悪循環を断ち切るのが行動療法である.

5） 行動療法の考え方

　先ほどの女性を例に治療を考えてみよう.**図3**の「予期不安⇒広場恐怖」は条件反射によって形成された強固なプロセスである.予期不安はパニック発作によって形成された心理現象（感情）だから,パニック症に対する認識を変えればよいとする"心理療法"があった.具体的には,パニック発作では死ぬことはない,と医学的根拠を示しながら安心させる方法である.しかし,この方法は効果がなかった.では,制御可能な行動を是正したらどうか.これが行動療法である.この女性の場合には,予期不安は扱わず,少しずつ外に出る練習をするという治療法をとるのがよい（段階的脱感作）.

　行動療法は行動分析学を基盤にしている.行動分析学はスキナーが発

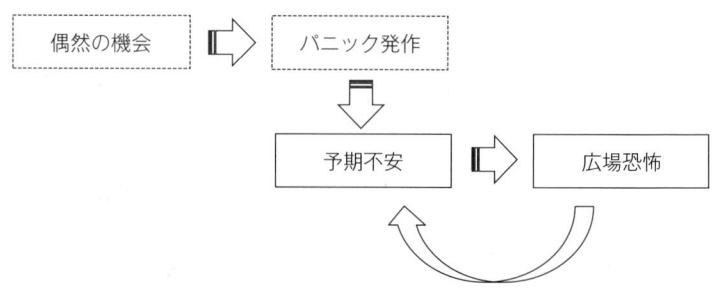

予期不安（感情）は制御困難．そこで，
制御可能な行動を治療する．

図3　行動療法の考え方

見したオペラント条件付けを起源とする心理学である．行動分析学から，表3に示す「ABCモデル」が発展した．このABCモデルは人間のどのような行動パターンにも当てはまる．たとえば，親が勉強の嫌いなわが子の成績を上げようとして，成績が上がったらゲームソフトを買ってあげる，と言ったとしよう．親が提示したのは，「A：先行条件」である．それを受け，子どもが勉強して成績が上がったとしよう．これは，「B：行動」である．そこで，親が約束通りゲームソフトを買ってあげれば，これが「C：結果」になる．これで，子どもはさらに勉強に励むかもしれない．しかし，約束が反故にされれば，すなわち，「C：結果」が得られなければ，子どもの向学心は刺激されない．先ほどのパニック症のケースをABCモデルに当てはめると，「A：先行条件」は治療モデル（治療理論）の提示，「B：行動」は少しずつ外に出る練習をする，「C：結果」は症状が軽くなった，という図式になる．行動療法では，これを繰り返すことにより，意識せずに「B：行動」ができるようになること

表3　ABCモデル

A	行動の前に何が起こったか？ 　　Antecedent：先行条件（A）
B	何をしたか？ 　　Behavior：行動（B）
C	行動の後で何が起こったか？ 　　Consequence：結果（C）

表4 行動療法の報酬の有無と標的症状

治療手技	治療意欲（洞察）	報酬	対象疾患／標的症状
行動制限療法	−	＋	摂食障害
トークン・エコノミー	−	＋	子どもなど
生活技能訓練（SST）	−（〜＋）	−	統合失調症
曝露反応妨害法（ERP）	＋	−	OCD（汚染／洗浄）
森田療法	（−〜）＋	−	パニック症 社交不安症 強迫症 慢性化したうつ病

を目指す．

　上に述べてきたことから演繹されるように，行動療法とはABCモデルで説明できるものと考えてよい．表4に挙げた治療法はすべて，「A：先行条件」＝「治療モデル（治療理論）の提示」，「B：行動」＝「自らの努力」，「C：結果」＝「成果（症状が良くなる，あるいは，ご褒美がもらえる）」，という図式で説明できる．自分の症状に洞察のないときに用いる行動制限療法やトークンエコノミーでは報酬が必要だが，曝露反応妨害法や森田療法では症状が良くなることが報酬と考えられるので報酬は必要ない．

6 森田療法の考え方

　森田療法は1920年頃に完成した精神療法である．森田療法では，絶対臥褥により行動を抑え，行動したいという，生物本来の欲求が生起するのを待って（それを利用して），軽作業期，重作業期，生活訓練期と少しずつ行動を促していく．この意味で，森田療法は実に巧妙な行動療法と言っていい．森田療法は，症状については問わないという「不問療法」という姿勢を貫く．これは，感情を扱わずに人間の行動を説明しようとする行動分析学の基本理念そのものである．このような類似点は，森田療法が仏教思想，特に，禅を基本に置いていること，そして，行動分析学が複雑な感情を排除したことに由来していると思う．仏教では，人間が悟りの境地に至ったとき，仏陀になるという．その悟りに至る道

表5 森田療法と認知行動療法の関係

- 認知行動療法を認知療法と行動療法に分けてみると,森田療法は基本的に行動療法だが,日記指導が認知療法に相当する.
- 認知行動療法の行動療法には,森田療法の強い影響(あるいは類似性)がうかがえる.
  悪循環(認知行動療法)＝精神交互作用(森田療法)
  エクスポージャー(認知行動療法)＝恐怖突入(森田療法)
  不安は時間とともに軽減する(認知行動療法)＝感情の法則(森田療法)

を説いたのが経典である.禅は経典(言葉)によらない悟りの道とされる.禅の神髄は感情や個人的価値観を排し,ひたすら座禅に打ち込むことである.よく知られる,永平寺の雲水の姿である.これは私見だが,絶対的存在としての神(の子イエス)を持つキリスト教文明が,行動分析学によって東洋の英知を知ることになったと理解してよいと思う.事実,認知行動療法はその新しい動きとしてmeditationを取り入れている.meditationは我が国では「瞑想」と訳されているが,より正確には,禅僧あるいは修行僧が目指す悟りの境地,すなわち,「本来無一物(ほんらいむいちもつ)」の境地のように思う.

　認知行動療法には森田療法に酷似する鍵概念や技法が多数みられる(**表5**).最近の認知行動療法は不安の解消は目的としない,とまで言い切っている.このように,認知行動療法は森田療法に近づいている.その理由は上述した通りである.したがって,わが国においては認知行動療法を習得するには森田療法から入った方が早く習得できると思う.また,認知行動療法と森田療法は酷似している.単なる偶然とは思えない.認知行動療法家は,おそらくは,その基本概念の多くを森田療法に拠っていることを理解すべきかと思う.

7) 認知療法の考え方

　認知療法は病気になる前の(健康なときの)ものの見方や考え方を取り戻す治療法のことである.行動療法における行動分析学のように,基礎となる理論はないが,キーワードは「客観視(外在化)」と「正しい(健

康な）理解」である．客観視の例を挙げてみよう．森田全集からの引用である．

　森田は恩師の奥さんの治療を依頼された．現在の診断ではパニック症である．彼女のパニック発作は夜に起こっていた．彼女は夜になると，「今日も発作が起こるのではないか」と考え，恐ろしくてたまらなかった．そう思うと，果たして毎晩発作が起こっていた．そこで，森田は，「今夜は自分の症状をつぶさに観察し，明日報告してください」と指示した．おそらくは，「どのような症状が，何時どのようにして起こり，どれくらい続いて，どれくらい苦しかったかを報告しなさい」と詳しい症状観察を指示したものと思われる．彼女はその通りに自分の症状を観察しようとしたが，意に反し，パニック発作は起こらなかった．

　この女性の治癒機転は，森田療法では，森田の指示によって症状を「あるがまま」に受け入れたので，症状が治ったと説明される．しかし，森田の指示によって症状を「客観視（外在化）」できた，という説明の方がわかりやすい．換言すれば，森田療法の「あるがまま」と認知療法の「客観視（外在化）」は極めて近縁の概念である．いずれにしても，森田が指示した症状の客観的観察こそが，認知療法の極意と言って良い．
　「正しい（健康な）理解」を得る方法は「認知再構成法」といわれるもので，コラム法が有名である．しかし，単にコラム法を使ってもよくならない．「認知再構成法」は治療者の適切な指導がなければうまくいかない．そのとき，難しい理屈を考える必要はなく，インフォームド・コンセントを思い浮かべればよい．インフォームド・コンセントでは医師の結論は最初から決まっている．医師は最良の治療法を準備している．しかし，その結論を最初に言ったとしよう．患者も家族も納得できるものではない．患者も家族もさまざまな疑問や考えを持っている．知人から得た情報もあるだろう．そういった疑問のひとつひとつに応えながら，一緒に最良の治療法に到達するのがインフォームド・コンセント，すなわち，認知療法である．しかし，インフォームド・コンセントはこころが健康であることを前提にしている．これに対し，認知再構成法はここ

ろの健康を取り戻すことを目指している．したがって，行動療法の項で述べたように，ABCモデルに沿って治療の進め方を説明していく．すなわち，「A：先行条件」＝「治療モデル（治療理論）の説明」を提示して，「B：行動」＝「自らの努力」の仕方を教え，それによって「C：結果」＝「成果（症状が良くなる）」が導かれることを説明しておくのは認知療法においても大切である．

8 EMDRの考え方

　この治療法を考え出したシャピロによれば，英文学者を志していた彼女はがんに罹患し，将来を悲嘆していた．ある日，彼女は悩みながら公園を歩いていた．そのとき自分の気持ちが軽くなるのを経験した．これまでにない経験だった．なぜだろうか，と考えたところ，自分の目が左右に動いていたことに気づきEMDRを創始したという．にわかには信じがたい話だが，治療効果については不十分ながらエビデンスが得られている．EMDRはPTSDの治療法としてWHOのホームページでも紹介されている．
　EMDRはその名が示す通り，患者に辛い外傷体験を思い出させながら，治療者が患者の目の前で指を左右に動かすという治療法である．この方法により，外傷体験の記憶はなくならないが，辛い感情が楽になる．EMDRは解離性同一性障害（多重人格）にも有効である．人格交代が起こると，患者自身はそのときのことを覚えていない．しかし，どのような人格がいて，どのような役割を担っているかについては説明できる．そこで，患者の分身としての人格に働きかけて，抑圧されていた外傷体験を聞き出して，精神療法（一般には，EMDR）を行う．この治療法は自我状態療法と訳されているが，ego state therapyという英語表記の方がこの治療法の実感がよく伝わってくる．すなわち，この治療法の開発者のワトキンスは患者の分身としての人格をego stateと表現しており，分身に働きかける治療法という意味で，ego state therapyとした．症例によっては顕著な効果が得られる．
　EMDRの作用機序は不明である．認知行動療法と曝露療法を組み合

わせた治療法とする考え方があるが，治療手続きがまったく違うので，そう単純ではなさそうである．私は麻酔薬を使う治療法，すなわち，昔のイソミタール・インタビュー，現在ならばミダゾラム（商品名　ドルミカム）・インタビューに似ているのではないかと思う．ミダゾラム・インタビューでは，ミダゾラムで意識レベルを下げていくが，意識が下がり過ぎたときにミダゾラムの拮抗薬であるフルマゼニル（商品名　アネキセート）を使いながら，意識レベルが下がり過ぎないようにする．すなわち，外傷体験を語ることができる意識レベルを保ちながら治療者との会話（精神療法）を行う方法である．患者が抑圧されていた思いのたけを言語化できれば，症状は劇的に改善する．ただ，ミダゾラム・インタビューよりも EMDR が優れているのはその安全性にあり，子どもにも使える点にあるだろう．しかしながら，EMDR のみでは十分な効果が得られなければ，ミダゾラム・インタビューとの併用は考えてよいかもしれない．

9　おわりに

　精神療法の実技の習得は，百聞は一見にしかず，である．文字による表現だけでは分かりづらい．しかし，理論化できれば，精神科臨床の経験が十分ならば，文字からでも習得はできると思う．そのような思いから，私なりの精神療法の原理をまとめた．ここで用いた図表は私が研修医の先生方や学生の講義用に用いているスライドを編集しなおしたものである．

　私は以前，森田療法の国際学会に出席したことがある．日本以外からの発表も多くあったが，それは森田療法ではなかった．日常臨床の風景を述べただけのものが多かった．したがって，精神療法についてはトレーニングを受ける必要は確かにあると思った．しかし，精神療法のセミナーで受講料を徴取するというのはいかがなものだろうか．アメリカ発祥の精神療法の場合，受講料はかなり高額である．アメリカは何でも商売にする国だから仕方がないとは思うが，医学や医療の世界とはまったく馴染まない習慣である．より多くの精神療法家が育ち，たとえ，最

初はアメリカに学んだとしても，日本の文化にあう精神療法として発展させ，アメリカ支配の家元制度が消滅していくことを望んでいる．その方が，より多くの恩恵を患者に届けられるはずである．本書を編もうとした動機のひとつはここにある．

第 2 編

精神療法の実践

1章	強迫症／強迫性障害	16
2章	うつ病（DSM-5）／大うつ病性障害	67
3章	持続性抑うつ障害（気分変調性）	88
4章	パニック症／パニック障害	108
5章	社交不安症／社交不安障害	128
6章	摂食障害	155
7章	境界性パーソナリティ障害	198
8章	解離性同一症／解離性同一性障害	216
9章	自閉スペクトラム症／自閉症スペクトラム障害	241

1章　強迫症／強迫性障害

1

obsessive-compulsive disorder（OCD）

症状ディメンションが多岐にわたり，汚染を主とする重症強迫症に対する森田療法
—曝露反応妨害法との併用によるアプローチ—

1) 症例の概要

症例 Tさん，20代前半，男性，大学生（休学中）
主訴 手洗いが多い．他の人が触ったものを汚いと思ってしまう．
精神科的遺伝負因 なし
病前性格 真面目，神経質，完璧主義
家族構成 両親，兄，弟
生活歴 3人同胞第2子次男としてA県にて出生，発育・発達に異常なし．地元の公立高校を成績上位で卒業．友人の数は普通であった．B県の大学に入学し，アパートで一人暮らしをしていた．大学4年時の10月終わりより，症状のために大学に行けなくなり，11月より実家にて生活している．
現病歴 中学生の頃から他の子よりよく手を洗っていたことに母親が気づいたが，生活に影響が出るほどではなかった．X-2年，大学入学後より，特にきっかけなく手洗いが増えた．X-1年2月，きっかけはなく，自分が同性愛者なのではないかと悩むようになり，大学の相談室を受診し，カウンセリングを受けた．X-1年6月には自分は異性愛者であると思えるようになったが，その後も同性愛に対する嫌悪感は続いた．X年9月，実習や大学院入試が重なり，ストレスを感じた頃より，多くの人が触るものを汚いと感じ，手洗いの回数が増えた．人から触れられると，消臭剤・除菌剤を自分の体にかけるようになった．入浴の回数が増え，1回30〜60分と時間も長くなった．X年10月，自分の嫌なものが頭に出てきて，「目に入るものが嫌悪感に支配さ

れているようで動けなくなった」ため，授業を欠席するようになった．X年10月，B県内のクリニックにて，強迫症と診断され，フルボキサミン100 mgを処方されたが，症状は改善せず，自分の洗濯物にも触れることができなくなり，一人での生活が困難となった．このため，実家に戻り，X年11月当院当科初診となった．外来にて手洗い回数のモニタリングを開始し，フルボキサミンを300 mgまで漸増し，次第に汚染に対する強迫観念は改善し，手洗いの回数も1日10回程度に減少した．しかし，その後，服が濡れるほど除菌剤を使用し，両親にも除菌剤をかけるようになった．X+1年1月には，易怒的となり，「死にたい」と述べるようになり，当院当科へ入院となった．

診断 強迫症
- 主な症状ディメンション[*1]：汚染・洗浄
- ディメンションの種類：傷害・攻撃性，性的・宗教的，対称性・整頓，汚染・洗浄，その他

入院時所見 身なりは年齢相応に整っており，疎通性は良好．顔や両手は乾燥．同意書へのサインの際には，「最近ペンも持てなくて…」と述べ，すべて母親が代筆した．

症状評価および心理検査結果
- Y-BOCS (Yale-Brown Obsessive-Compulsive Scale)：強迫観念16/20点，強迫行為14/20点，合計30/40点
- DY-BOCS (Dimensional Yale-Brown Obsessive-Compulsive Scale)[*2]：傷害・攻撃性（通りすがりの人とぶつかったのではという強迫観念）：12/15点，性的・宗教的（自分は同性愛ではないかという強迫観念）：6/15点，対称性・整頓（本の読み飛ばしを心配し，繰り返し読んでしまう，メールを何度も書き直す）：12/15点，汚染・洗浄（汚染が拡がり汚染に支配されるのではないかという強迫観念）：12/15点，保存と収

[*1]：症状ディメンションとは，Yale-Brown Obsessive-Compulsive Scale (Y-BOCS) で特定された強迫症状を，因子分析して抽出したもので，下記のようなディメンションから構成される．禁断思考・確認（攻撃的思考や性的・宗教的思考），汚染・洗浄，対称性・整頓，保存．

[*2]：DY-BOCSとは，強迫症状のディメンション別に重症度を評価することができる尺度である．詳しくは，Rosario-Campos, et al (2006)[4]を参照のこと．

集：0点，その他：9/15点と症状のディメンションは多岐に渡った．全般的重症度：25/30点
- 強迫症状の不合理性の自覚，洞察は有していた．
- 入院時の機能の全体的評価（Global Assessment of Functioning Scale: GAF）：30
- ミネソタ多面人格目録（Minnesota Multiphasic Personality Inventory: MMPI）：ヒステリー（hysteria）がT得点で75，神経衰弱（psychasthenia）がT得点で70と高値であった．こうしたプロフィールを示す人は，抑圧と否認を用い，未熟，自己中心的である．自己顕示が強く，他人からの注目や承認を求め，社会生活で積極的であるが，自分の行動に洞察をすることがほとんどない．また，不安が強く，自信にかけ，優柔不断，完全主義的という特徴が示される．
- ロールシャッハ・テスト：独特な物の見方が示され，自己顕示的で依存的な側面が見られた．加えて情緒的な刺激に対しては回避的であり，不安・焦燥感を抱きやすいという特徴が示された．

これらの症状評価・心理検査結果から，汚染・洗浄症状が主で症状の種類（症状ディメンション）が多岐にわたり，社会機能障害が重度で，心理的な未熟さや不安耐性の乏しさなどが示された．森田療法の導入も検討されたが，治療の初期段階から森田療法に導入すると治療中断の可能性が高いことが示唆された．そのため，まずはERP（exposure and response prevention 曝露反応妨害法）に導入し，治療への反応性を見ることとした．

2）治療経過

治療経過を下記の3期に分けて，紹介する．
1）ERP治療期
2）森田療法重作業期
3）森田療法生活訓練期

治療構造 当院の入院治療では，複数の治療者が治療に関わっており，ERP

は，著者を中心に複数の臨床心理士（clinical psychologist: CP）が施行し，森田療法は，森田療法の指導者が指導を行っている．森田療法施行中も ERP および心理面接を著者が継続して行っている．文中の「　」は症例の発言，＜　＞は著者の発言，《　》は森田療法指導者の発言として区別して表記している．

1）ERP 治療期

　入院初期では，隣人がカーテンに触れることや，清掃員が靴やテーブルに触れることなどに嫌悪感を示し，蛇口やシンク，デイルームの机や椅子などへの恐怖感も強く認められた．汚染に対する恐怖からベッド上にいることが多く，必要な行動も十分にとれないなど，回避行動が顕著に認められ，ベッド上を聖域（汚染されていない領域）としていた．歩く時は手を組んで不自然な姿勢で歩いていた．＜どのようになりたいですか＞と治療目標を尋ねると，「手洗いが減ること」，「日常生活が不備なく送れる状態にすること」，「復学し，大学を卒業すること」が挙げられた．

　最も問題となっていた汚染・洗浄の強迫症状に対し，「強迫性障害の治療ガイド」（飯倉，1999）[1]を用いて，心理教育を行った．すなわち，＜汚染されていると感じるものに触れると「汚染に支配される」という強迫観念が起こり，不安を感じます．生じた不安を打ち消すために，手洗いをすると「きれいになった」と感じ，不安は一時的に下がります．しかし，再度汚染されていると思うものに触れたと思うと，再び，手洗いをしないと気がすまなくなります＞という悪循環過程を伝え，＜手洗いを続けることが苦しいため，「汚染に支配される」という強迫観念が生じることが怖くなり，強迫観念や行為が生じる状況を避けるようになります．そのため，ベッド上でしか動けなくなってしまい，汚染が生じそうな状況がますます苦手になって，生活範囲が狭まってしまいます＞と回避行動について説明を行った．患者は「まさにその通りです」と症状のメカニズムについて理解を示した．＜そのため，治療では，苦手と感じて避けていた状況や不快な気持ちにあえて自分を晒していきます．これを曝露と言います．そして，さらに不安を下げるために行っていた

20　第2編　精神療法の実践

表1　不安階層表

SUD	相談室	デイルーム	風呂場	トイレ	自室	その他
100						床に触る
95					シンクの中を触る	
90		人の椅子の座る所に触る		個室の取っ手を触る トイレの便座に触る トイレのシンクに触る トイレに落ちたものを触る 壁を触る	シンクのふちを触る	
85					シーツが床についたかもしれない箇所を触る	
80		人が触った後の椅子に座る 人の机の裏，机の脚に触る デイルームの水道場周辺を触る		トイレの水道場周辺を触る	自室の洗い場周辺を触る	蛇口に触る 誰かがシンク・床を触った後，触れた所を触る
75						本に触る
70		自分の机の脚に触る		トイレの補助の取っ手を触る トイレの流すボタンを触る	人が触った後のカーテンに触る 同室の患者さんが座った後の椅子に触る	床に落ちたものを触る
60		デイルームで他人の座っている場所の机に触る	風呂場の椅子を使う 風呂場の浴室の壁を触る			
55			風呂場の床を水で流さず，シャワーを浴びる			
50		デイルームの壁を触る	風呂の扉に触る 風呂の鍵を閉める所を触る 風呂場の脱衣所の壁を触る	便座に座る（ティッシュでふかずに）	自室の壁に触る	ドアノブに触る
40	相談室の取っ手を触る	デイルームの靴箱の上を触る デイの共有の水色の椅子を触る	風呂場のかごに服を入れる			手すりに触る 廊下の壁を触る
30	相談室のテーブルに触る	自分の机の裏を触る デイの取っ手を触る	風呂場の床にあるタオルで足をふく			
20		デイルームで自分の座っている所の机に触る			自室の洗い場を使う	
0〜10		自分の椅子の背もたれを触る				自分のコップを使う 自分の箸を使う

手洗いをしないでいるようにしてもらいます．これを反応妨害と言います．これを行うと，必ず不安が一時的に高まりますが，不安は時間経過とともに必ず下がります＞とERPについて説明を行った．その後，患者とともに不安階層表を作成し，ERPへ導入した．不安階層表を表1に示す．

ERPでは，CPに対し，「汚れが浸透しないか」「本当に汚れていなかったか」など繰り返し確認を求めたが，＜そのように確認をすること自体が症状です．今感じている不安に慣れることがERPによる治療となります．きれいか汚いかの判断はせずに，不安に曝露していきましょう＞と説明した．また同時に洗濯の練習や半年切っていない足の爪きりなどを進めた．

ERPを開始当初は，恐怖が強かったため，主観的不快度（subjective units of distress: SUD）10の課題から順次施行した．対象物を触った後，聖域（ベッドや自分の体）を触ってもらい，時間経過とともに不安が下がる体験を繰り返した．同時にセッション外でもホームワークに取り組んでもらった．ERP中，＜どんな感じでしょうか？＞と尋ねると，頭の中で「汚くない」「きれいなはずだ」と考えることで，強迫観念を打ち消そうとしていた．そのため，＜頭の中でそのように不安を打ち消そうとするのも強迫行為の一種です．そのように打ち消していると不快感にいつまでも慣れることが難しくなります．そのような打ち消しをやめてみましょう＞と伝えた．しかし，どうしても打ち消すことをやめることができなかったため，対象物に触れた後，＜不快感を視覚的にイメージするとしたら？　色や形はどんなでしょうか？　身体のどの辺に感じますか？＞と問うと，「灰色のモヤモヤしたものが胸の辺りにある」と述べた．＜そのモヤモヤを打ち消そうとせず，それと一緒にいて，ただ眺めていましょう＞と教示し，不快感に注意を向け続けるように教示した．この教示により，馴化（強迫行為をしないでいることの不安にだんだん慣れていくこと）が生じ，不快感が減少する体験（徐々にモヤモヤが小さくなり，消えていく）が可能となった．週4回ERPを施行し，開始1ヵ月ほどでSUD90の課題も施行できた．ERPの施行により，ベッド上にいることは減り，レクリエーションなどにも積極的に参

加するようになり，共用の道具の使用が可能となった．また，外泊時には，半年振りにバス，電車を利用することができるようになった．この段階で，再度，不安階層表を作り直し，ERPの実施を継続した．

2）森田療法重作業期

　上記のようにSUD90の課題にも挑戦でき，行動範囲の拡大もみられ，客観的には症状に改善が認められたものの，ERP中に強迫観念を打ち消そうと考えてしまったり，偶発的な汚染の恐怖から手を洗う症状が残存し，ERPの効果は十分に般化していなかった．加えて，「人とぶつかったらどうしよう」という攻撃性のディメンションの症状のために，近づいてくる人に驚いたり，身を縮めたりする様子も見られた．こういった症状のために，本人は「良くなった気がしない」と述べ，自覚的な改善感には乏しかった．

　また，ERP中におどけたり，他患者ともめた際に，「笑顔になって欲しいから」と自身の描いた絵を執拗に見せる，他患者の外泊を看護師に求めるなどの行動が観察され，入院生活の中で問題が生じるようになった．

　上記のような生活上の問題点の改善や強迫症状のさらなる改善のため，ERPと並行し，森田療法重作業期から導入を行うこととした．導入に際しては，＜日常生活を強迫症状に左右されずに送るには，強迫症状を優先してしまう生活習慣を変えていく必要があります．ERPで不快な感情と一緒にいられたように，強迫観念が生じ，手を洗いたくなったり，確認をしたくなっても，不快な感情を持ったまま，その気持ちに曝露し続け，その時に必要な行動に目を向けていきましょう．これまで体験したように，時間経過とともに不快感は必ず減少します．森田療法のスケジュールや本来の目的に沿った行動をする中で，強迫観念は忘れてしまうことが多くなってきます＞とERPの文脈とつなげながら，森田療法について説明を行った．また，森田療法指導者より，《自分なりのこだわりやルールを作らずに，他人の計画に合わせ，集団での行動に取り組みましょう．自分の安心や満足を基準とするのではなく，時間を守って行動し，強迫観念が生じても，身体動作を起こし，目前のことに注意を

集める練習を重ねるように心がけてください》と伝えた．

　開始当初は「スケジュールが多くて大変」，「時間が守れるか不安」と述べたが，開始1ヵ月ほどで，作業に集中する時間が徐々に増えていき，強迫観念を無理に振り払うのではなく，行動しているうちに忘れてしまうことや忙しさを感じることも増えた．加えて「以前に比べ，周囲の草木や花に目が向くようになり，強迫観念から離れる時間も増えた」と述べた．

　一方で，必要なことや先の予定を考慮して行動することはできず，時間に遅れることが続いていた．また，「今日は花壇より畑の方がやりたい．畑の方がやらなきゃいけないことがいっぱいあるのに」と自身のこだわりを述べたり，天候のため，屋外レクを室内レクに変更すると，「今，雨降っていないし降水確率も40％ですよ．何を考えて決めたんですか」とスタッフに突っかかり，気持ちを切り替えることができない様子が観察された．加えて，その場の雰囲気を気にして作業中におどけた様子で関係のない雑談をしたり，ふざけすぎたりする様子が見られ，病棟スタッフに注意を受ける場面がしばしば見られた．これに対し，《スケジュール表を作成し，時間配分を考えましょう》と指示し，作業療法士とスケジュール表を作成した．また，《場の雰囲気より会話の内容を重視すること》，《自分のこだわりより，周りの助言をいったんは受け入れ，一度はやってみること》を指示した．その結果，症例は，スケジュールの10分前には準備を行うことを心掛けるようになり，他患者に必要な声かけを行うなど周囲への気配りも改善した．また，おどけるよりも必要なことを話すようにし，「周囲の反応がいつもと違うことに気がついた」と述べ，周囲の反応を見つつ，発言をするようになった．

　開始2ヵ月でサブリーダー，3ヵ月でリーダーに就任し，自主性，責任感も見られるようになった．また自身の意見にこだわらない姿勢も見られるようになった．

3) 森田療法生活訓練期

　生活訓練期の外泊では《健康人らしく振舞い，よくなった自分を両親に見せてきましょう》と指示したが，外泊中に家族ともめる場面が見ら

れた．このことに関し，《病状がよくなってくれば，周りの人の遠慮がなくなる．これにどう対応するかが大事です》と伝えた．その結果，症例は，家族に当たることがあっても，その後，謝ったり，「家族に迷惑をかけず，安心させてあげたい」と述べるようになった．

自覚的にも症状が改善していると感じるようになり，「よっぽどでなければ汚いものは気にならなくなりました」との発言もみられた．外泊

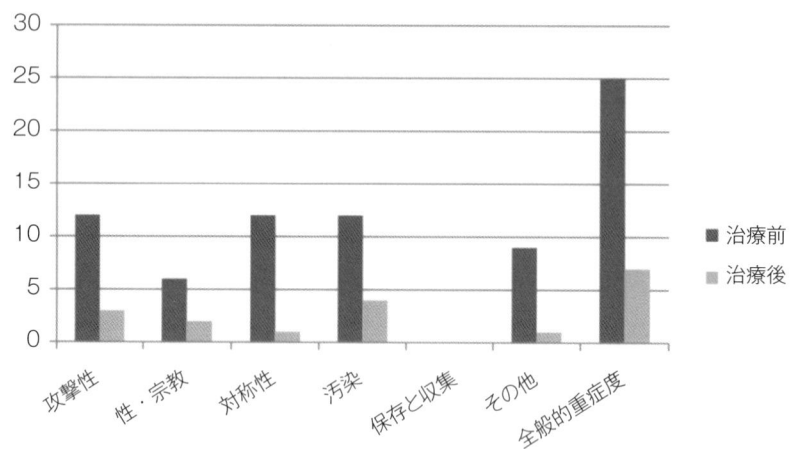

図1　治療前後におけるDY-BOCSの変化

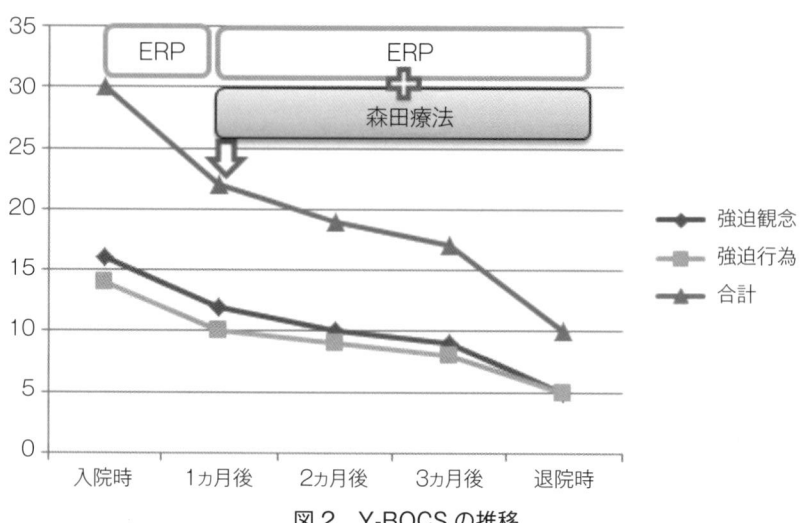

図2　Y-BOCSの推移

を重ね，自信がついたところで実家へ退院した．外来でフォローし，日常生活に慣れてから復学することとなった．外来でも症状が増悪することなく経過し，卒業論文を書きあげ，無事，大学を卒業した．現在はアルバイトをしながら，就職活動を行っている．

退院時 GAF75　治療前後の DY-BOCS, Y-BOCS の推移の結果を図1，2に示す．

3) 考　察

本症例は，汚染・洗浄の強迫観念が主であったが，その他にも，傷害・攻撃性，性的・宗教的，対称性・整頓の領域にも強迫症状が認められ，強迫症状は多岐にわたっていた．まずは，主要な症状である汚染症状を軽減させる目的で，ERP に導入を行った．ERP を施行中，頭の中で「汚くない」「きれいなはずだ」と考えることで強迫観念を中和していたため，不安に対する馴化の過程が生じにくくなっていた．そこで，対象物に触れた後に生じる不快感を視覚的にイメージさせ，そこに注意を向け続けるように教示した．このような教示によって，不快感を排除する構えではなく，受容的に受け入れる構えを形成するよう，工夫を行った．この介入によって，森田療法を施行する際に必要となる，「不安を即座に打ち消そうとするのではなく，なんとか付き合いつつ行動してみようという姿勢」[3] を涵養していくための基礎を提供することが可能となったと考えられる．しかし，ERP では，要素的に症状に対して介入を行うため，本症例のように，ディメンションが多岐にわたる場合，ERP によって，汚染・洗浄の症状に改善が見られたとしても，他のディメンションの症状に対しては，効果が十分般化しない場合がある．本症例においても，ERP の施行によって，汚染・洗浄の強迫症状には，改善が見られ，行動範囲の拡大もみられたが，他のディメンション症状への般化は十分とはいえなかったため，自覚的な改善感が得られなかったものと考えられる．

OCD 患者は，重症であればあるほど，恐怖を感じるものを身体感覚のレベルではほぼ無意識に回避している．ERP では，このような回避に

対し，あえて意識的に恐怖対象に曝露し，恐怖感などの身体感覚を減少させる強迫行為をやはり意識的に反応妨害するわけであるが，日常生活上にこの意識的な関与が十分般化し，新たな習慣として無意識化するためには，繰り返しの学習が必要となる．一方で，森田療法では，症状をあえて問わず，日常生活の目標に意識の関与を強めていくために，結果的に恐怖などの身体感覚に意識が向かなくなり，強迫行為も軽減する．目的本位の生活が習慣化されていく過程の中で，無意識的に曝露と反応妨害の過程が進むと言い換えて良いだろう．症状を優先した生活習慣を目的本位の生活習慣に置き換えていくこの治療的関与は，ディメンションが多数存在する場合には，極めて有効な治療的関与となる．すなわち，要素的に曝露対象を定めて行う必要はなく，目的本位の生活態度を形成する中で，さまざまなディメンションの症状に対して，生活全般の中で，曝露の機会を自然に提供するために，症状は同時並行的に改善に向かうと考えられる．本症例に行った，《強迫観念が生じても，身体動作を起こし，目前のことに注意を集める練習を重ねること》《時間を守ること》という指示は，強迫症状に左右されずに，時間を守り，強迫観念が生じても，葛藤を持ったまま次の作業へ移ることを促すと同時に，強迫観念から周囲の外界へと注意を転換させ，強迫観念に対するとらわれを打破することを目的としている．本症例でも，この指示に従って行動した結果，開始1ヵ月ほどで，行動しているうちに強迫観念を忘れてしまうことが増えている．

　また，ERPの施行により，レクリエーション活動への参加など病棟生活の中での行動範囲が拡大していき，森田療法の施行により他者との関わりが増大してくると，自身のこだわりを押し通そうとする様子や，空気を和ませようとして，ふざけてしまうなどの不適切なふるまいが見られるようになり，本症例の社会生活上の問題点が徐々に表面化してきた．

　森田療法では，OCD患者自身のこだわりやルールを優先する生活態度，対人スキルの未熟さなど，社会生活上の問題点を取り扱うことが可能であり，こうした「強迫症状を生み出した不適応的な関わり」[3]を修正する機会を提供することができる．本症例の場合にも，《自分なりのこだわりやルールを作らずに，他人の計画に合わせ，集団での行動に取

り組むこと》,《場の雰囲気より会話の内容を重視すること》,《自分の安心や満足を基準にしないこと》,《周りの助言をいったんは受け入れ,一度はやってみること》などの指示している.こうした指示は,自分自身の価値基準にこだわりを持ち,葛藤状況に陥った際に,自身の価値基準から物事を判断して,有効な問題解決に至れずに,神経症的な手段によって問題を回避する悪循環を打破することを目的としている.自身の価値基準とは異なった他者の助言に身をゆだね,実際に行動に移して,試してみることで,有効な解決手段を実行でき,自信につながっていくと考えられる.以上のような体験を繰り返す中で,目的本位の生活態度が身についてくると,強迫観念に意識が向くことが減少し,自覚的にも症状が改善していると感じられるようになると考えられる.

　本稿は,井上淳,星野良一,望月洋介,他:症状ディメンションが多岐に渡り,汚染を主とする重症強迫性障害に対する森田療法―曝露反応妨害法との併用によるアプローチ―.日本森田療法学会雑誌 25:159-169, 2014 に加筆・修正したものである.

引用・参考文献

1) 飯倉康郎:強迫性障害の治療ガイド.二弊社,大阪,1999.
2) 上島国利編:エキスパートによる強迫性障害(OCD)治療ブック.星和書店,東京,2010.
3) 久保田幹子:外来森田療法Ⅳ(強迫性障害).北西憲二・中村敬編著:心理療法プリマーズ　森田療法.230-245,ミネルヴァ書房,京都,2005.
4) Rosario-Campos MC, et al: The Dimensional Yale-Brown Obsessive-Compulsive Scale (DY-BOCS): an instrument for assessing obsessive-compulsive symptom dimensions Mol Psychiatry 11(5): 495-504, 2006.

2 傷害・攻撃性のディメンションの強迫症に対する森田療法的アプローチと曝露反応妨害法の併用療法

1) 症例の概要

症例 Sさん, 20代後半男性, 無職
主訴 何かしら確認してしまう. 物をとろうとしたときに強迫観念がよぎってしまい, とり直しをする. 強迫観念の内容は言えない.
家族構成 父, 母, 兄
生活歴 A県にて2人同胞第2子として出生. 発育・発達に異常はなかった. 地元の小中高校を卒業. 成績は中位であった. X-6年, 専門学校を卒業後, 美容院にて勤務. 3ヵ月ほどで退職し, その後1年ほどひきこもった. X-5年からバイトを転々とするが, 2ヵ月から2年ほどで退職し, 現在は1年ほど無職である.
現病歴 X-5年, 22歳頃, 強迫観念がよぎるようになった. 自分の現状に対する苛立ちがあった. 23歳頃からきっかけなく, 強迫観念が悪化し, 些細なことにこだわるようになった. 24歳頃, 近医クリニックに受診. パロキセチンを処方され, ある程度軽快したが, すっきりしなかった. 強迫観念には数種類あり, メインの強迫観念がローテーションで変わっていった. 治療に進展がなかったため, 通院を自己中断した. しかし, その後も症状が軽快せず, 当院当科初診となり, 2週に1回50分の心理療法を開始した.
診断 強迫症
- 主なディメンション：傷害・攻撃性
- DY-BOCS：傷害・攻撃性 11/15点, 性的・宗教的 7/15点, 汚染 9/15点, その他 7/15点, 全般的重症度 20/30点
- Y-BOCS：強迫観念 13/20点, 強迫行為 11/20, 合計 24点

2）治療経過

治療経過を下記の4期に分けて，紹介する．
1）問題の整理と治療目標の共有（#1〜3）
2）回避行動を治療ターゲットに森田療法的アプローチ（#4〜15）
3）セッション内での曝露反応妨害法（#16〜37）
4）日常的な活動範囲の拡大（#38〜56）

1）問題の整理と治療目標の共有（#1〜3）

症状を確認すると，怖いことが頭をよぎると，テーブルを何度も拭いたり，ティッシュを何枚も出したりなど，何回も同じ行為を繰り返してしまうことが語られた．また怖い観念がよぎると，手を洗うという症状も認められた．手洗いは，汚染の恐怖というより，「怖い観念を洗い流す」という意味合いを有していた．何かを行おうとしたときに怖いことに関する強迫観念がよぎり，その行動を観念が浮かんだ状態のまま行ったり，強迫観念を洗い流さないままでいたりすると強迫観念が実現するのではないかという恐怖を有していた．怖いことの中身を問うと，「話さないといけませんよね」と患者（Pt）は逡巡したが，治療者（CP）ができれば話してほしいと伝えると，一部を話してくれた．自分や家族が病気や事故などで，障害を負ったり，死んでしまったりするのではないかという強迫観念，暴力団に襲われるのではないかという強迫観念が語られ，主に傷害・攻撃性のディメンションの強迫観念であることが確認された．強迫観念の内容は数種類あり，いずれかの内容が脈絡なく突発的に生じているようであり，トリガーは不明瞭であった．本を読む，パソコンを開き，ネットを行うなど，何か行動をしようとしたときに強迫観念が生じると，症例は，観念が浮かばないよう行動できるまで何度も同じ行動を繰り返していた．繰り返すことが苦痛であるため，行おうとしたその行動をやめてしまうなどの回避行動も見られた．強迫行為に対する不合理性の自覚はあり，苦痛も強く，葛藤を有していた．

音楽に関する仕事をしたいと考えているが，仕事にするのは困難であると感じており，将来の仕事についても悩んでいた．また，友人関係も

ほとんどない状況であり，自宅に引きこもりがちであった．

　強迫症の悪循環についての心理教育を行い，強迫観念は，自分や家族を大事に思うからこそ生じるものであること，そのため，強迫観念がなくなることが治療の目標ではなく，強迫観念がよぎっても過度に恐れなくなること，強迫行為をせずに強迫観念を流せるようになることが治療の目標であることを共有した（#1〜3）．

2）回避行動を治療ターゲットに森田療法的アプローチ（#4〜15）

　DY-BOCS を用いた症状評価により，強迫観念の内容は数種類あることが確認され，不快感の度合いは観念内容によって違いがあることが確認された．上述以外の観念の内容を話すことには抵抗があり，すべての観念の内容を確認することはできなかった．そこで，強迫観念が浮んでも，強迫行為をしないこと，つまり反応妨害することが治療上重要であることを共有した後，最も不快度が強い強迫観念（暴力団の強迫観念）以外の強迫観念については，それが生じても，強迫行為（繰り返し行うことと手洗い）を我慢してみるように伝えた．その結果，不快度の低い強迫観念では，強迫行為をせずに我慢する体験が可能であったことが報告され，強迫行為を 3 分の 1 程度に減らすことができたと報告した（#4〜6）．しかし，一度は 3 分の 1 まで減った強迫行為も増えたり減ったりと一進一退を繰り返した．強迫観念をあえて思い浮べるセッション内での曝露反応妨害法（ERP）について説明を行い，施行を提案したが，Pt は強い恐怖を示し，「それはまだできない」と述べた．

　そこで，強迫観念の背景にある自分や家族を大事にしたい思いを生活の中で活かしていくことが重要であることを説明し，仮に強迫症状がなければやりたいことを尋ねると，「音楽の録音ができない，CD も聞けない，買い物も避けてしまう．強迫観念が生じるとその行動をやめてしまいます」と回避行動のために行いたいことも十分行えていないことが語られた．そこで，この回避行動を治療ターゲットとすることとし，強迫観念が生じたときに避けてしまう行動をリストアップしてもらった．最も不快度が強い「暴力団についての強迫観念」が浮かんだときに，もしその行動をした場合にどのくらい不安になるかを評価してもらい，不

表1 回避行動の不安階層表

強迫観念がよぎった際に…

音楽を録音する	100
CDや本を買う	80
エレベーターを選び直さずに，乗る	70
書いたことを消さずに，書きたいことを書く	70
インターネットのサイトを閉じずに開く	50
靴下を選び直さずに，はく	50
鉛筆を選び直さずに，選ぶ	50
4, 9などの不吉な数字があっても，日付や数字を書く	50
CDを出し入れを何度もしないで，1度でする	40
CDを選び直さずに，選ぶ	40
サイトの履歴を消さずに残す	40
言いたい発言を言う	40
小銭を何度も選び直さずに出す	40
ゲームを選び直さずに，選ぶ	40
ティッシュペーパー（3つ4つある場合）を選ぶ	40
再生ボタンを押し，音楽を聞く	30
コップを選び直さずに，選ぶ	30
道を選ぶ	30
電車の扉を選び直さずに，電車に乗る	30
服を選び直さずに，着る	30
掃除，整理整頓をする	20
コーヒーを入れなおさずに飲む	20
髪を洗いなおさずに，流す	20

安階層表を作成した（**表1**）．

　不安階層表の中のSUD20〜30のものから，どのような強迫観念が浮かんでも，回避せずにあえてその行動をし，不安に曝露することをホームワークとした．例えば，いくつかのコップの中から一つのコップを選ぶときに，強迫観念が生じると，選ぼうとしたコップを避け，別のコップを選んでいたが，観念が浮かんだコップをあえて使い，繰り返しの行動はしないようにと指示した．CPは強迫観念が生じたかどうかを基準に行動するかしないかを決める思考や行動の習慣を打破することが必要であること，「強迫観念が浮かんだか，浮かばなかったか」とは関係

なく，自らの欲求に従い，したかったことを行うことや目的を達成するための行動に取り組んでいくことが重要であることなど，森田療法的な方向付けを示しながら，この課題について説明を行った．Pt は「目的のための行動，不安は今はピークだけど自然と下がる」と自身に言い聞かせ，行動をするようになった．このようなホームワークを繰り返し，3 ヵ月ほどで回避行動は徐々に減少し，目的に沿った行動を増やしていくことが可能となっていった（#7～15）．

3) セッション内での曝露反応妨害法（#16～37）

　しかし，受診後の数日間は回避行動をせず，目的に沿った行動ができるものの，数日するともとに戻ってしまうと語った．治療効果を上げるために，セッション内で ERP を行うことを再度提案すると，Pt は同意を示した．例えば，セッション内で，「もし目が見えなくなったらどうしよう」などの強迫観念を思い浮かべてもらい，その状態でティッシュをとり，その観念がついたティッシュを目や鼻につけ，SUD が下がるまで，目や鼻につけ続けるという課題を行った．最初は動揺を示していたが，ティッシュを目や鼻に付けた状態で 30 分間を過ごし，SUD が徐々に減少する体験ができた．＜今日体験したように，不安をそのままにしておく感覚を日常生活に持ち帰り，強迫行為をしないようにチャレンジをしていきましょう＞と伝えた．

　その後，さまざまな強迫観念についてセッション内で ERP を繰り返した．こうしたセッションを経て，日常生活での回避行動をターゲットにしたホームワークにも進展がみられるようになり，表 1 の SUD が 70～100 の課題もこなせるようになった（#16～37）．

4) 日常的な活動範囲の拡大（#38～56）

　母親が心配して，面接に一度訪れた．母は一度洗った服を繰り返し洗わされること，本人から繰り返し「今こういう考えが浮かんだが，大丈夫か」と聞かれること，出掛けようとしたときに「お母さん，死んだらだめだよ」と言われることなどを語った．加えて，幼少期，父の都合で繰り返し引越しをしたこと，小学生時に母親が子宮がんになったことや

祖父が癌になったりしたことなど幼少期から学童期に安心感を十分に抱けなかったことがあり，チックの症状も見られていたことが確認された．母に対して，強迫症について心理教育を行い，強迫的な確認には付き合わなくてよいこと，「大丈夫か」と聞かれた場合には，「わからない」と答え，不安に曝露するようにしてくださいと伝えた．

　母親との面接を受け，Ptが人一倍家族のことを大事に思っていることを指摘し，小学校時の不安などを聞くが，当人は「そのことと現在の症状は関係ない」と述べた．Ptに対して，母親が心配していたこと，CPから母に確認に付き合わなくてよいとお願いしたいことを伝えると，Ptは，「母には迷惑をかけてしまっている」と述べ，罪悪感が語られた．そこで，母親への確認行為を減らしていくこと，母親が喜ぶことを一日の中で3つは行うことを課題として提案した．その結果，Ptは風呂掃除や食器洗いなどの家事に取り組むようになった（#38〜44）．

　その後，症例は，バイトを探し始め，飲食店でバイトを開始した．バイトは忙しく，仕事中は人の目も気になるので，強迫行為ができないと

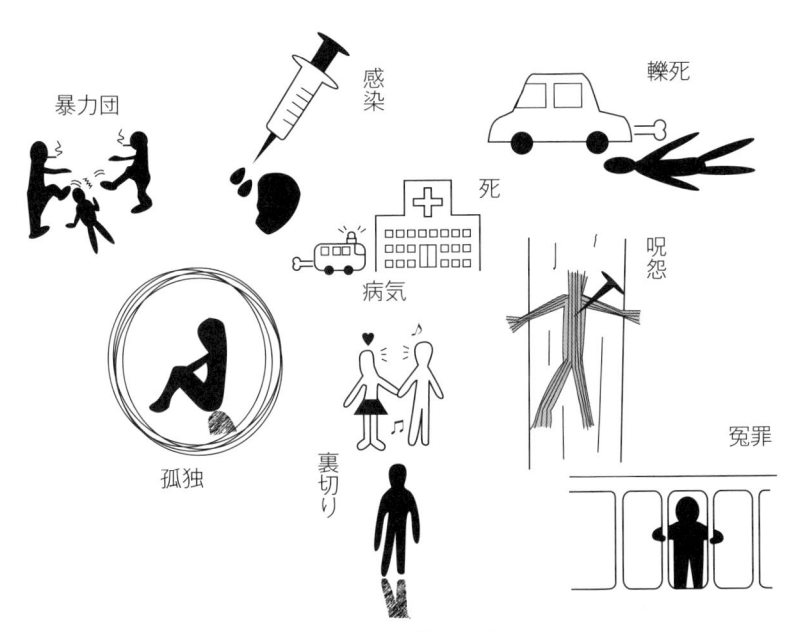

図1　強迫観念を絵にしたカード

述べ，強迫行為をさらに減らすことができた．学生時代の友人に会いに行くことができるようになったり，笑うことも増えた気がすると述べ，活動範囲が広がっている様子が見られた．しかし，強迫観念を恐れる症状はいまだに残存し，Pt自身の改善感は乏しかった．そこでこれらの強迫観念に慣れることが重要であることを説明し，暴力団，交通事故，病気，死などの強迫観念を絵や字として描いてもらい，縮小コピーをしてラミネートしたカード（図1）を作り，財布に常に携帯してもらうこととした．Ptは「気持ちのいいものではない」と言いながらも，財布に常に携帯することに同意した．その後，強迫観念がよぎっても，絵を見ると「あーあ」と思って，強迫行為をしなくてもよくなると述べ，カードは効果があると述べた．バイトを続けながら，ピアノの音楽教室に通うこともできるようになり，Pt自身も改善を自覚するようになった（#44～56）．以降2月に一度程度の面接でフォローを続けている．

症状評価

- DY-BOCS：傷害・攻撃性5/15点，性的・宗教的3/15点，汚染3/15点，その他3/15点，全般的重症度9/30点
- Y-BOCS：強迫観念7/20点，強迫行為5/20，合計12点

3) 考 察

本症例は，傷害・攻撃性の強迫観念に対する強い恐怖を有しており，初診時には強迫観念の内容を述べることにも恐怖を感じていた．そのため，治療の初期段階では，強迫観念をあえて思い浮かべるという曝露を中心とした治療に取り組むことは困難であった．そこで，強迫観念がよぎった際に回避してしまう行動をリストアップし，SUDの得点が小さい課題から，森田療法的に目的本位に行動することを治療の初期段階に指示した．「強迫観念は自分や家族を大事にしたいからこそ生じるもの」という枠組みを示し，この欲求を活かして回避せずに行動することを促した．Ptは「目的のための行動，不安は今はピークだけど自然と下がる」と自分に言い聞かせながら，回避行動を一部減らしていくことができた．回避行動を目的本位の行動に置き換えていくこの治療的関与は，

回避行動および同じ行動を繰り返し行う強迫行為の反応妨害と，反応妨害を行うことによって生じる，強迫観念が実現してしまうかもしれない不安への曝露という要素を含んだ課題である．

　この課題を繰り返したことで，Ptはセッション内で強迫観念を思い浮かべるERPに同意を示すことも可能となり，セッション内でのERPを経たことで日常生活での回避行動をさらに減らすことができるようになった．加えて，母親との面接で得た情報をもとに，家族を大事にしたい思いが人一倍強いことを伝えた．それに対し，Ptは，働いていないことや母親への確認行為があることから，母親に対し罪悪感を持っていることを語った．そこで，CPは，母の喜ぶことを1日3つはすることと課題を出し，日常生活の中で目的本位の活動を増加させる工夫を行った．この介入により活動範囲に広がりが見られ，バイトをすることにもつながっていった．これにより症例は，自信を深め，さらに強迫観念への持続的な曝露も可能となっていき，改善が得られたものと考えられる．

　このように，森田療法的アプローチとERPは，矛盾なく併用することが可能である．特に本症例のようにトリガーが不明瞭で，突発的に強迫観念が生じ，顕著に回避行動が見られる場合には，症状のあるなしに関わらず，目的本位に行動することを重視する森田療法的なアプローチが非常に有用になると考えられる．

3 家族への介入および森田療法的なアプローチが功を奏した強迫症

1) 症例の概要

症例 Uさん，30代前半，女性，専業主婦
主訴 家の周りのしみが気になる
家族構成 夫，長男，父，母
生活歴 A県にて2人同胞第1子長女として出生．発育・発達に問題はなかった．小さい頃は，大人しくて，無口であり，言いたいことも我慢する方であった．父は子育てに手を出さず，母が「あれはだめ，これはだめ」と制限を加える子育てだった．また厳しく叱ることもあった．地元の小中高を成績中位で卒業．友人は多い方ではないが，特定の友人と仲良くし，人間関係などでは特に問題はなかった．高校卒業後，B県内の大学へ進学した．大学卒業後，地元に戻り，教員となった．教員を8年続け，30歳結婚，退職し，専業主婦となった．31歳長男を出産した．
現病歴 教員として勤務して間もなく，教室内の片付けについて，上司から厳しく注意を受け，片付けることに注意が向くようになった．退職するころには「手本」と称賛されるまでになった．X-4年9月，31歳，長男を出産後，長男の身体の傷や湿疹などが気にかかるようになり，些細な傷などで小児科や皮膚科に連れて行くことがあった．昼夜を問わず，どこかに傷がないかと探し続け，無事を確認しないと寝ることもできなかった．X-2年8月，子どものことについて「自由な子育てをしたい」と夫に注意され，子ども以外のことに気を向けようとしたところ，次第に家の汚れや傷が気になるようになった．床の汚れをふき取る内に塗装がはがれおち，ますます気にかかるようになった．やがて子どものことはそっちのけで家の中の手入れをするよう

になり，夜は眠らず，日中も傷や汚れの補修をするようになった．自分でもおかしいと思い始め，同月 C 総合病院精神科を受診した．パロキセチンの投与により，症状は一時的に軽減したが，第 2 子の出産を考え，X-1 年 4 月，漸減中止した．同時期に新築の計画を始め，コンセントの配置や間取りが気にかかり，食欲低下や不眠，気分の落ち込みが出現した．そのため，パロキセチンを再開，オランザピンを追加し，症状はやや軽減した．X-1 年 12 月新居に転居した．しかし転居後より，新築した家屋に傷がつくことに過剰な抵抗感を覚え，特に駐車場のコンクリートに残るタイヤ痕を消そうとして日々格闘し，次第に母に連絡するなど周囲を巻き込み，動悸や過呼吸発作を伴いつつ，強迫行為が再燃した．X 年 4 月，子どもが幼稚園に通いだし，時間的な余裕ができたため，症状は増悪傾向となった．X 年 6 月，症状の改善がないため，当院での治療を希望し，当院当科初診となり，週に 1 回〜2 週に 1 回 50 分の心理療法を開始した．

診断 強迫症
- 強迫症状のディメンション：傷害・攻撃性

本症例の強迫症状は自分の家が傷つくという強迫観念と，修繕しようとする強迫行為からなるため，傷害・攻撃性のディメンションに分類した．

症状評価
- Y-BOCS：強迫観念 19/20 点，強迫行為 19/20 点，合計 38/40 点
- DY-BOCS：傷害・攻撃性 15/15 点，全般的重症度 27/30 点

2 治療経過

治療経過を下記の 5 期に分けて，紹介する．
1) 環境調整と目標の共有（#1〜3）
2) セッション内での曝露療法へ導入（#4〜5）
3) 症状の治療よりも生活の充実へと焦点を変更：森田療法的アプローチへの切り替え（#6〜10）
4) 夫婦関係への介入と生活範囲の拡大（#11〜16）
5) 両親への介入と生活の安定化（#16〜28）

1) 環境調整と目標の共有（#1～3）

　受診には母親がついてきていた．心理面接を開始当初，本人に母と一緒に面接をするのがよいか，一人がよいか尋ねたところ，「母親が一緒がよい」と本人が述べたため，同席で面接を行った．以後，毎回母親が同席する形となった．

　初回面接では，「自分の家の前の道路にタイヤの跡があり，気になって，洗ったら，余計に黒くなってしまった．今日の朝も別のタイヤの跡があって，ひどく気になって」と表情暗く，うつむいたまま，泣きながら話をし始めた．新築した家の駐車場や壁の汚れや傷も気にかかり，きれいにしようとこすったり洗ったりすると，汚れが広がってしまうという悪循環を繰り返していた．洗い出して，元に戻らないと，過呼吸となって，パニック発作を起こし，家族が「これ以上はきれいにならない」と止めようと説得するが，「市役所の人を呼んで，洗浄してもらう」などと主張をし，実際に市役所に電話をかけており，きれいにすることに強いこだわりが認められた．＜汚れが気になるのは当たり前のことだと思いますか？＞と病識を確認すると，「汚れが気にならないというのがどういう人なのかわからない．気になることはおかしいことだとは思わない．汚いところは全部直した方がいい」と強迫症状に対する洞察は有していなかった．本人が「家を出れば解放されるかな」「実家なら自分の所有物ではないから気にならない」「汚れが気にならないほうが楽」と述べ，治療者（CP）も現在のような非常に動揺の強い状況では治療もままならないと判断したため，＜今のような状態が続いているようでしたら，実家に一時避難するのもよいと思います．いったん実家に戻って，まずは気持ちを落ち着かせるとよいかもしれません．ずっと新居に帰れないということではなく，帰るための方法はまた考えていきましょう＞と伝えると同意を示した．

　#2以降，患者（Pt）は実家に戻り，夫は仕事の後，夕飯だけPtの実家で食べ，新居に寝に帰るという生活となった．しかし，実家に戻った後も，新居に戻るたびに，新たな汚れを発見し，流涙して不安定になる様子が見られた．#2では，「道路が思い通りにいかない．私は今のまま置いておくよりは補修工事をしてもらって，それでも目立つけど我慢し

てやっていきたい．でも周りからそれはだめと言われてしまって．とにかく現状に耐えられない．家にいると気になるところを次から次へと見つけてしまう．病気になってから夫婦関係もうまくいっていない．離婚するしかないかもしれない．夫婦である意味が生活の中で感じられない．白黒はっきりしないと嫌だから，離婚をどうするか決めないと気持ちが落ち着かない．2年も通院したが，良くならず，治ることも期待していない」と述べた．母も「気になって過呼吸になると異様な雰囲気になるので夫も耐えられないと思う．発作が起こると子どもの面倒も見られなくなる」と述べた．離婚については，まず夫の気持ちを聞いてみましょうと提案し，話し合ってきてもらうこととした．#3では，夫と話し合いをした結果，夫に離婚の意思がないことが報告された．夫としては生活を楽しくしていきたいため，家を売って，傷んでも気にならないアパートに住めばよいと提案してくれたようであった．このことにより，本人が安定し，母によると実家にいる間は穏やかに生活ができており，最近では笑顔も見られるようになり，表情も明るくなったということであった．自宅には1日1回帰っているが，「売る家だ」と思うようにしているとのことであった．さらに「強迫観念は不合理だと思うが，負けてしまう」と述べ，徐々に病識も強まっている印象を受けた．この時点でCPは，曝露反応妨害法（ERP）に導入が可能と考え，洗えば洗うほど気にかかり，強迫行為がひどくなるという悪循環を共有し，気になっても強迫行為をしないでいられること，強迫行為にはまってしまったらどう抜け出すかを工夫することの2点を目標として明確にし，共有した．また，次回までに気にかかるシミの写真を撮ってくるように教示した．

2）セッション内での曝露療法へ導入（#4～5）

#4で，「新しく気になるところ（新居近くのタイヤの跡）が出てしまった」と流涙して語った．タイヤの跡の写真を一緒に見ながら，そのことについての苦痛を思い浮かべてもらい，以下のように会話を行った．＜今の感じ＞「朝はパニックになっていた．ここに来るまでに考えて，なってしまったものはしょうがないので，なるべく自分が行動を起こさ

なくて済むように，早く家を売りたい．買い手がみつかるまではきれいにしておかないとという恐怖感がある」＜身体で感じますか？＞「頭の中でどうしよう，どうしようって．周りは焦らなくていいって言うし．呼吸が乱れます」＜今の状態は？＞「がんばって我慢しています．見に行きたい衝動を我慢している．身体が震える感じ」＜今，生じている感覚に慣れていくことが治療になります．（呼吸法に導入し，呼吸を安定させながら，）そのまま，つらい気持ちを眺めてみましょう＞と教示した．しばらく腹式呼吸を続けてもらい，＜どういう感じ？＞と問うと「少し忘れていました」と述べたため，＜呼吸に意識を向けるだけで強迫観念から注意を向けかえる練習になります＞と伝えた．すると「呼吸して無になるのがいけないことのように．考えなきゃいけない感じがしてしまう」と述べたため，＜その焦りの感覚をただ眺めるようにする練習を繰り返しましょう＞と伝えた．#4，5の面接で，撮ってきてもらった写真をもとに，このような練習を行い，面接中はSUDが低下する体験が可能であった．

3）症状の治療よりも生活の充実へと焦点を変更：森田療法的アプローチへの切り替え（#6〜10）

　しかし，日常生活では新居に戻るたびに気になるところが出てきてしまい，強迫行為をしてパニックに陥り，父母が止めようとして，言い争いとなっていた．無理やり車に押し込められて帰るが，また確認に行き，再度，連れ戻されるということを繰り返し，「私なんていなければいい」「死にたい」「存在自体が迷惑」と自己否定的になり流涙する様子が見られた（#6，7）．そのため治療者は，実家での家事はだいぶできているという事実を指摘した上で，新居のことは夫や母に任せ，当面は新居へ近づかないように指示をした．加えて，強迫観念は，家をよりよい状態に保ちたい，よりよい生活をしたいという欲求の裏返しであるが，症状にとらわれると，本来の欲求を見失ってしまうこと，症状を治すことに意識を向け過ぎるよりも，本来の欲求を大事にし，生活の充実を図りましょうと森田療法的な説明を行い，生活で行っていきたいことを尋ねていった．

その結果，#8～10では，新居に近づかず，子どもの世話をしたり，仕事を探し始めるなどし，1月間ほど，強迫行為やパニックもなく，忙しく過ごすことができた．新居に近づかないことを「逃げている」と表現するが，パニック状態に陥っていては治療もままならないこと，新居のことは，落ち着いて向き合える気持ちの余裕が必要であることを伝えた．

4） 夫婦関係への介入と生活範囲の拡大（#11～16）

夫はPtが新居に近づかないことを納得はしていたが，Ptによると，新居の購入の際にさまざまなことを決定したのはPtであり，「夫は家を売りに出すことを任されても困ると言うのでは」と懸念を述べた．夫はリードするタイプではなく，決め事はPtが進めないと進まないが，Ptが決定すると「自分の意見は通らなかった」と言うとのことであった．母もPtの夫に対し，「甘やかされて育ったから」などとやや批判的な口調で語ったが，一方で「娘も気が強すぎる」「ゆずることも必要だ」と語った．そこで，今回の家の売却については夫に任せてみてはどうかと提案し，同席していた母も「夫に従った方がよい」と本人に伝えた．

#11ではアルバイトを開始した．新居に戻った際にも「気になるところはあるにはあったが，時間も限られていたので，気になりながらも，やらなきゃいけないことを済ませてきた」と強迫行為を行うこともなかった．#12～16では，実家のシンクのへこみが気にかかったり，両親の車を自損事故で軽くへこませたが，修理することなく済ませたりと強迫行為はなく安定した．一度，新居のシンクの汚れが気にかかりパニックとなったが，「買おうとしている方が何か言ったらそのとき考えれば良いと夫に言われて，自分の中で保留という形にした」と述べ，すぐに回復できた様子であった．日常の仕事が忙しくて考える時間がないのと，不快であっても，結論を先延ばしにする対処法が役に立つということを確認した．子どももPtの状態がよくなってきたため，素直に甘えるようになったと嬉しそうに語った．また子どもの保護者同士の関係も今後広げていきたいと話すようになった．加えて家族旅行などの計画を立てる余裕も生じ，生活範囲の拡大が見られた．家の売買については夫に任せることができ，#15で家が売れ，アパートを探すこととなった．

アパートを探すにあたって「また症状が出たらどうしよう」という不安が高まったようであったが，#16には新しいアパートも無事に決まった．

5）両親への介入と生活の安定化（#16〜28）

このようにしばらく安定した生活が続いたが，新しいアパートへ引っ越すにあたり，母が「パニックになったときは子どもが置き去りになるのだから，私たちに頼りなさい」と言ったことをきっかけに「これからがんばろうとしているのに，そういうことを言うのはやめてほしい」と口論となったことが語られた．さらに「話を聞いてほしいのに病気だからと聞いてくれないため，興奮状態になってしまう」と母親が本人の意見を聞かないことについての不満を述べ，加えて「ちょっと考えているだけで母に「大丈夫？」と過度に心配されることが嫌」と母親の過干渉や過度の心配への嫌悪を述べた．母は「これまで病気のことを中心に生活が回っていたため，口出しをし過ぎてしまっていた」と本人の訴えを認め，今後は口を出し過ぎないことを約束した（#16）．

#17で実家の敷居のセロテープの痕が気にかかり，不安定な様子で訪れた．拭いたり，こすったりしたら，ますます痕が気にかかり，病院に来る直前まで気にかかっていたが，時間になったので切り上げて来院したと言う．このことで仕事を休んでいないこと，忙しいときには強迫行為を行わなかったこと，病院に来るために切り上げたことをCPは賞賛した．父はこの強迫行為に対し，怒りだし，力づくで止めようとしたために，Ptはわめき散らし，「死にたい」と口走ったとのことであった．引越しの不安や，仕事の不満も重なっているようであった．実家を汚した罪悪感と家族に迷惑をかけているという罪悪感が語られたが，このような不安や罪悪感，不満などは家族に語らず，一人で耐えているということであった．生活上の心配や不安は一人で抱え込まずに，夫によくお話をするとよいこと，気持ちに余裕が出れば，強迫行為も我慢しやすくなることを伝えた．

しかし，#18も同様に，不安定な状態で訪れた．話を聞くと，父母が本人の強迫行為を止めようと躍起になり，本人はそれに対して反発をして，パニック発作を起こしていた．両親も興奮して，「こんなことでこ

れからの生活をやっていけるのか」と今後の生活への懸念を述べ，さらに喧嘩がエスカレートし，本人は離婚などの破局的な結末を考え，希死念慮まで生じるという悪循環がみられた．そこで，強迫行為は，家族に止めてもらうのではなく，本人が時間を区切って自分自身で止めるようにすること，時間が来たら，納得いかなくても強迫行為はいったんやめ，次の日に先延ばしにすること，時間内では強迫行為を行ってもよいこと，家族も止めに入るのではなく，本人の強迫行為は放っておくこと，を指示した．母はそれでは強迫行為がさらにエスカレートして止まらなくなるのではないかと懸念を述べたため，＜強迫行為を止める努力をするのは，あくまで本人であり，自分で止められなければ意味がありません．周りが止めるように言ってもうまくいかないのだから，それはやめてみましょう＞と提案し，本人が落ちついて強迫行為に取り組めるような状態を目指した．本人にそれでよいか確認し，自分で強迫行為を止めるようにすることに同意を示したため，母親もこの提案に納得し，父親にも伝えることを約束した．

　その結果，#19 で，母は「私たちの対応が間違っていました」と述べ，本人に任せるようにしたらパニックは起こらず，落ち着いて強迫行為に取り組み，時間で区切るように努力している姿が認められた．本人から「妥協点を見つけないと」という言葉も聞かれた．加えて，引越しの準備も進めることができ，忙しく動いている様子がみられた．夫との関係においてもゆずれる点，ゆずれない点などを述べ，妥協点を見出そうとする姿がみられた．#20，実家の痕についても強迫行為は一時間以内と決め，忙しくできない日もあったと述べ，最終的には「思うようにいかないところもあるが，これ以上は無理かな」とあきらめることができたようだった．その後，無事に引っ越しをし，実家から離れ，夫と子供との生活が始まり，母からは「娘は娘，私は私で努力しています」という言葉が聞かれた．バイトも忙しく，「人間関係も大変だが，こんなものかな」と割り切れている様子がみられた．また，家の売却も夫が責任を持って対処してくれたことが報告された．以降，半年ほど安定した様子が継続したため（#21〜#28），現在は，2月に1回の面接でフォローを続けている．

> 症状評価
> - Y-BOCS：強迫観念 3/20 点，強迫行為 3/20 点，合計 6/40 点
> - DY-BOCS：傷害・攻撃性 3/15 点，全般的重症度 8/30 点

3　考　察

　本症例は，強迫症状の背景には結婚と出産，子育て，新居への転居という生活上の変化が関与しており，さまざまなイベントで「夫に任せても話が進まない」と考え，Pt が決定権を握って，リードし，負荷を抱え込んでいることが推測された．このように，新たな生活への不安やストレスが症状発症前にあり，発症以後は強迫症状自体が悪循環をもたらして，離婚まで考えるに至ったものと思われた．

　治療の初期には，新居での生活の不安を和らげるため，まずは実家に戻るという環境調整によって不安を軽減することを試みたが，新居に戻ると不安が増強し，さらに離婚をするかどうか決めないと落ち着かないと述べた．離婚を考えるほどに思いつめていることを夫に伝えると夫は購入したばかりの新居を売ってもよい，との大きな決断を行い，その結果，一時的な安定がもたらされた．

　この時点で ERP による介入が可能と判断し，写真を用いた曝露療法を行った．通常，ERP では，呼吸法の併用は行わないが，本症例の場合，パニック発作を伴っていたため，呼吸法を併用した．この介入により，面接場面では SUD の減少が体験できた．しかし，日常生活場面ではERP を施行することが困難で，その効果が十分に認められなかった．本症例に対する ERP の課題としては，新居の傷をあえて見続けたり，探し出したりして補修を行わない練習を行うことやあえて小さな傷を新居につけてみることなどが考えられるが，Pt の面接時の様子からは，そのような課題を施行することは極めて困難であることが予想された．そこで，CP は強迫症状を直接的に「治療」することからあえて焦点をはずし，強迫症状の背景にある本来の欲求に目を向け，生活の充実を図る森田療法的な方向付けを示した．この結果，症例は，子どもの世話やバイトを探すことに注意の方向を向けかえることが可能となり，結果的

に強迫症状は減少した.

　さらに夫婦関係に介入を行い，家の売却は夫に任せることによって，夫に一部の主導権を譲ることが可能となり，Ptの負荷が減弱し，生活範囲の拡大が見られた．次いで，父母の過干渉を本人が訴えはじめたため，親子関係への介入を試みた．父母の過干渉はPtとの強迫行為をめぐるやり取りにも特徴的に現れており，父母が強迫行為を無理に止めに入ることによって，Ptはさらに強迫行為にこだわり，希死念慮という形にまで発展するという悪循環が認められた．そこで，＜強迫行為を止めるのは本人である＞という枠組みを設定することで，父母に対し，Ptの強迫行為を放っておくように提案した．その結果，Ptは落ち着いて強迫行為に取り組めるようになり，時間で区切る努力も認められるようになって，最終的にはあきらめることも可能となっていった.

　以上のような家族関係への介入を経て，夫婦は最終的には実家を出て，アパートに転居し，父母世帯と本人達の夫婦世帯は分離し，強迫症状も落ち着いていった.

　このように家族関係への介入が強迫症状の進退と絡み合いつつ，本事例は展開したと考えられる．本症例のように，結婚や出産，子育てなどの生活上の変化が強迫症状の契機となることがあり，このような症例の場合，新たな生活形態へ適応できるよう工夫を重ねることが臨床上のポイントとなると考えられる．本症例の場合，症状の扱い方を通して，家族関係のあり方が大きく変化し，結果的に症状が減少したといえる.

4 症状のモニタリングとその振り返りで改善した症例

1) 症例の概要

症例 Kさん，30代，女性
主訴 理由のない不安・恐怖感，自分が汚れている
診断 強迫症
症状ディメンション 汚染・洗浄，攻撃性，対称性・整頓（主なディメンション：汚染・洗浄）
病前性格 心配性，人見知り，大雑把
精神科的遺伝負因 なし
家族構成 夫，娘2人の4人暮らし
生活歴 3人きょうだいの長女として出生．発育，発達に大きな問題はなかった．地元の高校を成績中位で卒業後，大学に入り，学生生活は充実していた．卒業後は事務職で5年間勤務し，結婚．出産後に退職して専業主婦となった．
現病歴 中学生の頃に学校に提出する大切なプリントをなくして以来，物をなくしていないか気になり，確認行為が始まった．次第に戸締りやガス栓の確認もするようになったが，日常生活に大きな支障が出るほどではなかった．結婚後，転居をきっかけに戸締りに対する不安が増し，確認を繰り返すようになった．さらに，長女が発熱した際，的確な対応ができないことがあり，それ以来子どもにとって有害なものが自分についているのではないかと気になり，過剰に手洗いを繰り返すようになった．X年9月に近所の精神科クリニックにかかり，SSRIによる薬物療法を受けたが改善せず，X+2年3月，当院当科を紹介受診となり，2週間後に入院となった．

入院時所見　夫とともに来院．表情は乏しく，うつむきがちだったが，質問に対する受け答えは遅延なく行えていた．トイレ・風呂の使用について，「自分が汚して他人に迷惑をかけるのではないか」と不安を訴えた．また，「自分が何か大切なことを伝え忘れているのではないか」としきりに夫へ確認する様子もみられた．

- 入院時処方：フルボキサミン 75 mg，ブロマゼパム 6 mg，ロフラゼプ酸エチル 3 mg
- 入院時心理検査：Yale-Brown Obsessive-Compulsive Scale（Y-BOCS）強迫観念 12 点，強迫行為 16 点，合計 28 点，ハミルトンうつ病評価尺度（HAM-D）22 点

２）治療経過

治療経過を下記の 2 期に分けて，紹介する．
1）心理教育と治療の導入
2）症状のモニタリングと振り返り

　治療構造　病棟で週 1 回の面接（50 分）

1）心理教育と治療の導入

　入院後，病棟でも K の手洗いは頻回で，「誰かに害を与えていないか」という確認を治療者や看護師に頻繁に行っていた．強迫症状に対する葛藤に乏しく，自分が不必要なことをしているという認識にも乏しかった．抑うつ状態も重症であったため，休養と薬物調整を先行した．フルボキサミンを 150 mg まで増量し，リチウムを 600 mg 加えたところで，回診時の確認の頻度が減少し，表情も和らいだ様子がみられるようになった．そこで，X＋2 年 4 月，行動療法を含めた精神療法の導入を検討した．

　精神療法の導入面接で，「強迫症状を治療したい」という治療意欲を確認することが出来た．治療者は，K の症状とこれまでの経過を詳しく聴取し，どのような経緯で強迫症状を呈するようになったのかを理解することに努めた．その中で，出産後より確認強迫が増悪し，さらに子どもが体調を崩した後から潔癖に関連した症状が非常に悪化した様子が

明らかになった．そこで，一通り経緯を聴取した後に＜Kさんが潔癖を過剰に気にするのは，自分のお子さんや他人に危害を加えたくないという強い思いがあったからですね？＞と尋ねると，「その通りです」と応えた．＜自分の子どもを守らなくてはいけないとか，他人に害を与えてはいけないという思いは大事な思いです＞とKに共感的に伝えた上で，＜そのようなことを強く願えば願うほど，反対の観念が浮かんでくるのが人間の思考です．それが強迫観念になります．だから，強迫観念はどうしても浮かんできてしまうものだし，強迫観念が無くなってしまうということは，Kさんの大切な思いも消えてしまうことにもなります．それでは困るでしょう？＞と問いかけると，「そうですねぇ…」と応えた．＜強迫観念は消えなくてもいい．むしろ必要なのです．困るのは強迫行為．Kさんには，お子さんを大事にしたいという思いがあるのに，今は手洗いとか確認行為で子育てが出来ない状態になっている．それでは自分の欲求と反対の方向でしょう？＞と再び問いかけると，「その通りだと思います」と応えた．＜治療は強迫行為をやめていくことです．強迫行為をやめて必要なことに取り組めるようになることが目標になります＞と説明し，強迫観念を放置して，強迫行為をやめていくという治療の方向性を共有した．その後，手洗いを最初の治療ターゲットにすることを共有し，＜まずは1日に何回ぐらい手洗いをしているのか1週間モニタリングしてみて下さい＞と課題を与えた．

2) 症状のモニタリングと振り返り

　1週間後，毎日手洗いの回数をモニタリングした結果を話し合った．Kは毎日課題を実行し，概ね1日40回の手洗いを行っていることが明らかになった．1回の手洗いにかける時間は通常の手洗いと大差のないものだった．その後，病棟の1日の生活の中で必要な手洗いの回数をKとともに考えた．その結果，手洗いが必要な状況は，トイレの後（約7回），食事の前後（6回），レクリエーション参加の後（2回），朝夕の花壇作業の後（2回）の概ね17回程度であることを共有した．この事実を共有すると，Kは「私は倍以上ですね」とつぶやき，自分の手洗いが過剰に多いことを改めて自覚した様子だった．＜ここに挙げた手洗い

が必要な場面以外のときで，手洗いをやめられそうな場面はどこでしょうか？＞ときくと，「トイレに持っていくタオルをしまった後はやめてみます」と自分で手洗いをやめる課題を決めることが出来た．そこで，＜今週もモニタリングを続けて，今度は自分で「必要ない手洗いだ」と思うものにチェックもつけておいて下さい＞と課題を指示した．翌週，Kは自分でやめてみると決めた課題も実行でき，モニタリングも実行出来ていた．さらに，自分で「必要のない手洗い」とチェックしたものの内，いくつかを自主的にやめることが出来ていた．これらの取り組みに対して＜とても良い取り組みをしましたね＞と評価し，継続するように促した．Kとの面接では，その都度モニタリングの結果をみて，次にやめられそうな課題は何かを検討して実行することを促した．手洗いの症状が軽くなるにつれて，自然に他の強迫症状も軽くなっていった．外泊に出た後も，「強迫観念で不安になったことはありましたが，強迫行為をすることはなかったです」と自己評価は良好であった．外泊を通じて必要な育児や家事にも取り組むことが出来ていたため，X＋2年6月に退院となり，以後は外来での薬物療法のみで症状の悪化はなく経過した．

- 退院時処方：リチウム 600 mg，ゾピクロン 7.5 mg，ブロチゾラム 0.25 mg，ロフラゼプ酸エチル 2 mg
- 退院時心理検査：Y-BOCS 強迫観念 2 点，強迫行為 0 点，合計 2 点，HAM-D 1 点

3） 考　察

　本症例は，汚染・洗浄のディメンションが主であるものの，攻撃性や対称性・整頓など症状ディメンションが多岐に渡る重症の強迫症であった．入院時には抑うつ気分も強かったため，薬物療法と休養により，抑うつ気分の改善をはかった後，精神療法を導入した．精神療法導入時には，森田療法的な心理教育を行った[1]．すなわち，症例 K の強迫観念（不安）は，「他者（特に子ども）を大事にしたい」という思いから生じるものであるという，症例 K の生の欲望を照らし返す説明である．この

ような介入を行う意図は，症例Kに強迫観念や不安を排除しないようにする姿勢を作ることにある．さらにこの説明によって，治療目標が強迫観念を無くすことではなく，強迫行為をやめることであるという共有を得ることも可能にした．これらの準備が整った後，強迫行為への介入として「症状のモニタリング」を開始した．

症状のモニタリングを最初の課題として与えた理由は，症状の頻度と手洗いを引き起こすトリガーについて詳しく知るためである．頻度とトリガーを把握することで，曝露反応妨害法（Exposure and Response Prevention: ERP）を行う際の不安階層表が作成しやすくなる．症例Kにおいても，当初はERPを念頭に置き，その準備として症状のモニタリングを行った．しかし，モニタリング後に治療者とともに必要な手洗いの回数を検討し，手洗いが不必要な状況を振り返る中で，症例Kは自発的に手洗いを我慢する場面（治療課題）を考えるようになった．治療者は，症例Kの自発的な取り組みを評価し，モニタリングと我慢出来そうな強迫行為を我慢していくという取り組みの継続を促した．これらの介入により，比較的短期間で症状の改善に結び付けることが出来た．

手洗いの症状がある程度緩和された段階で森田療法を本格的に開始するという選択肢もあった．しかし，症状が緩和されると，家事・育児に積極的に取り組めていたため，退院し外来治療へ移行する形となった．本症例では，このような良好な経過を経たが，強迫症状がある程度改善しても社会生活機能の回復が思わしくない場合には，森田療法を本格的に導入することも必要になる．

引用・参考文献

1) 北西憲二：森田療法の基本理論．北西憲二，中村敬編著：心理療法プリマーズ　森田療法．20-39，ミネルヴァ書房，京都，2005．

5 モデリングや時間制限などの行動療法と森田療法を併用し改善した症例

1) 症例の概要

症例 Fさん，30代，女性
主訴 日常生活のあらゆることにこだわりがあり，慎重にやるため時間がかかる．
診断 強迫症
症状ディメンション 対称性・整頓
病前性格 几帳面
精神科的遺伝負因 なし
家族構成 両親との3人暮らし
生活歴 独子長女として出生．発育発達に特記すべき問題はなかった．地元の高校卒業後，大学に進学．大学卒業後は地元の高齢者介護施設でパートとして勤務したが，症状の悪化により退職．その後は自宅療養を続けた．
現病歴 元来いろいろなことを几帳面にする方であったが，大学生になったころから時間的な余裕が増え，几帳面さが過度になっていった．大学を卒業するころには，歯磨きや化粧，髪のとかし方，洋服の整理整頓などあらゆることを過剰にこだわって丁寧にするため，日常生活に支障が生じるようになっていた．そのため，就職活動は出来ず，卒業後は実家で暮らしながら，地元の高齢者介護施設でパート勤務をしていた．しかし，次第に症状が悪化し，入浴や入浴後のスキンケアなどに長時間を要し，睡眠時間がほとんど取れない状態となった．X-1年8月，地元の精神科クリニックを受診し，強迫症と診断されSSRIや抗精神病薬による薬物療法を受けたが改善しなかった．次第に抑うつ気分とともに希死念慮も出現するようになったため，パートを

退職した．X年4月，薬物療法や自宅療養では症状に改善がみられないため，当院当科を初診となり，行動療法を含めた精神療法の導入を検討することになった．
- 治療前処方：パロキセチン 20 mg
- 治療前心理検査：Dimensional Yale-Brown Obsessive-Compulsive Scale (DY-BOCS) 対称性・整頓（気になる物事を自分の納得のいくようにきっちりとやらないと気が済まない）12/15点，全般的重症度 26/30点．

2 治療経過

1) 症状聴取と治療の導入
2) モデリングと時間制限を用いた介入（行動療法による治療的関与）
3) 社会生活の拡大（森田療法による治療的関与）

治療構造　外来で2週間に1回の面接（50分）

1) 症状聴取と治療の導入

初回面接では，症状を詳しく聴取した．Fの訴える一番困っていることは，入浴から就寝までの一連の作業が長時間にわたるということだった．＜具体的にどんなことで時間がかかるのですか？＞とその内容を詳しくきくと「鏡を見ながら歯磨きを1本1本丁寧にやらないと気が済まない．化粧水もムラがないようにひとさし指で丁寧に広げる．髪を乾かすときに髪のわけ目が綺麗に整うまで繰り返す．タオルで顔を拭くとき，細かい部分ごとに丁寧に拭く」などの症状が話された．＜歯を丁寧に磨かないと虫歯になると考えますか？＞ときくと，「それはないです．単純にしっかりやらないと気が済まないだけです」と応えた．さらに入浴中もシャワーが身体に不規則にあたることが不快で，頭痛やイライラが生じてくると話すものの，それによって何か重大なことが起こるということを恐怖しているような様子はなかった．＜シャワーについては，今はどうやって乗り切っているのですか？＞と現在の対処法をきいてみると，「我慢して何とかやっていますが，お風呂の後ですること（髪を乾かす，化粧水をぬるなど）やシャワーの不快感が嫌でお風呂に入らない

日もあります．そうすると次の日は家から出られません」と話し，強迫症状に伴う苦痛を回避しようとするために生活にも大きな支障が出ていた．他にも，洗濯物は自分のやり方できちんとたたんで，決められたようにしまわないと気が済まない，小銭が同じ種類ごと，同方向でそろっていないと気が済まないなどさまざまなこだわりがあることが明らかとなった．これらのものについて，自分が過剰にこだわり過ぎているという自覚はあるものの，「そのままでいい部分もあると思う」とも話していた．症状に対する葛藤は不明確だったものの辛さを訴える症状もあるため，治療方針として，自分のスタイルを崩して日常生活がまわせるようになることを目指すことを提示した．＜自分のスタイルを崩すとそこには不快感が伴いますが，それは時間の経過で必ず軽減していきます＞と丁寧に治療機序を説明し，＜この治療は大変なときもありますが，やっていけそうですか？＞と尋ねると「やります」と応えた．そこで，＜今回はお風呂を出てから寝るまでの間の時間を測ってきて下さい＞と課題を与えた．

2) モデリングと時間制限を用いた介入（行動療法による治療的関与）

入浴後から就寝までの時間をモニタリングした結果，全て終了するまでに2時間以上かかっていることが判明した．入浴時間も1時間程度かかっていた．どこにどの程度の時間がかかっているのか詳しく聴取した後，＜入浴後から寝るまでの間のことで短くやれるかもしれないと思うものは何ですか？＞と尋ねると，「歯磨きかな…一番短い時間でやれているし」と応えた．そこで，女性の治療者にFの目の前で歯磨きをしてもらい，Fにはその様子をじっくり観察してもらうことを提案した．Fも「他の人の歯磨きの仕方を見てみたい」と話したため，これを実行した．Fと女性の治療者に，院内のトイレに行ってもらい，そこで歯磨きの様子を観察してもらった．その後感想をきくと「（治療者のやり方は）早かったです．でもちゃんと磨けている感じがしました」と話した．そこで，＜そのイメージをしっかり持って帰りましょう＞と伝え，イメージを定着させるために女性の治療者が磨いている姿を思い浮かべてもらい，しっかりと磨けているという感覚を味わってもらった．その後，

自分の姿と女性治療者の姿を重ね合わせてもらい，自分が磨いているイメージを思い浮かべるよう指示した．＜しっかり磨けている感じはありますか？＞ときくと「はい…なんとなく」と応えたため，＜その感覚をしっかり味わって，そのイメージを持って帰りましょう＞と指示した．加えて，入浴から就寝までの時間を測ることは継続することを指示した．次の面接時には，今まで15分以上かかっていた歯磨きが，概ね7分以内で出来るようになっていた．また，これまで鏡を見て歯を磨いていたことで，丁寧にやりすぎる面もあったため，「鏡を見ないように鏡に背を向けて磨いています」とＦなりに工夫をしてみたことも報告された．これらの取り組みに対して，Ｆも手ごたえを感じていた．Ｆの課題への取り組みと工夫に対して治療者も肯定的に評価し，継続を促した．

　歯磨きが早くなると，「入浴時間が自分で考えていたよりも長かったので短くしたい」と話すようになった．実際には60分程度かかっている入浴について，＜大体どのぐらいで入浴できていると想像しましたか？＞と尋ねると，「頭を洗うのに15分，体を洗うのに15分，湯船につかって10分ぐらいでしょうか」と答えた．そこで，＜自分の想像した時間で終われるようにするために，キッチンタイマーを10分と15分でセットしましょう．10分が鳴ったら，あと5分で洗髪は終わるつもりでやる．15分を知らせる音が鳴ったらそこで終えられるように．同じことを，体を洗うときにもして下さい＞と指示した．Ｆはこの課題に同意し，実行したところ，次の面接では「違和感は残りますが，意外と綺麗になっていると感じています」と報告した．回を重ねるごとに入浴時間は短くなり，1時間かかっていた入浴が40分弱で済ますことが出来るようになった．さらに，シャワーが不規則にあたることで感じる不快感も「流すようにしている」と話すようにもなった．これらＦの取り組みに対して＜不快感はそうやって時間とともに軽くなるものです．良い経験が出来ましたね＞と評価した．

　入浴時間が短くなってくると，「今度は入浴後の化粧水を短くしたい」と希望するようになった．そこで，再び女性治療者に協力してもらい，Ｆに化粧水のつけ方を観察してもらった．その後，歯磨きのときと同様に，化粧水のつけ方についてのイメージを定着させるための作業を行い，

家ではイメージ通りに化粧水をつけてくるように課題を提示した．Fはこの課題にも意欲的に取り組み，入浴後から就寝までの時間は30分程度までに改善した．このような状態に対し，「いい感じです．化粧水はもうほとんど普通につけて気になりません．すごく楽になりました」と感想を話した．一方で，「ファンデーションはまだ気になる．乳液は透明で見えないからいいけど，ファンデーションはムラが分かってしまうから…」と話した．そこで，＜次は実際に化粧道具を持ってきて，女性の治療者と一緒に素早く化粧をする練習をしてみましょう＞と提案した．

次の面接時，Fは自分の化粧道具を持参した．病院に来たときの化粧の状態と，女性治療者とともにしたときの化粧の状態を比較するために，Fの携帯電話で自身の顔を撮影してもらい，その後，化粧を落として女性治療者とともにもう一度化粧をしてもらった．女性治療者には普段通りのやり方（約20分）をFの目の前で行ってもらい，それを見ながらFも同じスピードで化粧するように指示した．その後もう一度Fに自身の顔を撮影してもらい，面接を行った．＜自分の化粧はムラがあるように感じますか？＞と尋ねると，「はい」と応えたため，＜携帯電話の写真を見比べてみて下さい．違いがありますか？＞と尋ねると，「いや…同じですね」と応えた．そこで，＜このまま帰って，ムラがあるか不安になったらこの写真を思い出して下さい＞と指示した．次の面接では，帰りに化粧が気になることもあったが，その内に気にならなくなったと報告され，当初1時間以上かかっていた化粧の時間も30分程度で済ますことが出来るようになった．

3）社会生活の拡大（森田療法による治療的関与）

モデリングと時間制限を用いた介入で，入浴から就寝までの時間は改善し，その他の強迫症状も改善したため，薬物療法を終了した．しかし，日中外に出ることは少なく，家の中でゴロゴロして過ごすことが多かった．Fと日中の過ごし方を工夫していく必要性を話し合い，まずは家の中で出来る家事に取り組むことにした．Fは，洗濯物を丁寧にたたみすぎるため自分で洗濯をすることが出来ずにいた．そこで，洗濯に取り組むことを最初の課題とし，たたむ際にはキッチンタイマーを用いて30

分でたたむことを課題とした．回を重ねるごとに30分に近い時間でたたむことができるようになり，こだわりは残るものの，長時間を要することはなくなった．料理でも，「調味料の量や火にかける時間を本に決められた通りにしないと気が済まない」というこだわりがあり，手をつけることが出来ずにいた．しかし，「仕事を始めたら一人暮らしをしないといけないかもしれない．その際に料理が出来ないと困る」とF自身が話していたため，料理をすることにも取り組み始めた．調味料などをきっちりはからないと気が済まないということに関して，＜それで実際に作ったときには美味しく出来ますか？＞と尋ねると，「美味しくない…丁度良い味になっていないと思います」と答えた．＜料理は味見をしながら臨機応変に行うものです．本の通りにしなくても良い＞と伝え，味見をしながら調節することを試すように促した．Fは失敗しつつもこの取り組みを続け，治療者はFの取り組みを励まし，継続を促していった．これらの取り組みを続け，次第に日中も活動量が増えていった．

　症状がある程度改善され，活動量も増えてくると，「自分はいい歳なのに，仕事もしていないし，結婚もしていない…すごく遅れている気がする」と話すようになった．これに対し，＜症状が治れば何でも出来ると考えない．今の状態で，恋愛でも仕事でも出来る．その過程で症状が邪魔になれば一生懸命治す．それで良いのです＞と伝えると，「興味のある福祉関係の仕事をもう一度やりたい」という希望を話した．一方で，「また症状が悪化するかもしれない」と不安も訴えた．＜症状の悪化に対する不安はあっておかしいものではない．不安のまま，あなたの欲求に沿って動き出すことが大切です＞と伝え，以前に働いていた介護施設でボランティアをしてみることを提案した．Fもこれに同意し，以前の職場にかけあって週1回のボランティアを開始した．ボランティアが始まると，出勤のための準備や化粧に対し＜納得感よりも時間に遅れないことを優先すること＞と指示し，実際に1時間程度で済ませられるようになっていった．ボランティア先で丁寧さにこだわりすぎてしまうところもあったが，＜周囲の他の職員のやり方を観察してそのやり方を真似てみる＞などの助言を行った．面接では，ボランティア先での悩みを話すことが多くなり，症状への対応に加えて，それらに対する助言を

行うようになっていった．ある日の面接では，「自分よりも若い人がフルタイムで働いているのを見て焦ってきて…やめたくなった．仕事をしていて1つでも上手くいかないと全部投げ出したくなる」と話したため，＜早く人に認められたい，完璧にこなしたいという気持ちの裏返し．ここで投げ出したらその思いと逆になってしまう．焦ったり投げ出したくなったりしながらでいいから，着実に目の前のことをこなしましょう．そうすれば自分の求める方向へ進みます＞と助言した．また，「もうお終いだという失敗をした．必死にやっていて一番気をつけるべき点を忘れてしまった…」と言って落ち込んでいた際には，＜一生懸命やっていたからこそ，抜けてしまったミスです．同じ失敗をしないように，次に活かしたらいいのです＞と伝えた．その後の面接でも具体的な仕事場面を通じて露わになったFの完璧主義的側面に対し，同様の助言や指示を行っていった．Fは悩みながらも，治療者と話し合いながらボランティアを継続出来た．強迫症状についても，完全に症状が無くなったわけではないものの，日常生活に大きな支障はないという程度で経過した．週1日のボランティアを半年ほど継続すると，就労に対する意欲と自信も高まり，ボランティア先で週5日のパート勤務が決まった．その時点で，Fの同意のもとで終診となった．

- 現在の処方：なし
- 治療後心理検査：DY-BOCS 対称性・整頓 8/15 点，全般的重症度 16/30 点

3) 考　察

　物事をきっちり納得のいくようにしないと気が済まないという，対称性・整頓のディメンションが主の強迫症の症例であった．治療の導入時に症状とそれに伴う感情を詳しく聴取したところ，きっちりしないことで何かが起きるというような不安や恐怖はなく，きっちりしないことの不快感に耐えられないということが明らかになった．このような症状に対し，「自分のスタイルを崩すこと」という治療目標を示し，「不快感は時間とともに軽減する」という治療機序を丁寧に説明した．この治療機序

の説明は曝露反応妨害法（Exposure and Response Prevention: ERP）の際に用いる説明や森田療法における感情の法則の説明と同様である[1,3]．

介入技法としては，モデリングと時間制限を用いた．歯磨き，化粧水のつけ方，化粧の仕方などで，治療者が通常のやり方を示し，症例Fにはその様子を観察させ，模倣させる（モデリング）という方法をとった．観察後にイメージをしっかりと取り込み，そのイメージ通りに行動するというメンタルリハーサルも行い，家に帰ってから実行しやすくなるように工夫した．入浴時間に関しても，治療者が一緒に入浴することが出来る，もしくは入浴の仕方を示すことが出来る状況であれば，モデリングが有効な介入となった可能性はある．しかし，現実的にはそのような状況の設定は不可能であるため，タイマーを用いた時間制限の方法をとった．その際，15分でシャワーを済ますのであれば，10分と15分にタイマーをセットすることで，残り時間を意識したシャワーの浴び方をするように繰り返し伝えた．この結果，入浴時間は短くなり，「違和感を流すようにした」という感覚が得られるまでになった．強迫症には，強迫観念や認知的不安増強プロセスが明確なタイプ（cognitive type）と認知的不安増強プロセスを介さずに強迫行為へ至るタイプ（motoric type）の2つのタイプがあることが指摘されている[2]．motoric typeは「まさにぴったり感」の追求や不完全感の緩和を求めるタイプで，症状が自我親和的であり，認知行動療法でもERP以外のモデリングやペーシング，ハビットリハーサルなどの技法が必要とされている．症例Fもmotoric typeの強迫症であると考えられ，ERP以外の技法が必要であったといえるだろう．

モデリングや時間制限で，強迫症状はある程度改善したが，日常生活の改善は乏しかった．症状に対する自我違和感に乏しい部分もあったため，ある程度の改善の後に治療は停滞した．そのため，症状中心の治療から生活全般の改善を目指した治療への転換が必要であると判断した．そこで，今後の社会生活に向けた目標を共有し直し，それに向けた取り組みを始めた．これは，症例Fの「仕事に就きたい」という生の欲望に働きかける森田療法的な方向づけである．家事に取り組むことから始めて，徐々に生活の幅を広げ，ボランティアに従事することを通じて一層

症例Fの「仕事に就きたい」という生の欲望を賦活することをねらった．ボランティアを開始すると，面接での話題の中心は，ボランティア先での悩みが多くなり，その中から，症例Fの「人から認められたい」「完璧に物事をこなしたい」という思いの強さによる躓きが顕在化してきた．症例Fはこれまで，「完璧に出来ないなら投げ出す」というパターンを取っていたが，治療者は症例Fの生の欲望を支え，投げ出すのではなく，その欲望が発揮されるように繰り返し助言を行った．その結果，症例Fは，何度も躓きながらも，ボランティアを継続し，この過程の中で，投げ出したい問題にぶつかってもそれに対応していく力が身に付いていった．その結果，症例Fの希望するような生活が実現する方向へつながっていったと考えられる．森田療法では症状の有無よりも，健康人と同じような生活が出来ているかどうかを重視する．症例Fとの面接も，現実場面での対応が主になり，治療者の助言も健康人としてのふるまいを念頭においたものが中心となった．この関わりを経て，症例F特有のこだわり（症状）はある程度残るものの，それ以上に大切な仕事を優先する生活がおくれるようになっていった．本症例の経過でみられるように，強迫症状がある程度改善した後，症例の生の欲望に働きかけ，社会復帰の方向へと治療を転換していくことが重要なケースもある．

引用・参考文献

1) 飯倉康郎：強迫性障害の治療ガイド．二弊社，東京，1999．
2) 松永寿人：強迫性障害の現在とこれから　DSM-5に向けた今後の動向をふまえて．精神神経学雑誌 114 (9)：1023-1030, 2012.
3) 森田正馬：神経質ノ本態及療法．高良武久，中川四郎，大原健士郎編：森田正馬全集, 1. 283-442, 白揚舎, 東京, 1928/1974.

解説

強迫症の精神療法

　強迫症は，自分でも馬鹿らしいと感じていながらも止めることができない考えや行為を繰り返し，これらに苦痛を感じ，日常生活や社会機能が障害される疾患である．治療に薬物療法と精神療法が併用されるが，後者だけによる治療を希望する患者も多い．

1) 強迫症状のメカニズム

　強迫行為にはその行為によって中和させたい何かしらの恐怖がある．例えば，強迫的に手を洗う行為には，「自分が周りを汚染してしまうのではないか」といった汚染恐怖が存在していることが多い．とりあえず手を洗えば安心できる．しかし，しばらくすると再び同じ恐怖が生じてくる．患者はこの恐怖から逃れるためにまた手を洗う．次第に同じだけ洗っても完全に恐怖が消えた気がしなくなり，馬鹿らしいと思いながらも手洗い行為をやめることができなくなる．手洗いすること自体が恐怖への耐性を下げてしまっているのである．つまり恐怖を生じさせないためには手を洗わないことが重要なのである．この原理を理解してもらうと，強迫行為を「我慢すること」の治療的意義が伝わりやすい．これは虫刺されによる痒みに例えることができる．痒みを減らすには掻いてはいけないのである．

2) 曝露反応妨害法 (exposure and response prevention: ERP)

　ERPとは，恐怖や苦痛，不快感を惹起するような状況へあえて曝露

した上で，それらを緩和するための強迫行為を行わず，我慢しているそのうちに次第に苦痛が軽減する体験をしていく方法である．したがって，我慢するべき実際の強迫行為があり，かつ不快感を惹起する条件を段階的に設定できる症状であると治療を行いやすい．導入時に前述の原理を理解してもらう．不快感を惹起するさまざまな状況（課題）を挙げてもらい主観的不快度（subjective units of distress: SUD）を SUD 0〜100 で見積もってもらう．これらを順に並べて不安階層表を作る．表を見てどのレベルから始めるかを話し合う．SUD 50 程度の課題から行う場合と，軽い課題から始めて段階的に上げていく方法もよい．初めから SUD が強すぎる課題を選ぶと失敗する．しかしあまりにも軽いものばかりを選んでいると飽きてしまう．我慢できるぎりぎりの課題を選択するさじ加減が必要である．ERP を行う際，曝露後にどのくらい我慢するかといった具体的な時間を事前に決めないでおく．先に時間を決めてしまうと，その時だけ我慢して，直後に強迫行為をすることになりかねない．ある一定時間ごとに，その時の不快感を SUD で記録してもらう．初めは治療者がその場で聞いて書くが，次第に自分で書くようにする．また，たいてい階層表に挙がった全ての課題を扱う必要はない．いくつかの課題で成功すると，扱っていない課題も自然と軽減していくことが多い（治療効果の般化）．

3 モニタリング

　強迫症状が長く続いている症例や，知的に低い症例，子どもの症例などは，自分が強迫行為をしているという自覚がないことがある．不安や不快感を我慢しない，あるいはすでに我慢を諦めて，強迫行為を無葛藤，無自覚に行うようになっている．そういった場合にはまず自分の強迫行為がどのくらいの頻度で生じているか，その行為自体をモニタリングしてきてもらう．通常は強迫行為を数えると同時に，症状前後の自分の考えや行動を記録してもらうのだが，より簡便に強迫行為の回数を記録してもらうだけでもよい．これだけでも，今までは意識しないまま行っていた強迫行為に注意が向き，症状の頻度が低下することがある．また自

分のつけた記録を見て，治療により強迫行為の回数が減っていくことが実感されるとさらに治療意欲が高まる．

4) モデリング

同様に，長期罹患例や児童症例では，強迫的に長時間その行為を続けてきたため，その行為本来のやり方や所要時間がどの程度であったかすら分からなくなっている．手洗いや歯磨き，化粧，掃除や，戸締りの確認など，ありとあらゆる日常動作でこのような状態が生じる．そのような場合には，治療者や症状のない誰かが実際にその行為をモデルとして見せ，患者に観察させて真似てもらう．それによって適正なやり方が取り戻される．

5) 森田療法

強迫症に対する森田療法の要点は，不安を解消するために安易に強迫行為をしてしまうこと（気分本位）を我慢し，不快な気持ちのまま目前の行動に没頭すること（行動本位）により，不安や強迫観念が減弱消失することを繰り返し体験することである．この体験により，症状にとらわれ過ぎていたことが理解されるようになる（洞察の獲得）．そのために，「日々の行事に対し事前にしっかり準備し，時間を厳守，実行中は集中・専念し，常に周囲に気を配り，終了後も反省し，次に向けて工夫するよう」に促す．つまり，「不安はなくなったか」ではなく，「目的に対して実際にどのように行動がとれたか」を繰り返し問う．患者は仕事が多忙で症状を意識する時間がないと感じるようになってゆく．その過程では，場面に応じてより具体的な指導を行って補助することもある．例えば，強迫行為をしそうな場面であるほど，次の作業へさっと移るように指導したり，速足で次の作業の場所へ移動するように指導したりする．鍵締めが気になる場面では，手に感じる感覚を十分に感じさせ，全身全霊の集中を込めて一度で済ますように指導したりする．こういったことを通じて，「強迫観念を意識することはあっても，それにとらわれ

て強迫行為に明け暮れることがない（あるがまま）」ようになることを目指す．退院後もこの行動本位を維持するため，忙しい生活となるように，仕事を決めてから退院するよう話し合う（生活訓練期）．もちろん，長く社会から離れていた患者は症状がとれても社会に対する恐怖感が強い．森田療法では治療自体が集団生活の中で行われるため，社会生活に慣れてゆくことができる．さらにその過程で患者は社会の中でもっとうまくやっていきたいという気持ちが生じる（生の欲望の賦活）．

　当教室では最近，森田療法を行って社会復帰した患者に追体験入院を実施して再発予防に効果を上げている．入院森田療法により，行動本位を身につけても，退院して普段の生活に戻ると再び入院前の気分本位に戻りそうになる．そこで，早めに数日程度の森田療法追体験入院をすることで，体得したものを思い出してもらい，定着を促す．これは特に退院後の生活が忙しくない患者で有用である．

6　ERPと森田療法の使い分け

　ERPは症状とそのトリガーが明確だと用いやすく効果も高い．反対に，症状が多岐に渡っていてターゲットが多すぎる症例，生活の中で随時新たに強迫の対象が増えてしまう症例，ある程度症状は軽減してきたにもかかわらず社会復帰への不安がとりきれない症例では，ERPに限界を感じる．こういった場合はERPを施行した後に森田療法を行って社会復帰が可能となる．森田療法は，生活の中で受ける多様な刺激にまとめて曝露し，まとめて反応妨害を行う一種のERPであるといえる．一方で，森田療法は，曝露する対象を一つに選べず刺激が次から次へとやってくるため，特定の症状が非常に強い人にとってはハードルが高すぎる．その場合には逆に，森田療法の前に，特定の課題のみERPで解決しておけば森田療法の導入が可能となる．このように，ERPと森田療法は得意とする症状や病相が異なるため，うまく使い分けることができれば，多様な患者に対応できるようになる．

7 治療が難しいタイプ

(1) 洞察が乏しいタイプ

　強迫症患者は通常，強迫症状に対して不合理であるとか馬鹿らしいという病識（洞察）を持っていて，強迫行為をすることに対して葛藤がある．しかし，知的に低い場合や小児，長期罹患例や重症例では洞察が乏しい（乏しくなる）．このようなタイプには行動面が主体の ERP が有効である．ただし，心理教育は簡略にして，とにかく体験的理解を促すことが重要である．実際に ERP を行う中で，不安が下がって行っていることを毎回具体的に説明して実感を持ってもらい，刷り込んでいくようにする．治療効果が上がってくると不安の軽減が体験され，それによって今まで埋もれていた洞察や治療意欲が顔を見せてくることはよくある．ここまでくれば森田療法も適用可能となる．

(2) 巻き込みが強いタイプ

　身近な人に繰り返し確認や保証を求める巻き込みが強い患者では，その家族が疲弊する．家族が感情的になって不本意ながら暴力が出ることもある．家族を休ませるためにも，こういった症例は入院させたい．しかし入院したらしたで他患者を確認に巻き込むため森田療法は向かず，ERP が用いられる．確認への巻き込みに対して段階的に反応妨害を行っていくことが必要となるが，初めのうちはそのときに扱っている課題以外のことへの確認は許容する．治療が進むに従って徐々にハードルを上げていき，最終的には完全に反応妨害をする．初めから全ての確認や保証を求める行為を禁ずると，すぐに治療継続できなくなるためである．何かの理由で，外来で治療しなければならない場合にもこれと同じことを患者家族に指導する．

(3) 強迫観念が主体のタイプ

　強迫観念が症状のほとんどである場合は ERP で妨害すべき強迫行為がないため，ターゲットとする症状を定めないでよい森田療法を用いる．外見的に強迫行為は見られなくとも，頭の中だけでうち消しや特定の言葉や数唱や確認を繰り返していたりすることがある（メンタルチェッキング）．このような症例を ERP で治療する場合には，強迫観念を打ち

消すのではなくあえて強調して考えるように促す．このようにして強迫観念に暴露し，逆説的に恐怖や不安が減弱していくこと体験してもらうという方法がある．また，強迫観念が多すぎて日常生活の動作に時間がかかってしまう強迫性緩慢の症例にも森田療法を用いる．しかし，その前に，後述のスケジューリングにより少しずつ生活を規則正しいものに持ってゆき，ある程度の行動が可能になれば，森田療法へ移行できる．

8) スケジューリング

　患者の日常生活を時刻で区切ったスケジュールとして決めてもらい，それに正確に沿って生活するよう指示する．強迫観念から儀式や緩慢が生じている場面に対し，次のスケジュールを意識させ，開始時刻までに必ず済ませられるように指示する．納得いくまで繰り返していたい人に時間が来たらすぐに次の行動へ移るよう促すというこの手法は，「不完全」という不快感へのERPといえる．具体的には，入浴，料理，洗濯など時間のかかる日常生活の活動を，決めた時刻までに終わるように工夫をしてもらう．早く終わるために必要なことをその都度話し合い，課題とする．達成可能なゆるいスケジューリングから初めて，徐々にタイトにしてゆく．患者が自分で時計を意識して次の行動に移ることは難しいので，タイマーを利用するなどの工夫を行う．

9) 症状ディメンションの違いによる治療選択

　最近では強迫症状を，傷害・暴力・攻撃性（他害），性的・宗教的（タブー思考），対称・配列，汚染・洗浄，保存・収集，その他，の6つのディメンションに分類して，治療を選択している．

　他害に関する強迫では，「相手を傷つけたのではないか」，「何か恐ろしいことが起きたのではないか」といった強迫観念が，日常生活の中の何らかのトリガーにより，あるいは明確なトリガーなしに生じ，強迫行為や回避行動が生ずる．特定の強迫行為であればERPでよいが，強迫観念が主体であったり，対象が不特定であったりした場合には森田療法

が良い．しかしいくつかの症状が強すぎて集団行動がとれないほどのときは初めにそれのみを標的にERPから始める必要がある．

　タブー思考に関する強迫の場合，その思考を打ち消すための儀式行為があるならば，ERPで段階的に儀式行為を減らしていく．また，強迫観念のみであれば森田療法によって，観念が浮かんでも必要な作業に手をつけていくように指示を繰り返す．

　対称・配列に関する強迫患者は，「物が整理・整頓されていないと気が済まない」，「ぴったりと対称的でないと気がすまない」といった強迫観念により何度もやり直しを行ったり，行動が著しく遅くなったりする（強迫性緩慢）．このディメンションの場合，些細な物事にいちいちひっかかり，生活全般に渡ってこだわりが広がるためトリガーはあるもののERPの課題として取り上げにくい．そこで，森田療法を使い，時間遵守で行動させ，気になっても次の作業へ移っていくように促していく手法が効果を示す．厳密な森田療法ではなくても，先に述べたスケジューリングも有効である．

　汚染・洗浄が主体の患者は，自分が触れたものの汚染により皆に迷惑を与えるという考えがあると，集団生活自体に耐えられず，たとえ入院したとしてもほぼ100％の患者が森田療法を継続できない．そのため，このディメンションのある患者には，はじめにこの主要な汚染恐怖に対してERPを行って軽減し，その後に森田療法へ移行することで治療効果が格段に上がる．

　保存・収集に関しては，集めたものを捨てるように促し，捨てる練習をすることがERPになる．この場合も，初めは当人にとって重要度の低いものから少しずつ，次第に重要度の高いものを捨てるという段階を踏むのが良いだろう．

　強迫症の治療法には曝露反応妨害法や，モニタリング，モデリングなどの行動療法技法，森田療法があるが，強迫行為が主体なのか観念が主体なのか，症状のディメンションは何か，対象者の洞察の有無，年齢，知能などによって適切な方法を選択，組み合わせることで，より高い効果が期待できる．

2章 うつ病(DSM-5)/大うつ病性障害

1 major depressive disorder

認知モデルから効果的な問題解決の方向を探り改善した症例

1) 症例の概要

症例 Kさん,50代,男性
診断 うつ病
主訴 くよくよする,意欲がわかない,首が痛い
病前性格 大人しい,真面目
家族構成 妻,長女,長男の4人暮らし
生活歴 5人同胞第3子,次男として出生.地元の高校を成績中位で卒業後,就職し,転職することなく働いていた.20代で恋愛結婚し,2児をもうけた.
現病歴 X年6月,部下の退職に伴い,仕事の負担が増えた.自分では対応しきれず,他の部下に頼んでやってもらっていたが,「ダメな管理職になってしまった」と自責的に考えるようになった.激しい首の痛みも出現し,近隣のペインクリニックで痛み止めの注射をしたが効果がなかった.X+1年3月,人生で初めて「会社へ行くのが怖い」「仕事が出来ないのが怖い」と思うようになった.心療内科を受診したところ,薬物療法と休職を指示された.休職中は家でゴロゴロしているかテレビを観て過ごしていた.同年9月,症状の改善がないため当院当科を初診.同時期に上司から復職を促され,同年10月半ばより勤務場所を変更して半日勤務で復職した.その後フルタイムで働き始めたが,仕事に集中出来ている感覚はなく,「若い人達にはついていけない」「自分自身がふがいない」など,いろいろと考えて辛くて仕方がないという状態になった.X+2年2月,再び休職し,当科入院となった.

(入院時所見) 身なりは整っており，礼節は保たれていた．表情は乏しかったが，質問への返答は遅延なく，的確な返事をしていた．食欲，睡眠ともに保たれていたが，「くよくよして意欲がわかない」と抑うつ気分と意欲低下が認められた．また，「午後の方が辛い」「現在の薬は効いている感じがしない」とも訴えていた．
- 入院時処方：ミルタザピン 45 mg，ブロチゾラム 0.5 mg
- 入院時心理検査：ハミルトンうつ病評価尺度（HAM-D）9 点，Montgomery-Åsberg Depression Rating Scale（MADRS）20 点，ベック抑うつ質問票Ⅱ（BDI-Ⅱ）25 点

2）治療経過

治療経過を以下の 2 期に分けて報告する．
1）認知モデルを用いた症例理解と行動活性化
2）復職に向けた問題解決の検討

(治療構造) 入院時：週に 1 回 40 分，外来時：2 週間に 1 回 40 分

1）認知モデルを用いた症例理解と行動活性化

　入院後約 2 週間は，休養と薬物調整を先行して行った．その後，病棟のレクリエーションなどに積極的に参加するようにもなってきたため，週 1 回 40 分の認知行動療法を開始した．初回面接時，自分の仕事ぶりに対する批判的な自動思考が見られ，その自動思考によって気分が落ち込んでいる様子がうかがえた．また，ゴロゴロしているときも悲観的思考に浸っていることが多く，抑うつ気分の悪化を招いていた．そこで，抑うつ気分に伴う思考や行動が抑うつ気分をさらに悪化させるという認知モデルを示し，うつ状態に陥る思考と行動のパターンについて心理教育を行った．加えて，思考や行動を変えていくことが結果的に気分の変化につながるという説明をした．これらの説明に K は納得した様子であった．そこで，定期的な日々の活動を行うことで，悲観的思考へ浸ってしまうことに対処することを提案した．K はこの提案にも同意したため，ホームワークとして，活動記録表の記載（1 時間ごとの大まかな

活動内容とそのときの気分の記録）と病棟スケジュールに参加することを提示した．

　Kは，提案通りに病棟の中で定期的な活動を行うことが出来，活動記録表もつけることが出来ていた．活動に参加することで悲観的思考に浸る時間も減少し，K自身もそのことに気がつくことが出来ていた．治療者は，Kの課題への取り組みを評価し，活動することで思考や気分が変化している点を明確化して返していった．しかし，復職について質問すると，「今まで築いてきた自分は崩れ去った」と話し，「復職する意思はない」ときっぱりと言い切っていた．そこで，復職のどんなことに抵抗感があるのか詳しく聞いたところ，周囲からの評価を気にしていることが明らかになった．＜会社に復帰した際に周囲からどのように思われると思っているのですか？＞と尋ねると，周囲から「なぜ休んでいたのか？　なぜ部署移動してここにいるのか？」と思われ，それに対して「自分が適切な説明が出来ないために，余計に変に思われる」ということが話された．入院前も，半日勤務のことや部署移動の理由を自分で説明出来ず，「周囲からのいぶかしがる視線に曝されている」と感じて辛かったと話した．そこで，この経験の認知モデルをKとともに作成した（図1）．会社で黙々と仕事をしている際（状況），「周囲にうつ病になっていたと知れ渡っている」という想像（自動思考）をして，「辛い」「落込む」という感情に結び付くが，行動としては「黙って仕事を続ける」ため，一層最悪の想像（「あの人は弱い人だ」と評価される）をして落ち込んでいくという悪循環が浮き彫りになった．＜うつ病で休んだということは言い出しにくいですか？＞と聞いてみると，「話せない．弱い自分は見せられない」と応えた．これまでも「周囲から相談されることはあっても，自分が相談する立場になったことはない」とも話し，「今の段階で復職は考えられない」と話した．＜復職についてはご家族ともよく相談して下さい＞と伝える一方，＜他の仕事にはつきたいですか？＞と尋ねると，「働くことは好きですから．仕事は探します」と応えた．

　活動記録と気分のモニタリングを継続し，病棟スケジュールにも参加を続けることが出来，抑うつ気分は軽減してきた．外泊にも出られる状態になったため，家での活動スケジュールを立て，それに沿った生活を

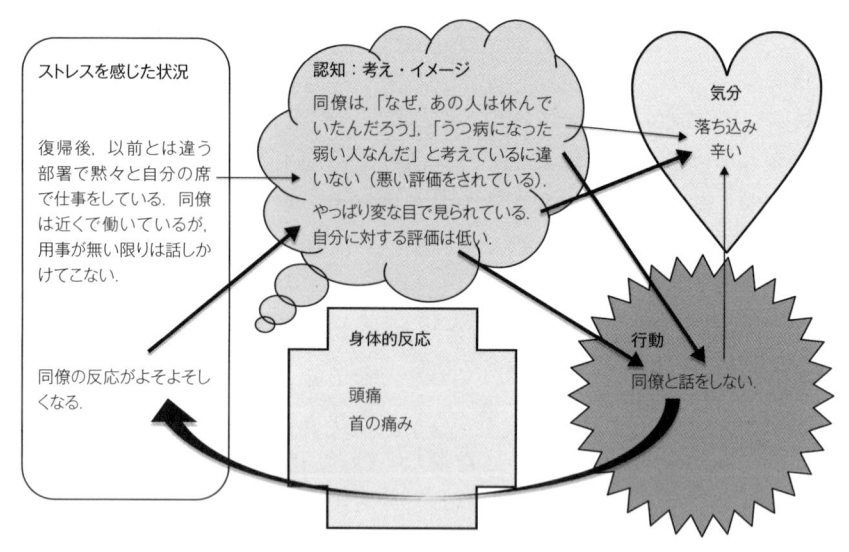

図1 症例 K の認知モデル（伊藤（2008）を参考に作成）

するという課題を繰り返した．最初はゴロゴロしてしまうこともあったが，次第に家でも犬の散歩や買い物，サイクリングに出るなど活動的に過ごせるようになり，悲観的な思考に浸ることもなくなったため，X＋2年4月退院となった．退院後は2週間に1回外来での認知行動療法を継続とした．

2）復職に向けた問題解決の検討

 X＋2年6月，退院後初めて外来に来た際，会社の上司から復職の誘いを受けて再び復職を迷うようになっていた．退院後の生活は外泊時と同様に活動的に過ごせていたため，その点を確認した後，復職についての話を聞いていったが，やはり復職後の周囲からの評価を気にして踏み切れないでいる状態だった．しかし，2週間後に来院した際には，「会社へ戻ることで気持ちが固まりつつあります」と話すようになっていた．一方で，「もう少し大丈夫な状態になってから戻りたい」と話すため，＜大丈夫な状態とは何ですか？＞と尋ねると，「人の視線を気にしないような…変な目で見られても平気な状態です」と応えた．そこで，入院中に作成した認知モデルを再び示し，＜K さんが周囲に自分の状況を

2章 うつ病（DSM-5）／大うつ病性障害 **71**

説明していないから，周囲もKさんにどう接したらいいのかわからない．だから周囲の対応も変になるし，Kさんも周囲から変な目で見られていると気にしてしまう．そうすると居心地悪いし辛くなる＞と悪循環の過程をもう一度説明した．＜復帰する最初の挨拶で自分の事情を説明することは出来ないでしょうか？＞と尋ねると，「それが一番いいのでしょうが…」とKも柔軟な姿勢を見せた．そこで，会社に戻ったときの挨拶の文章を一緒に考えていくことを提案し，Kも同意した．同時に，家での生活を規則正しく続けていくために，散歩などの活動と活動記録の継続を促した．

　X＋2年7月，復職の部署が決まり，会社からも自由なペースで復帰してくれたらいいということを言われたと話した．しかし，Kは復職に向けてまだ不安が強い状態で，復帰の日取りを決められていない状態だった．復職する部署ではパソコンを扱わないといけないが，自分にはそれが出来ないと話した．＜パソコンの仕事は誰かに教えてもらえないのですか？＞と尋ねると，「教えてくれると思いますが，任せることもできるかもしれません」と話した．Kの話しぶりから不安は別の所にある印象があった．課題にしていた復帰の際の挨拶について尋ねると，「パソコンが苦手だということは言おうかと思います」と応えた．＜それも大事なことだと思います．他に言う必要のあることは？＞とさらに尋ねると，「長い期間休んだから体力が心配だってことかな…」と応えた．Kの口からうつ病になり休養していたということは話されず，回避している様子がうかがえた．＜Kさんがうつで休んでいることはやはり言い辛い？＞と尋ねると，「言い辛いです．弱い人間だと思われる．自分でも弱い人間だと思うし…」と話した．そこで，「周囲から変な目で見られる」結果，それを気にして「辛い」という感情が強まるという流れを解決していく方向で考えることを提案した．＜うつ病であることを言わないにしても，周囲からはどう対応してもらいたいですか？＞と尋ねると，「普通に接してもらいたいです．特別扱いはしてほしくない」と話したため，＜それなら挨拶で，『気にせず普段通り接して下さい』と言ってみたらどうですか？＞と提案した．これには，Kも頷き，「それはいいですね」と話した．＜今日話し合ったことをメモに直して，次回

挨拶の文章を作って持ってきて下さい＞と課題を提示した．加えて，＜復帰の日にちを具体的に決めましょう．そうすることで復帰に向けてより一層メリハリのある生活が出来ると思います＞と提案すると，「そうですね…1ヵ月後ぐらいに復帰にしたいと思います」と応えた．

2週間後，Kは課題の挨拶文を持ってきた．そこには，前回話し合ったことに加え，「うつ病で休んでいましたが，もう大丈夫なのでいつも通りにお願いします」と書かれていた．＜うつ病と言うことにしたのですか？＞と尋ねると，「やはり主治医から伝えた方が良いと言われまして…言うことにしました」と話した．治療者はKの決断を肯定的に評価した．＜これが挨拶で言えたら大分楽になりますか？＞と尋ねると，「全然違うでしょうね」と応え，復職に向けた不安感も大分少なくなったと話した．復職の具体的な日程も決まっていて，それに向けて日々散歩などの体力作りを積極的に行えていることが報告された．治療者はそれらの取り組みについても肯定的に評価し，継続するように促した．

X+2年8月，予定通り職場に復職し，メモを見ながら挨拶も出来た．＜挨拶は，100%中，何%ぐらいのできですか？＞と尋ねると，「80%ぐらいですね」と応え，満足のいく挨拶が出来たようだった．その後，仕事を続けながら月に1回のフォローアップをしていったが，復帰して時間がたつほど，「仕事が楽しい」「皆と楽しくやれているのがうれしい」などの話が多くなっていった．抗うつ剤を漸減中止しても症状に変化もなかったため，X+3年3月，終診となった．

- 終了時処方：なし
- 終了時心理検査：HAM-D 6点，MADRS 8点，BDI-Ⅱ 1点

3）考 察

職場環境の変化から身体症状が出現し，その後うつ病を発症した症例である．休養や薬物療法である程度抑うつ状態は改善するものの，最初の復帰では職場の中で悲観的な自動思考が活性化され，抑うつ気分を強めることになり，再び休職するまでに悪化してしまった．

治療初期では，症例Kに起きていた悪循環のプロセスを明確にし，

共有する作業を行った．この作業を通じて，ゴロゴロする，ボーっとして考え込むといった行動が悲観的思考を強める結果になるということが症例Kにも理解することが出来た．その上で，行動面への介入を行い，活動することで気分が変化するという体験が出来るようにした．症例Kはこの課題にも積極的に取り組むことが出来，結果的に気分も改善した．

気分は改善したが，復職については躊躇していた．治療者は当初，「元の会社へ戻ることだけが問題解決の方向性ではない」と考え，他の仕事へ就くという方向性も視野に入れていた．しかし，退院後に症例K自らが元の会社へ戻ることを考え始めたため，治療を「元の会社へ戻るために何を解決する必要があるか」という方向へ切り替えた．この問題解決を検討する際，入院中に作成した認知モデルが大きな役割を果たした（図1）．すなわち，「周囲から変な目で見られる」という認知とそれに伴う「落込み」そして「黙って仕事を続ける」という行動の結果，さらに悲観的思考へ陥るという症例Kの悪循環モデルである．本症例では，「周囲から変な目で見られる」という認知に陥らないための問題解決を模索した．しかし，症例Kは「うつで休職したと言うことは周囲に自分が弱い人間だと思われるから言えない」と話した．ここで，「周囲に弱い人間と思われる」ということについて，認知再構成法を行う方向性も考えられ，そのような介入もあり得る．本症例では，認知の介入には進まず，「周囲にどのようにしてほしいのか」という解決像を模索する方向を取った．症例Kとしてもその方向で話を進める方が，抵抗感も少なく，挨拶の内容を検討してくるという課題にも積極的に取り組むことが出来た．本症例では，結果的に主治医からの勧めで，うつ病であることを開示する挨拶となり，より理想的な方向へと進んだ．しかし，認知行動療法の中でうつ病であることを開示することの障害となっている「認知」を扱い，その抵抗感を軽減してうつ病の開示につなげることが出来ていたら，より理想的な治療であったといえる．

引用・参考文献

1) 伊藤絵美：事例で学ぶ認知行動療法．誠信書房，東京，2008．

2 うつ病（DSM-5）に対する認知行動療法
― 高い理想の修正が有効であった症例 ―

1) 症例の概要

症例 Mさん，20代後半，女性，会社員（休職中）
主訴 物事を悲観的に考える．がんばろうとしない自分がいる．自分で判断することが面倒と思っている．
家族構成 父，母，妹の4人暮らし
生活歴 A県にて，2人姉妹の長女として出生，発育・発達に異常はなかった．地元の小中学校を卒業後，A県内の大学に進学．X-5年，大学を卒業後，B県にて一般企業に就職．2年勤めるが，デスクワークのみの仕事内容に不満を感じ，X-3年10月，A県内の会社に転職．
現病歴 大学生の頃から，自分に自信がないと感じることがあった．周囲の大学生の女性が「かわいく」感じ，自分は「普通の女の子」と違って，ファッションに興味がないなどのことにコンプレックスを持ち続けていた．自分に自信がないことを周りに知られたくなかったため，明るく振る舞い，行動力があるところを見せ，無理していたところがあった．「自己成長」を強く求め，資格をとるなど，「レベルアップしよう」と思っていたが，理想と現実のギャップも感じていた．

X-2年11月末，大学1年生から6年付き合っていた彼氏にふられてしまい，半年ほど落ち込んでいたが，仕事は普通にできていた．外出を心掛け，徐々に「このままの自分でいいんだ」「自分は個性的だ」と思えるようになってきた．X-1年8月頃には，仕事もプライベートも忙しくなり，充実した生活が送れていた．X-1年9月頃〜新しい男性とも付き合い始めた．

X年1月から，仕事が3年目だと意識するようになり，しっかりやってい

2章 うつ病（DSM-5）/ 大うつ病性障害

かなくてはと考えるようになり，プレッシャーを感じるようになった．これまでは無我夢中で仕事をしてきたが，落ち着いて自分を振り返ると，自分はなにもできないと感じるようになった．

X年2月頃から，仕事へのやる気が減少．彼氏と自分を比較して，自分はがんばっていないと思うこともあった．

X年4月下旬から，抑うつ気分，意欲低下が出現し，簡単なことも判断できなくなった．首・肩の痛みや頭痛も生じるようになった．徐々に症状が強まり，「精神的にきつく一杯一杯」であったが，無理に外出し，友人と会ったりしていた．

X年5月GW明けから，無気力となり，次の週より1週間欠勤，ずっと寝ていた．同月Cクリニックを受診．うつ病と診断され，セルトラリン75 mgの投与を開始した．薬物療法により，何もできない状態からマンガやTVをみるようになったが，以後，仕事には出勤したりしなかったりし，出勤してもなにもできない日が続いた．

X年6月から休職．職場の上司にCBT（cognitive behavior therapy 認知行動療法）を紹介され，Cクリニックから当院へ紹介となり，当院初診となり，週に1回50分の心理療法を開始した．

診断 うつ病（DSM-5）

症状評価 HAM-D：9点，MADRS：23点，BDI-Ⅱ：23点と軽度から中等度の抑うつ状態であった．

2) 治療経過

治療経過を下記の項に分けて，紹介する．
1) CBTへの導入と問題の定式化，治療目標の共有（#1〜3）
2) 行動活性化（#2〜）
3) 治療への特徴的反応（#3〜6）
4) 認知再構成法1－人との比較について－（#5〜7）
5) 認知再構成法2－高い理想の修正－（#8〜9）
6) うつ病発症に至った事情の理解と終結まで（#9〜16）

1）CBTへの導入と問題の定式化，治療目標の共有（#1～3）

　初診時の様子では，一見したところ抑うつは目立たず，疎通性も良好で思考抑制も認められないが，話を聞くと極端に悲観的で，「風呂に入るのも面倒と感じる」「寝て過ごしていることが多い」と意欲低下も認められた．「彼の足手まといになっているのではと考え，申し訳ない気持ちになる」「母親にもマイナスの考えばかり話しており，精神的な負担を与えてしまっていると感じる」「生きている価値がない．このまま生きていても苦しい，どうしたらよいかわからないと思うこともある」と述べ，無価値感や家族への罪責感も強く認められた．加えて，「自分は興味・関心が薄いと思うこともあり，頭が悪くなった気もする．自分で考えて判断して，物事を決めていくことができないという壁にぶつかっている感じがする」と判断力が低下していると感じる様子であった．対人関係では，「人とコミュニケーションをとるのが恐い．友人と何を話したらよいか分からない」「悪く評価されるのではないか」と述べ，他者の評価を過度に気にかける様子が見られた．復職への焦りも強く，「このまま働けないで迷惑をかけるなら，辞めた方がよいのではないか」と述べた．これに対して，＜現状での退職は後で後悔する可能性が高いと考えます．辞めたほうがよいのではないかと悲観的に考えてしまうこと自体が症状である可能性が高いため，よくなったときに「あのとき，やめなければよかった」と考えるかもしれません．そのため，慌てないで治療に取り組むことをお勧めします．もう少し回復したら，職場復帰をしながら，そこで生じる問題を改善していくことも治療的に有効です＞と伝えた．

　#1～3でうつ病とCBTについて心理教育を施行し，CBTのモデルに沿って，アセスメント・シートに記載を行い，問題の定式化を行った．アセスメント・シートの例を図1に示す．本症例の場合，付き合っている彼と話をしたり，仕事の課題などに取り組み始めると，彼や周囲の人と自分を比較してしまい，「自分はダメだ」「役に立たない」「何の努力もしていない」などと自責的に，ぐるぐると繰り返し考えてしまい（思考の反すう），情けなさ，憂うつ感，自己嫌悪，焦り，イライラなどの感情が生じることが特徴的であった．そして，落ち着かない状態となり，自分で判断して行動することが難しくなり，集中力も低下して，課題解

2章 うつ病 (DSM-5) / 大うつ病性障害 **77**

ストレスを感じた状況
①彼氏と 20 分 TEL．彼が同期の人との関係についての悩みを話した．
②話し終わった後，しばらくの間…

認知：考え・イメージ
①「彼はちゃんと仕事をしている．彼氏と自分は大きなギャップがある」
「自分はだめだ．何の努力もしていない」
「自分は何の役にも立てない」
「何を話したらいいかわからない」
「何か言うと相手に嫌われるのでは」
「自分は相手にとって意味があるのか」
②「もう，どうでもいいや」
「向こうも負担なのでは．元気ならこんな風に考えないのに」
「人とコミュニケーションをとるのが恐い」

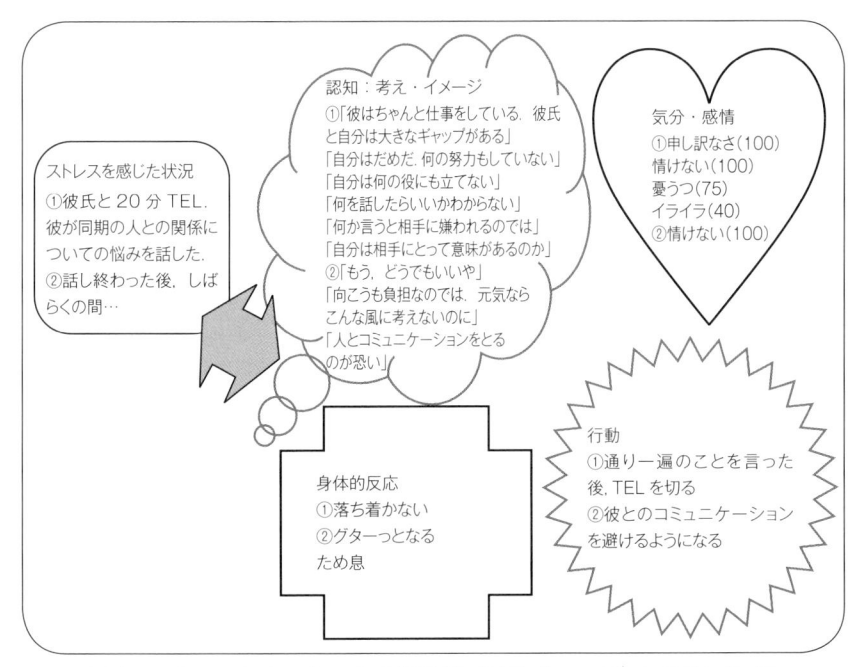

気分・感情
①申し訳なさ(100)
情けない(100)
憂うつ(75)
イライラ(40)
②情けない(100)

身体的反応
①落ち着かない
②グターっとなる
ため息

行動
①通り一遍のことを言った後，TEL を切る
②彼とのコミュニケーションを避けるようになる

図1　アセスメント・シートの記載例（伊藤 (2008)[1] を参考に作成）

決の効率が著しく低下してしまうようであった．その結果，さらに，「努力不足を埋めることはできない」「もういいや」と考え，上述の情けなさなどの感情を一段と強めてしまい，疲労感が蓄積して，現実逃避をしたり，やるべき仕事を回避したりする傾向が認められた．このような悪循環過程を共有後，自責的・悲観的思考が生じたら，その場で気付き，思考の幅を広げられること，思考の反すうをコントロールできるようになること，回避していることへの取り組みを通して否定的感情に陥るのを改善すること，などの治療目標を共有した（#3）．

2）行動活性化（#2～）

　#2のホームワークで活動記録表を記載してもらった．その記録によると，8時から10時の間に起床し，日中は読書や昼寝で過ごしていることが多かった．また，週に一度だけ30分ほど散歩を行っていた．この記載について，「読書はしているが，楽しくて読んでいるわけではな

いです．掃除とかやらなければいけないことを後回しにして現実逃避している感じ．父母が帰ってくる時間が近づくと，申し訳なさが増して何かしなきゃと思う．人に会うときも出る前に約束しなければ良かったと思う．運動をしているときが一番よいですね」と述べた．家にいることや読書は，有効な活動としては機能しておらず，悲観的な思考を繰り返してしまうこと，悲観的な思考が意欲の低下を強め，何も活動しないことがさらに悲観的な思考を強める悪循環があること，悲観的な思考を止めるためには，考え続けるよりも何か行動することを増やす方が良いことを共有し，行動活性化を図ることとした．#3での行動活性化についてのやり取りを以下に示す．

　＜運動を増やすことができますか？＞「毎日自分に課さないとできないかもしれない」＜毎日は大変ではないでしょうか．実際にはどの程度できそうですか？＞「週に4回くらいかな」＜では，それより1回減らして週3回を目標にしませんか？　運動をしてみようと試みるくらいの気持ちでよいです．できなくても自分を責めないで，それはそれで良しとしてください＞「わかりました」

　上記のように，行動活性化を図りつつ，目標に到達しなくても自責的な思考に陥らないように配慮した．以降，活動記録表の記載と週3回程度の軽い運動をホームワークとして続けてもらった．#5以降では，行動を求める気持ちが強くなっていたため，昼食や夕食の準備をできるときに手伝うという課題を設定した．

3）治療への特徴的反応（#3～6）

　#3で上記の治療目標の共有後，感想を求めると，「先生はいろいろとやってくれているのに，自分は課題をちゃんとやってこなくて．先生に，ちゃんとやらない人間と思われていると思う」と述べ，治療者（CP）が患者（Pt）を否定的に評価していると思い込んでいることが明らかになった．これに対し，CPは＜えっ…私は「ちゃんとやらない人だ」などとは全く感じていませんでした…＞と率直に驚きを表明し，＜そんな風にMさんは感じていたんですね＞と伝え，それが自責的な自動思考であり，そのような考えが，自分を追い詰めていること，それは自分の思考

にすぎず，CPはむしろ「Mさんは治療にしっかりと協力してくれている」と感じており，CPの感じ方とMさんの感じ方が異なっていること，そのような自責的な思考を，距離をとって眺められるようになり，事実と思考を混同しないようにできることが最初の目標であること，を伝えた．

この面接を機に，「また考えてしまっているな，と自覚することはできた．そのせいか前より気分が落ちることは減った」と述べ，自動思考をつかむ感覚が得られたようであった (#4)．しかし，依然として，焦燥感は強く残っていた．

#5 の中で，「遊んでいて，楽しいとその気持ちをずっと維持できないかとか考えたり，気分が落ち込むのが嫌だから，CBT でずっと気分を保てるように鍛えられないかと考えてしまう」と，自己コントロールへの非現実的な理想を抱いていることが窺えた．一方で，「CBT も最初はやる気があったけど，段々と，もういいやと思ってしまっている．自分はダメな人間になっている気がする」と，自己否定感も強いことが認められた．このように CBT への取り組みにおいても，無理な理想を立てては達成できず，できなかった自分に対して自己否定が生じ，無理にでも達成しようとするか全く何もしないという「全か無か」の行動特性がみられた．

#6 でも，開口一番，「投げやりな1週間だった」と述べた．以下に #6 のやり取りを示す．＜前回も感じたことですが，0か100かになりやすいところがあるでしょうか？＞「達成感を求めてしまうことがあり，慣れてくると飽きやすい．同じことやってもしょうがないからステップアップしなきゃと思うが，うまくできない」＜60％くらいでボチボチやろうとは？＞「嫌ですね」＜Mさんにとってこうありたい状態とは？＞「活動できていろいろなことに興味を持ち，たくさんの人とコミュニケーションを取りたい．面倒臭がりを直したい」＜前回，楽しい気持ちを維持したい，落ち込むのが嫌とおっしゃっていましたが，面倒と感じることをなくしたいということですか？＞「はい．そうです」＜でも実際は，いろいろ面倒ですよね＞「(笑) はい」＜面倒と感じるは自然な気持ちですよね．自然な気持ちをなくそうと努めても難しい．面倒と感じながらも，まあまあ活動できる，というところが現実的な目標という気がするのだけれど…＞「…元気なときは何かしなきゃとから

れて白か黒かで判断する所が昔からあった．達成感を得るために動かなきゃと無理していろいろ動いて…ぶれない芯がほしいとずっと思っていた」＜理想に到達できない自分をだめだと感じる？＞「そうです．今は自信ないからもういいやと考えてしまう．今までは何とか克服してきたけど…」＜そのように100％やれなければだめだと考えるようになったのは，何か理由がありますか？＞「妹には負けたくないというのはあった．頑張っている自分が昔から好きだった」

　以上のようなやり取りを通して，Ptが非現実的な理想や強い達成感を求め，それらを実現できない自分を否定し，不全感や不安，焦りを感じてしまうこと，そのため，無理して活動するものの，自分の思い通りには活動できず，最終的には自信もなくなり，投げやりになってしまうことが共有された．

4）認知再構成法1－人との比較について－（#5〜7）

　上記のような話し合いをしつつ，#5〜10では認知再構成法を進めていった．

　認知再構成法では，友人が料理をしているのを見て「自分は何も頑張っていない．料理についても自分は何も知らない．こんなことも知らない自分はダメだ」という自動思考が生じていた．#6で，この自動思考を再構成することとした．

　自動思考が正しいと考える根拠を問うと，「同い年の人と話をしていると自分が知らないことを知っている．自分はこれまで楽な方楽な方へと行動しがちで，面倒なことは避けてきた」と自責的になった．自動思考に反する根拠を問うと，「自分は自己成長のために資格取得に励んだ．友人の持っていない資格も持っている．知識も得ようと本を読んできた」と述べた．このように，友人との比較に基づいて，自分を責めたり，自分を優位に置こうとしたりする思考パターンがみられたため，CPは，＜友達と自分を比べて，劣等感を感じているのですね＞と返した．以降のやり取りを下記に示す．

　「先生は比較をしないんですか？　確かに劣等感があります」＜人と比較して落ち込むこともありますよね．比較することのメリットとデメ

リットってなんでしょうか？＞「メリットは，自分のよくないところに気が付けるところだと思います．デメリットは，自分を責めてつらくなることかな」＜人と比較するのって向上心の裏返しですよね．Mさんは向上心がとても強いですよね．それが裏目に出ると，自分を責めて，つらくなる＞「そうですね…知らないことをダメだと思わずに，気が付けたことをよかったと思って，これから身に付けたらいいと考えるようにするといいのかもしれません」「劣等感ということが腑に落ちました．比較していたら，いつまでも満足できない．今の自分がよいと思えるように，そこの考え方を変えないとと思いました」と述べた．上述の自動思考は，「料理について知らないことは，覚えればよい．知らない自分がダメなわけではない」と再構成された．

このセッションでの感想を問うと，「自分が極端に考えているのがわかりました．極端な考え方を変えれば，また頑張れるかもしれないと希望を感じられた」と述べた（#6）．このセッションの後の#7では，BDI-Ⅱが10点と減少し，加えて，日常生活でも実家の自営業の手伝いとしてバイトを開始し，友人との外出や飲み会に参加しても楽しいと思えることなどが語られた．また，付き合っている男性と電話をしていて，「自分は彼に比べて，知識もないし，やる気もない．自分と付き合っていても彼は楽しめない」との自動思考が生じたが，この思考に対し，「付き合うということは，比較をし合うことではなく，お互いを支えあうこと．自分にないものを持っている人に出会えたのだから，素晴らしいこと．比較するのではなく，相手を尊敬できればいい」と再構成することができた（#7）．

5）認知再構成法2－高い理想の修正－（#8〜9）

#8では，仕事に2日間出社してみたと述べ，そのときの体験が語られた．「苦手なパソコンでの作業や電話対応をしてみて，だんだんと嫌になってきて，落ち込んでしまい，帰りには泣きたいくらいの気持ちになっていた．仕事できないなと実感した．復帰したいと思うが，長く続けたいと思えない．自分には向いていないのではないかと思った」と述べた．

仕事の状況について詳しく聴取し，電話対応で言葉がうまく出てこず，

説明がうまくできなかったため,「こんな説明もうまくできないなんて情けない」「周りの人にバカと思われる」という自動思考が生じたこと,また,パソコンでの作業を行いながら,「他の人ならもっと早くできるはずだ.何をやっても遅い.全然上達しない」という自動思考が生じたことを確認した.この二つの題材について,#8, 9で認知再構成法に取り組んだ.

その結果,電話対応については,「わからないことは当然あるし,わからないという事実を受け入れて,恥じるよりも覚えることを優先し,聞くなど臨機応変に対応すればよい」と再構成され,「よくよく考えるとたいしたことではないと思えた.人に評価されることの恐怖心にとらわれてしまっているのかな」と語られた.また,パソコン作業については,「久しぶりにやったのだから,遅いのは当たり前.慣れてくれば,多少なりとも早くなる.人にはそれぞれ得意・不得意があるのだから,周りにできる自分を見せようと無理しても限界がある.できない自分を受け入れよう.早くできるにこしたことはないが,それよりも正確に行うことに重点を置いて取り組んだ方が良い」と再構成された.この再構成の後に感想を問うと,「バリバリやる自分を理想にしていて,そういう自分を人に見せたくて…もともとのんびりするのが好きな性格なのに,無理してしまったり.活動的でなきゃいけないと思うことないのに…無理に外に出ても達成感は感じられないし,のんびりする時間も大切にできないといけないなと.自分の根を無視してもどうにもならない.仕事も,もう少し自分のペースでできればと」と述べ,高い理想を修正することが可能となった.

6) うつ病発症に至った事情の理解と終結まで(#9〜16)

#9以降,週3回でリハビリ復帰することとなった.#10にて,「あまり些細なことを気にするのはやめようと思った.マイナスなことが浮かんでも,また考えているなと客観的にみるようにしている」と語った.また,以前,6年間付き合っていた彼氏が優秀で何事にもモチベーションの高い人で,Ptの受身なあり方や幼さを指摘され,否定されることが多かったと述べた.「アナウンサーになったら結婚する」「連れて恥ずかしくない女性になれ」「付き合っていても得られるものがない.一緒

にいて楽だけど,堕落していきそう」と言われ,「嫌われたくなかったので,『自分はダメだ,ダメだ』と自分に言い聞かせて,自己成長の原動力としていたが,弱っているときはつらかった.気がつかないうちに無理を言われてきたのかな」と述べ,高い理想を実現できない自分はダメな人間だと確信するに至った体験を述べた.#11,12,13で職場で生じた問題について,問題解決法を施行し,パソコンで広告を作る作業について,行動計画を立てた.#14,15で再発予防計画を立てた.

#12から,正式に職場復帰となった.「だいぶよくなってきたことを実感している.仕事をして楽しいという感覚が戻ってきた.自分のペースでやれる範囲でやればいいと思っている.体が疲れたときには無理をすることもやめようと思っている」と語った.#13～16でも変わらず仕事ができたことを確認した.

#12でセルトラリン75→50 mgに減量,#15で50 mg→25 mg,#16でoff.#16でBDIは2点,HAM-Dは,2点,MADRSは,0点であり,抑うつ症状は認められなくなったため,CBTを終了.4ヵ月後のフォローアップでもBDI-Ⅱは1点と治療効果を保っていたため,治療終結となった.BDI-Ⅱの推移を図2に示す.

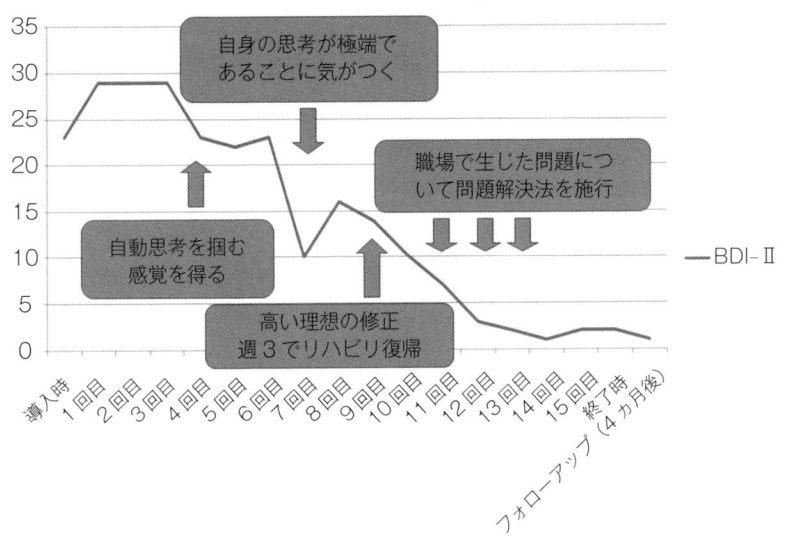

図2　BDI-Ⅱの推移

3) 考　察

　本症例では，過度の悲観的・自責的な思考の反すうがあり，些細な出来事であっても，「自分はダメだ」などの思考が生じることが特徴的であった．過度に悲観的な思考の背景には，「楽しい気持ちをずっと維持したい」「いろいろなことに興味を持ち，たくさんの人とコミュニケーションをとって，達成感を感じたい」という強い向上心や理想が認められ，これらを達成できないと感じると，強い自己否定に陥り，行動ができなくなる傾向が認められた．

　上述のような特徴のために，本症例は，職場を休職したことが負い目となり，治療当初の段階から辞職を考えていた．加えて「治療も，もういいやと考えてしまう」と治療からの脱落の可能性も感じられた．このような反応自体がうつ病の症状であり，うつ病に至った思考パターンと関連があるという理解を共有すること自体が治療的に機能すると考えられた．そこで，CPや治療そのものに対しても現れたPtの特徴的な反応を話題に取り上げ，自動思考についての心理教育やPtの自己理解に利用した．これらの自己理解を下地に，他者との比較に基づいて自己を価値づけしたり，価値下げしたりする思考パターンや高い理想を求めてしまう思考パターンに対して，認知再構成法を施行した．その結果，自身の極端な思考パターンに気が付くことができ，高い理想を修正することができた．このような思考パターンを持つに至った体験についても語り，自分が気付かぬうちに無理を重ねてきたことについても理解が得られた．最終的には，無理をしないで活動することを心がけることができるようになり，職場で持続的に働くことができるようになった．

　うつ病の治療では，理想を追わず，現実的に可能な水準で持続的に行動できるようになることが治療上，肝要であり，本症例でも自らの理想を修正することが治療のポイントとなったと考えられる．

　引用・参考文献

1) 伊藤絵美：事例で学ぶ認知行動療法．誠信書房，東京，2008．

解説

うつ病の精神療法

　うつ病とは，抑うつ気分，興味・喜びの喪失を中核症状とする疾患である．うつ病の欧米における12ヵ月有病率は1〜8%，生涯有病率は3〜16%である．日本でも12ヵ月有病率が1〜2%，生涯有病率が3〜7%と決して珍しくない病気であり，社会的経済的損失も甚大である．

　うつ病の治療は従来，薬物療法と精神療法を中心に行われてきた．薬物療法は，SSRI，SNRI，NaSSA，三環系抗うつ薬，四環系抗うつ薬といったセロトニン仮説に基づいた抗うつ薬が用いられている．一方，うつ病の精神療法には，認知行動療法（CBT），内観療法，森田療法が挙げられる．このうち内観療法と森田療法は日本独自に発展してきた精神療法であるが，近年では世界各国でも導入が試みられている．

　CBTは1970年代後半にBeckによって提唱された精神療法である．そして，これまでの研究から，外来のうつ病患者におけるCBTの効果が，薬物療法に比して同等であることが明らかにされてきた（Rush 1977, DeRubeis 2005）．また，慢性うつ病の患者に対するCBTの有効性は，2003年から米国で行われたSTAR*D（大規模臨床研究）のlevel 2において検証され，CBTは初発だけでなく慢性期のうつ病でも薬物療法と同様に有効であることが示された．そのため，現在では世界的に標準的な精神療法として位置付けられており，第一選択の治療法とされることもある．

　一方，日本でもCBTは1980年代後半から導入され，近年になって有効な治療法であることが認識され，ついに2010年4月から保険診療の適用となった．そのため，CBTが可能な医療機関の整備や医療者の育成が望まれている．

うつ病に対する CBT は認知のパターンに関する理論的仮説（情緒障害の認知モデル）を基礎としている．そして，この認知のパターンを修正することで，不快な感情を改善しようとすることを目的としている．具体的には，まず，認知（考え），感情，行動という観点から悪循環のパターンを捉える．そして，悪循環に陥る認知として「どうせ何をしてもダメだ」「自分などいる意味がない」といった自動思考が存在することを確認する．さらに，このような自動思考を形成する背景となっている「自分は無能だ」などのスキーマを捉え，その歪みを修正する．対処方法としては，カラム法，日記，不安階層表，アサーショントレーニング，ロールプレイなどさまざまな手法が用いられている．特にカラム法では出来事，認知（考え），感情，行動などと並列して記載することで，考えを客観的に捉え，整理，修正することができる．このように，CBT では自分を客観視することから，コーピング技術を学び（問題解決法），見方・考え方を訂正し（認知再構成法），体得させる．このような一連の流れを通常，①症状理解・心理教育，②症状の概念化，③治療目標の設定，④気分・自動思考の同定，⑤自動思考の検証，⑥問題解決技法の学習，⑦スキーマの同定，⑧終結と再発予防といったステップに分け，10〜15 回のセッションで行われる．より具体的な CBT の手順は専門書や厚生労働省によるマニュアルを参考にすると良い．

　当院においてもうつ病に対して薬物療法と CBT を併用することで，一定の治療効果が得られている．なお，当院では CBT を導入する以前から，森田療法を積極的に導入してきた．森田療法は 1919 年（大正 8 年）に森田正馬によって確立された精神療法である．森田療法をうつ病に適応する際に標的となるのは，抑うつ症状ではなく，自信の喪失による自己評価の低下，漫然とした意欲低下や回避性である．そのため，森田療法は軽度抑うつ状態が遷延化した症例や神経症を合併した症例に良い適応となっている．森田療法は，認知療法のように自己の認知の誤りを徹底的に指摘して修正させる技法はとっていない．森田療法では，まず行動本位に日常生活や作業を行うことで，自己の認知様式が誤っていたという自覚を促す．そして，この体験を基盤として，認知の修正を図ることを治療技法の主眼としている．このように，自己否定に陥らない

ような配慮をしながら，体験的理解を基盤に認知の修正を図ることが，森田療法を適用する利点となっている．そのため，行動から認知の修正を図るという点ではアプローチは異なるものの，最終的には認知の修正を標的としているという点では CBT と同じであると当教室では考えている．

3章 持続性抑うつ障害（気分変調症）

1 persistent depressive disorder (dysthymia)

持続性抑うつ障害の森田療法で典型的な治療経過を示した症例

1) 症例の概要

症例 Nさん，40代，男性，会社員（休職中）
診断 持続性抑うつ障害
主訴 気分が落ちこみ，会社を休んでしまう
精神科的遺伝負因 なし
家族構成 妻，長男
生活歴 2人同胞第1子長男として出生．小学校1年時から吃音があったが，学校生活は通常に過ごせた．地元の高校を成績中位で卒業．学生時代を通じて友人は少なかった．高校卒業後，英語を習得するためにイギリスへ留学．2年間語学学校へ通った．留学中は周囲のサポートに恵まれ勉強に取り組むことができた．語学学校卒業後，帰国しコンピュータ会社へ就職．30代で恋愛結婚し，一男をもうけた．
現病歴 6歳時から緊張すると吃音が出るようになった．地元の精神科クリニックにて治療を受け症状は一進一退だったため，以降継続して精神科へ通っていた．X年にA県へ移動となり，当院当科を初診．吃音に対する予期不安が主訴で，抗不安薬による治療を受けていたが症状の改善には乏しかった．X+2年，仕事上の責任が増大し，上司から厳しく叱責され，その上司と会話をするときに吃音がひどくなった．X+4年，部署異動で負荷は軽減し，症状も改善した．しかし，X+6に再び元の部署に戻ると，以前の出来事を思い出し吃音が増悪した．「自分は必要とされていない」「陰口を言われ

ている」などと思うようになり，次第に抑うつ状態となった．このため，再び部署異動をしたが，不眠，不安，疲労感，焦燥感が強まった．X+7年，症状が改善しないため1ヵ月休職．休職中はおだやかにすごせたが，復職後は再び抑うつ気分が出現．SSRIや抗精神病薬などで薬物調整も試みたが改善はなかった．X+9年，上司が変わったことで不安と抑うつ気分が増悪し，再び1ヵ月休職．1ヵ月後に復職はしたものの，症状には大きな改善はなく，X+10年には「漠然と行きたくない，仕事をしたくない」と訴え，欠勤が続くようになり再び休職．外来主治医より入院森田療法を勧められ，入院となった．

入院時所見 入院時，うつのきっかけとして「職場の人間関係が難しいと感じている」と話す一方，「大きな原因は気圧や天候の変化だと思う」とも話した．表情も疎通性も良好で，思考抑制も認められず，食欲も保たれており，抑うつ気分が強い状態ではないことは明らかであった．

- 入院時処方：パロキセチン40 mg，ブロチゾラム0.25 mg，ゾルピデム10 mg，ブロマゼパム4 mg，アリピプラゾール6 mg

2) 治療経過

治療経過を以下の3期に分けて提示する．
1) 森田療法導入への準備（入院1ヵ月）
2) 気分の変動に左右されることを体験的に理解した時期（重作業期）
3) 社会復帰での躓きを通じて自覚を促した時期（生活訓練期～退院後）

治療構造 日々の回診と週に1回の集団精神療法（森田療法ミーティング）．回診での治療者の発言を≪　≫，森田療法専門の治療者の発言を＜　＞で示した．

1) 森田療法導入への準備（入院1ヵ月）

入院後，2週間は心理検査の実施と病状観察を行った．心理検査上，森田療法導入に問題はなく，病棟での生活も強い抑うつ状態を示すような様子は見られなかったため，森田療法導入の面接を実施した．導入面接では，海外営業をしているときに上司から暴言を吐かれ，それ以来気

分が沈むようになったと話した．「朝会社に行けない．昼ぐらいになると落ち着いてくるが…そのまま有給をとるような形で対応していた．家ではボーっとしたり，子どもの面倒をみたり…」と現状の様子を話し，「会社へ行けるようになりたい．自分の行動を見ていると普通に見えるのに，なぜ会社に足が向かないのか理解できない」と話した．そこで，＜日常生活を規則的にして，些細な気分の変動に左右されない行動を身につけることが重要です＞と治療方針を説明し，重作業期からの森田療法を提案した．

しかし，Nは主治医に対して，「自分に本当に森田療法が必要なのか，納得してからやりたい」と話し，すぐに森田療法を始めることに抵抗を示した．そこで，主治医から森田療法導入まで2週間時間を取ることをNに伝えた．加えて，森田療法の読書を勧め，治療の目的を理解することを課題として提示し，≪試しに病棟スケジュールに全て参加してみるように≫と指示した．その後，Nは森田療法の本を読み始め，疑問に思ったことを治療者に質問するようになった．また，スケジュールにも問題なく参加できることが出来た．N自身も「森田療法をやると腹をくくりました」と話すようになったため，入院1ヵ月後より，森田療法を導入することにした．

2）気分の変動に左右されることを体験的に理解した時期（重作業期）

重作業期1週目，作業にはしっかりと参加できていたが畑作業に参加して「結構疲れた．朝は起きるのが辛い」と訴えていた．また，音楽療法に参加せずに病室にいることがあったため，Nに理由を尋ねると「音楽療法には行かなくてもいいと思っていた」と話した．≪病棟スケジュールには全て参加して下さい≫と再度伝えると，しぶしぶ遅れて参加した．集団精神療法では，「忙しいです．家にいるときはほとんど動かなかったので」と音楽療法のことには触れずに報告をした．これに対し，＜嫌なことでも嫌々参加してみることです．これから気分の浮き沈みもあるかもしれないですが，まずは生活リズムを保つことが大切です．落ち込んだときには最低限のことしか出来ないかもしれないですが，それを続けていきましょう＞と指導した．

重作業期2週目,「雨のためか気分が落ち込む」と話したが,必要な作業にはしっかりと参加していた.集団精神療法でも,「天気が悪いと,前の日に頑張った疲れがでます」と訴えた.これに対し,＜調子が悪いと何もしない,ちょっとうまくいかないと考えると全部投げ出してしまうというのが悪い癖です.今まではこうでなくてはいけないという思いがあって,出来ないと放り出してしまっていた.そうではなくて,今出来る範囲のことを行っていけばいいのです.面倒だと思いながら動くことが大切です.億劫でもやることの延長線上が,会社へ行くことへつながるのです＞と伝えた.

重作業期3週目,週末にも病棟内のディスプレイを作る作業を積極的に行っている様子がみられた.≪週末も作業を頑張ったのですね≫と声をかけると,「今ディスプレイの飾りを作っています.今まで以上に綺麗に仕上げることが目標です.作業の量が大分増えて…今では休むのは眠るときだけです」と表情良く語っていた.集団精神療法では,気分に任せてやり過ぎず,スローダウンして休養を取ることも大事であることを説明した.しかし,Nは表面的に返事を返しているような姿勢で,治療者の助言をしっかりと受け止めているような様子はなかった.

重作業期4週目,「忙しくなってきました」と語り,やや疲れた様子がみられた.日を追うごとに気分の落ち込みも出現してきたため,1週間の休養を指示.作業を休んで休養したことで次の週には気分も回復していた.その後,「休養することの意味がわかりました.作業を開始して,無意識に無理をしていたのだと思う」と初めてこれまでの自身の様子を振り返っていた.＜気分には波があるものです.だからこそ,一定のペースを守ることに意味がある.それ以上できそうなときでも,それにまかせて動いていると,エネルギー切れになってしまうものです.常に,元の自分の60〜80％にとどめるように意識していることが大切です＞と伝えた.

重作業期6週目,集団精神療法で「自分としては順調にできた.行動本位は難しいなと思いました」と話した.＜完璧にできないと投げ出してしまうということをやめないといけない.失敗してもくじけずに行うことも身につけること.会社も思うように出来なくても行かないといけ

ない．そのためにもやり過ぎずに一定のペースを保つことが大切です＞と指導した．

　重作業期7週目，「今日は思ったよりも身体が動かなかったんですが，なんとか作業しました」と話した．＜調子が悪いときにもそのように最低限のことをするように心がけて動くことが大切です＞と伝え，余力を残しつつ一定のペースを維持することを繰り返し伝えた．

　重作業期8週目，集団精神療法で「気分がのるときとのらないときとありましたが，淡々と作業をこなすことができました．出来ないときには出来ないなりに進めてきました」と報告した．治療者はNの取り組みを肯定的に評価し，維持していくことを指示した．しかし，「傷病休暇が切れるので，2週間後から出社しようと考えています」と唐突に今後の方針を話したため，＜来週会社に電話して，ゆっくり準備して下さい．いきなりの出社はきっと難しい．入院中に1回か2回嫌でも会社に行ってみる方が良い．少しでも条件が整わなくなると，やりたくなくなるという癖からまだぬけていないですからね．まだ，「駄目だ駄目だ」という自己暗示をかけてしまいやすいことを自覚することです＞と指導した．Nは不満そうな様子をみせていたが，最終的にはこの方針に同意した．

　重作業期9週目，日記には「気分がよくない」「体がだるい」「のらない」といったコメントが目立っていた．行動はできているものの，些細な気分の変動に左右されている様子がみられていた．

　重作業期10週目，「今日主治医と相談して，今週末に外泊をして会社へ行きたいと思っています」と話した．＜あなた達は完璧じゃないとやりたくないと思う．休んで次の日から行こうと考える人は次の日も会社へは行けない．嫌なことを先延ばしにしないように，行くと決めたら行ってみることが大事です．会社の意向もあるので，よく今後のことを相談して来て下さい＞と指示した．次週より生活訓練期とし，復職へ向けた準備を始めることになった．

3）社会復帰での躓きを通じて自覚を促した時期（生活訓練期〜退院後）

　生活訓練期1週目，外泊から戻り「100点満点だと90点」と話した．集団精神療法では，「昨日，一昨日と外泊して会社にも行ってきました．

復職の日取りも決まりましたが…疲れました」と報告した．＜そこが頭で考えていることと現実の違うところ．実際にやってみると思ったよりも疲労はするものです．想像よりも実際の現実，事実の方を大切にしないといけません＞と話した．今後のことについては，「朝起きてから1～2時間の間に会社へ行く気がなくなってしまいますから，生活リズムを規則正しくして，起きてから早めに会社へ行こうと思っています」と話した．これに対し，＜安定して出社できる姿を見せないと周りが評価してくれません．生活リズムを保つためにも，しばらく自分の楽しみは休日にしかやらないという気持ちで慎重にやって下さい．前向きに取り組んで下さい＞と伝えた．翌週より復職することで会社とも話がついたため，退院．退院後も外来でしばらく集団精神療法へ参加するように指示した．

　退院後最初の集団精神療法では，「風邪をひきまして…2週目の月曜日に産業医からストップがかかり，今日まで休みました．来週の月曜日に出社して再度面談をします」と報告した．＜会社に行くのはあなたが思っている以上にストレスなのです．だから風邪をひく．風邪をひいたら"疲れてきているのだ"とか"気持ちが空回りしているのだ"とかそういうふうに納得しないといけない．ストレスに反応しやすいなら，うがい手洗いをして予防していくことしかないけど，あなた達はそれを嫌がる．でも，風邪をひいたり体調を崩したりしやすいのが事実．この事実に対してどう対応していくか具体策を考えて，それを実行していくことが大事．いろいろ工夫して下さい＞と伝えた．＜会社の思惑は"病気だから何も出来ない"と"病気じゃないからなんでも出来る"の二者択一になる．病気だから何も出来ないというわけじゃないけど，そこは理解してもらえないですからね．だからこそ，余力を残して一定のペースで継続出来ることが大切なのです＞と伝えた．

　その後，「仕事に何とか通えている」という報告をすることが続き，1ヵ月後には，「少しずつ落ちついてきている」と話すようになった．その後も外来で定期的に森田療法的指導は続けているものの，現在ではほとんど欠勤することはなく，仕事を継続できるようになっている．

- 現在の処方：パロキセチン12.5 mg，トラゾドン50 mg，アリピプラゾール3 mg，エスゾピクロン2 mg，ブロマゼパム8 mg

3) 考　察

　幼少期より吃音があり，ストレスに敏感であった上，仕事の環境変化により持続性抑うつ障害を発症した症例であった．発症後は，経過が長引き，出社が出来なくなって入院森田療法を受けることになった．
　うつ病に対して森田療法を導入する場合，標的とするものは抑うつ症状ではなく，自信の喪失による自己評価の低下，漫然とした意欲低下や回避性である．さらに，軽いうつ状態が遷延化した症例では，必要以上に気分の変化に敏感になっており，自信の喪失による自己評価の低下と，現在の停滞した状況をのがれたい葛藤が存在する．このため，少し気分が上向くと，今までの停滞を取り返そうとしてやり過ぎて疲労してしまい，逆に自己評価をさらに低下させる悪循環に陥りやすい．本症例においても，「些細な気分に左右されない生活リズムを身に付けること」を第一の治療課題として提示したが，経過の中で同様な状態に陥った．ここで，「気分には波があるので一定のペースを守ることに意味がある」ということを改めて説明し，余力を意識した一定のペースを取ることの重要性を説明した．休養を取り，抑うつ気分が回復してきたことで，症例Nも休養の意義や余力の大切さに体験的に気がつくことが出来たといえる．
　うつ病や持続性抑うつ障害の患者の治療では，スローダウンして休養をとることも必要となるが，これに抵抗を示す患者は少なくない．本症例も，一度疲労して抑うつ状態に陥るまでは，なかなか自分で余力を残すことは出来なかった．これに対し，自分にとって楽なペースを確保できない限り，無理をして疲労するという悪循環が持続することを丁寧に説明し，「結果ではなく，パターンを変える工夫をしたかが重要である」ことを説明しながら，生活のリズム作りを進めるようにする．
　生活全般が細かな気分の揺れによって左右されないという自信が得られるようになると，それまでの自分の判断や思考が，いかに気分の揺れによって左右されていたかが認識できるようになる．この認識を基盤として，「完璧にできないならやりたくない」，「始めた以上やり通さなければならない」といった完全主義的な思考の存在を指摘し，誤った認知

様式の修正をはかるように指導していく．

　退院間際になると，「自信のなさ」を訴え，復職の手続きがなかなか進まないことがある．本症例では，それとは逆に「一気に解決をしてしまおう」とする姿勢がみられた．どちらも社会復帰に対する「不安」を回避する行動様式である．本症例の治療経過では，焦って一気に出社するのではなく，外泊を通じて出社することを勧めた．また，その後もじっくりと復職の準備を整えることを助言している．これらの介入は，嫌な気持ちに振り回されず，必要な準備に手をつけることを意図している．復職のための手続きや，復職の日時の設定などに取り掛かることは治療の仕上げの意味があり，遷延化したうつ病の治療では重要な点である．「不安」や「自信のなさ」から回避的になり復職の手続きが進まないときには，「自信がないまま臨むこと」，「自信は結果として得られるものであること」を指摘し，それを達成したことを評価してさらに認識の修正を強固にしてゆく．

　北西（2002）は，うつ病を「生きることの停滞と，それに抗い，上昇しようとする力の抗争」と理解する．この結果，抑うつ症状が形成，維持されるため，このプロセスを打破することを治療の第一段階とする．治療の第二段階では，生きることそのものに焦点を当て，人生の習慣を治療者とともに考えていく[1]．我々の治療も類似した治療課題とプロセスをふんでいるといえるだろう．

　本症例は，重作業期から森田療法を導入したが，軽いうつ状態が遷延化した患者の森田療法で治療効果を得るためには，絶対臥褥が必要な場合もある．しかし，臥褥中に明らかな煩悶期は認められない場合が多く，煩悶をのりきることにはそれほど治療的価値はない．うつ病の場合には退屈期を経て「意欲的に取り組みたい」という気分をもったまま，規則的な生活態度を維持するように導いていくことに治療的な価値がある．

引用・参考文献

1) 北西憲二：うつ病患者への森田療法．精神科治療学 17（増刊号）：220-226，2002．

2 持続性抑うつ障害に対して，行動活性化療法が有効であった一例

1） 症例の概要

症例 Aさん，50代，男性，会社員
主訴 仕事にやる気がでない．仕事をやり遂げる自信がない．会社に行けない．
診断 持続性抑うつ障害
病前性格 几帳面，完全主義
精神科的遺伝負因 なし
家族構成 妻，娘の3人暮らし
治療経過 2人きょうだいの長男として出生した．地元の小中高校を成績中位で卒業したのち，B県理系私立大学を卒業し，C県にて工学系専門職として就職した．X-6年，仕事が多忙で残業が増え，能力以上の仕事を任されていると感じた．次第に仕事にやる気をなくし，出社できなくなり，2ヵ月休職した．その後職場に復帰したものの，疲労感が強く，再び出社できなくなり，X年7月，上司の勧めで当院当科に初診となった．休養のため2ヵ月間入院をし，薬物治療により抑うつは軽快した．退院後，職場に復帰したが，仕事が溜まっていくことに気が重く，朝になると出社したくない思いが強くなり，欠勤が続いた．X+1年3月，再び休職するに至り，主治医の依頼により心理面接を開始し，休職中に職場復帰への準備を進めることになった．休職に至るとともに，休養のため単身でB県の実家（自営業）に戻ることを決めた．週に1回，妻と子どもが住むC県に来て，2週に1回のペースで当院当科に受診することになった．

症状評価
● 日本語版 ベック抑うつ質問票（Beck Depression Inventory Second

Edition: BDI-Ⅱ) 16 点,軽症レベル

見立てと治療法の選択について

　これまで,入院を含めた数回の休養を設けたものの,職場復帰すると再び抑うつが高まる状態を繰り返していた.そのため,抑うつを繰り返す背景に何らかの悪循環のパターンがあると考えられた.「うつになる自分のパターンを知って,今後は休職に至らずに働きたい」との患者の希望もあり,行動活性化療法(Behavioral Activation)を用いた介入を行うこととした.また妻の希望により,妻同席で面接を行うこととなった.

処方 デュロキセチン 20 mg,アルプラゾラム 0.4 mg,スルピリド 50 mg,ブロチゾラム 0.25 mg,クアゼパム 15 mg

2 治療経過

治療経過を下記の項に分けて,紹介する.
1) 第 1 期　#1〜5
　　心理教育,気分と行動の関係性に気づく,代わりの行動に取り組む
2) 第 2 期　#6〜10
　　回避のパターンを見つけ,対処を考える
3) 第 3 期　#11〜16
　　行動活性化の習慣を実生活で活かす

治療構造 外来にて 2 週間に 1 回の面接(50 分).以下,「　」は本人,『　』は妻,〈　〉は心理士の言葉を示す.

1) 第 1 期 (#1〜5) 心理教育,気分と行動の関係性に気づく,代わりの行動に取り組む

　『うつを克服するための行動活性化練習帳』創元社[1]を補助資料として用いて,行動活性化療法に関する心理教育を行った.心理士が,〈行動活性化療法では,行動がその人の生活においてどのように機能しているのかを分析していきます.そして,抑うつを維持している行動のパターンを特定して,その行動を別の行動に代えて取り組んでみるのです.患者さんが生活の中で報酬を受けるような行動を活性化していくことが

目的です〉と説明すると,「行動を分析して,他の行動に代えるというのは,とてもシンプルな治療法だと思います.本当にこれだけでうつが治るんですか?」と懐疑的な反応を示す一方で,「自分は今まで回避ばかりしてきたと思う.このやり方は自分に必要だと感じます」と治療への動機を示した.書籍[1]を用いてうつのループについて次のように説明した.〈うつがひどくなるほど,外出の機会が減り,1人で家で過ごすことが多くなると思います.そうするとさらに気分は落ち込むものです.家で過ごすことは短期的に考えると気分を少し楽にしますが,長期的に考えるとうつをさらに悪化させることがあるのです〉.そして〈抑うつの症状についてご自分で試みている対処法を教えて下さい.それぞれの対処法について,短期的に気分が良くなる行動に対しては+の印を,気分が悪くなる活動に対しては-の印をつけてみましょう〉と説明し,次のワークシートへの記入を促した(図1).

図1のように,これまで自分なりに試みてきた方法について振り返ると,患者が普段何気なくしている行動の中に,自分の気分を良くする活動と悪くしている活動があることに気がつくことができた.日々の行動を記録して生活の様子を明確化するために,#2以降は活動記録表をホームワークとした.活動記録表には,1時間ごとの行動について,どこで,誰と,何をしていたかを簡単な言葉で書き,それぞれの活動と関

抑うつに対して、あなたが試みている対処法は?

試みている対処法	短期的に気分が良くなる活動に対しては+ 気分が悪くなる活動に対しては-
読書	朝の読書 + 夕方の読書 -
睡眠	+
散歩	+
FaceBookをする	+
テレビをみる	好きなテレビ番組をみる + 見たくないテレビをただつけている -
写真を撮る	+
食事	+
洗濯をする	-

図1 記入されたワークシートの例

3章 持続性抑うつ障害（気分変調症） 99

表1 ある日の活動記録表

午前8時	活動	横になって読書．ベッドの中でうたた寝する．
	気分	幸せ感　8点
午前9時	活動	ベッドの中でうたた寝する．
	気分	幸せ感　8点
午前10時	活動	10時のお茶タイム．近所の人と世間話．
	気分	憂うつ感　2点
午前11時	活動	F1のDVDを見る．
	気分	幸せ感　7点
午前12時	活動	昼食を食べる．テレビを見る．
	気分	憂うつ感　5点
午前13時	活動	散歩
	気分	悲観　7点
午前14時	活動	読書
	気分	憂うつ　5点
午前15時	活動	15時のお茶タイム．近所の人と世間話．
	気分	憂うつ　5点
午前16時	活動	パソコンでフェイスブックやネットサーフィン
	気分	憂うつ　7点
午前17時	活動	横になって読書をする．
	気分	憂うつ　7点
午前18時	活動	夕方のテレビのニュースを見る．退屈．
	気分	憂うつ　8点
午前19時	活動	夕食．テレビを見る．
	気分	憂うつ　5点

係する感情とその強さを1（まったくない）から10（非常に強い）で評定するよう伝えた（**表1**）．

　記入された活動記録表を振り返ると，1日の中で特に午後の時間帯に憂うつ感が高まりやすく，いつも夕方頃にはきまって気分が落ち込みやすい傾向があることに気がついた．また，このような気分の落ち込みは，特に平日に起きているようだった．治療者が夕方の気分の落ち込みについて詳しく聞くと，「夕方は何となく物悲しい感じがする」と話した．

＜休日は気分の落ち込みがそれほど目立たないようですが，平日との違いは何かありますか？＞と尋ねたところ，「平日は，『今頃みんな仕事をしているんだろうな』と考えると，気分が落ち込みます．夕食までの時間が退屈で，いつもそんなことを考えています」と答えた．現在夕方にしている行動について尋ねると，「一人で読書をしたり，ボーっとテレビを観たり，パソコンをしたりしている」と答えた．＜夕方に読書をしたり，ボーっとテレビを観たりすることで，何となく時間は過ぎていきますよね．つまりAさんにとってこれらの行動は，一時的には嫌な気分から逃れられる行動ということでしょうか＞「そうですね．何もできていない自分を忘れられるので気は紛れます．毎日その繰り返しです」＜短期的にみると気が紛れて少し安心する行動ということですね．ただ，長期的にみるとどうでしょうか＞と尋ね，うつのループに気がつけるよう助言をした．すると「そうですね．長期的にみれば，うつの気分を悪化させているように思います」と答え，患者は現在の夕方の過ごし方が余計に気分を落ち込ませている可能性があることに気がつくことができた．そこで，これまでとは違う代わりの行動を取ることについて治療者と考え，図2のワークシートに記入しながら，自身の行動を振り返った．

代わりの行動として「夕飯を作るのを手伝う」「散歩をする」「花に水をやる」「ベランダの錆取りをする」といったいくつかの行動を挙げた．

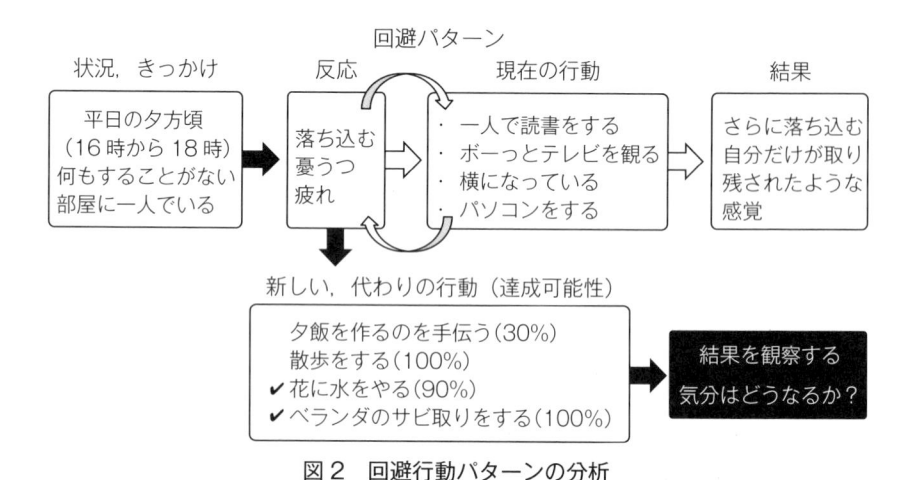

図2 回避行動パターンの分析

それらの行動の中で，実際に達成可能な度合をパーセンテージで書き込んでいった結果，「花に水をやる」ことと「ベランダの錆取りの作業」が最も取り組みやすく達成可能な行動として選ばれた．選んだそれらの行動を活動記録表に予定として書き込んだ．そして，やりたくないと思う日でも，予定に組み込んだこれらの代わりの行動には必ず手をつけていくことを確認した．

2）第2期（#6〜10）回避パターンを見つけ，対処を考える

「活動記録表に書いてしまっているので行動するしかないという状態です」と述べ，嫌々ながらも代わりの行動に取り組むことを続けていた．このことで，「取り組む前はあまりやる気がないのですが，やってしまうと気分がすっきりします」という言葉が聞かれるようになった．＜これまでとは別の行動に取り組むことは簡単なようでいて難しいことです．よくがんばっていますね＞と患者の取り組みをねぎらいつつ，患者と達成感を共有していった．ある日，面接で「ベランダの錆取り作業を引き続き頑張ります」と述べる患者に対し，面接に同席していた妻が『ベランダの錆取り作業ってずっとやっているみたいだけど，一つのことを丁寧にやり過ぎてない？』と指摘した．すると患者は「実は，他の作業を探すのが嫌で…」と答え，次の代わりの行動を探すことへの抵抗感から，目の前の作業を必要以上に丁寧に行っていたことが明らかとなった．『完璧主義なところがある人だから，ほどほどに次の作業に移れればいいのだけど』という妻の言葉に，患者は「今の作業が終わったら，次にやることがなくなってしまうんじゃないかと思って不安だった」と述べた．＜新しい代わりの行動を探したり，取り組んだりすることに対して不安になることは自然なことです．代わりの行動は，実験してみるという姿勢で取り組んでみてください．うまくいくかどうかはやってみないとわかりません．実験ですから，例えうまくいかなくてもそこから得られることはたくさんあります＞と伝えた．次のセッションでは，「ベランダの錆取りを終えて，午後は実家の仕事を手伝ったり，庭仕事をしたり，あとは読書やFacebookをして過ごしています」と話した．「自分は，何か作業に没頭することで，何もやることがなくなることへの不安

から逃れたかったのかもしれない．両親に仕事がないか聞いてみて何もないときは，最近は読書やFaceBookをして過ごしている．前は何となくやっていたFaceBookも高校時代の友だちと連絡を取りあうようになって楽しくなった」と述べた．

　休職期間の終了が残り2ヵ月ほどとなり，#10以降は，復帰に向けてのリハビリのために週に数時間だけ職場に顔を出して軽い作業に携わるようになった．「仕事をしているときにも，今の仕事が終わったら，また次の仕事をやらないといけないと思うと，目の前の作業をできる限りゆっくりやろうとしたり，他のことが気になって捗らないことがあった．でも，それも長期的に考えると結局仕事がたまっていくから悪いパターンにはまっているということですね」と語り，患者は自身の回避パターンに気がつけるようになっていった．

3）第3期（#11～16）行動活性化の習慣を実生活で活かす

　職場に通うようになって数日経った日の朝，患者は妻に「まだ有休があるから，今日は仕事を休もうかな」と述べた．しかし妻から，『それは，これまで面接の中で散々話をしてきた回避行動なんじゃないかな．有休を取るかどうかもう一度考えてみて』と指摘され，自身が仕事に対して回避的な行動を取ろうとしていたことに気がつくことができた．その日は出社をし，実際に出社してみれば想像していたほどの辛さはなく「嫌だと思っても，やってみれば大丈夫」という自信が持てるようになった．次のセッションで治療者に上記の報告をした際，妻は『一緒に面接に入って行動活性化療法の勉強をしてきたので，夫の言葉を鵜呑みにしないようになりました．以前は夫が『休む』と言ったとき，無理させないようにしようって思って何も言わなかったけれど，今回は少し考えてみるようにと言えました』と述べた．その後は一つの仕事を丁寧にやり過ぎて，やるべきことから回避する自身の傾向を意識しながら仕事に従事することができ，休職期間の終了を迎え，職場復帰を果たした．状態が安定していることから，X＋2年3月に終結となった．**図2**にBDI-Ⅱの推移を示す．

　処方 治療時の処方：デュロキセチン20 mg，アルプラゾラム0.4 mg，ス

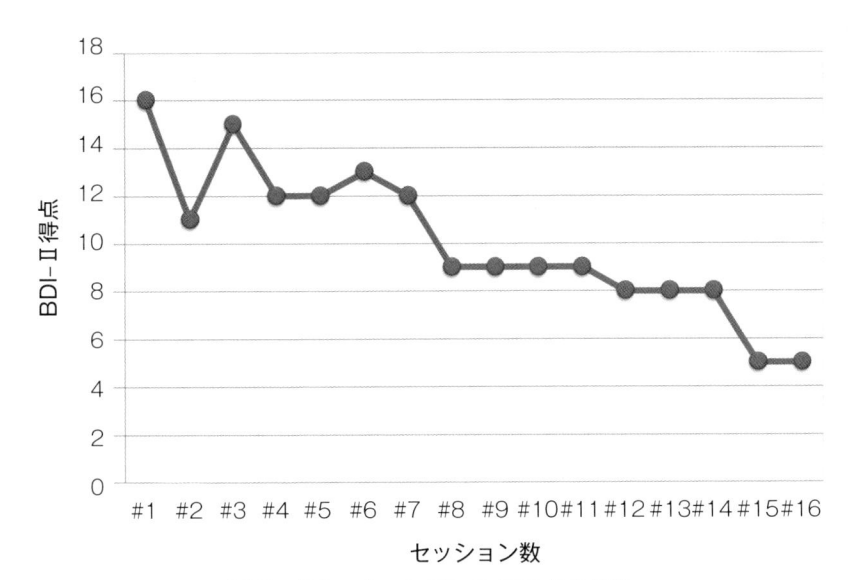

図2 各セッションごとの BDI-Ⅱの推移

ルピソド 50 mg，ブロチゾラム 0.25 mg

3) 考 察

　本症例は，持続性抑うつ障害の患者であり，心理療法として行動活性化療法を導入した．活動記録表の記入を通じて，気分と行動との関連性について気がつけるようになっていった．抑うつ気分を引き起こす行動を代わりの行動に組み換え，積極的に代わりの行動に取り組むよう促すことで，取り組む前にはやる気が起きない活動であっても，実際に取り組んでみると予想していたほどの苦痛はないということを体験的に理解していった．このようにしばらくは代わりの行動に取り組むことが有効に機能していたのであるが，しばらく経つとこの代わりの行動の一つである"錆取り"を繰り返すことが，回避の機能を持っていることが妻の指摘により明らかになった．代わりの行動として選択して取り組んでいた行動自体が，「することがなくなる不安」からの回避としての機能を有し始めてしまったといえる．このように行動の機能が変化することは，臨床上しばしば生じるため，治療者にはさまざまな情報をもとに，患者

の行動について注意深く機能分析を繰り返す姿勢が求められる．本症例の場合，妻が面接に同席することで，患者自身には気づかれにくい回避パターンの発見が可能となった．この面接の後，患者は「することがなくなる不安」を回避するための行動はせずに，積極的にさまざまな行動をとるようになった．その結果，治療の当初は回避の機能を有していたパソコンで FaceBook を行うことも有効な活動として機能するようになった．このような経過を経て，患者は仕事の際にも，新たな仕事に取り組む不安を回避するために，目の前の仕事に時間をかけ過ぎていたことなどの自身の回避パターンについて意識することができるようになり，抑うつ気分の改善に繋がっていった．さらに，復職後，再度回避パターンに陥りそうになることがあったものの，妻が『もう一度考えてみて』と声を掛けることで，患者に対して代わりの行動を選択する余地を与えることができた．

　以上のように，本症例では，患者の回避パターンの改善に妻が果たした役割が非常に大きい．面接の中で治療者と話し合った計画を実生活の中で遂行することを繰り返していくという行動活性化療法の原理は比較的シンプルなものであり，家族が面接に同席していれば，家族も患者の回避パターンについて理解できるようになる．そのことで，家族は，患者の回避を維持する働きかけをやめ，日常生活で患者が計画に挑戦しようとする際，ときに患者を応援し，またときには調整役になるなど肯定的な役割を担うことができると考えられる．このように家族に抑うつに陥る仕組みを理解してもらうことによって，患者が自動的に回避パターンに陥ることを防ぐことができたと考えられる．

※本研究は，2012 年度〜2013 年度科学研究費補助金若手研究（B）の助成を受けて実施された．

　引用・参考文献

1) マイケル・E・アディス，クリストファー・R・マーテル：うつを克服するための行動活性化練習帳　認知行動療法の新しい技法．大野裕・岡本泰昌（監訳）　うつの行動活性化療法研究会（訳）：創元社，大阪，2012

解説

遷延化した抑うつ状態（主に遷延化したうつ病や持続性抑うつ障害）に対する森田療法

　うつ病患者（うつ病の詳しい解説は別項に譲る）の2割ほどで抑うつ状態が年単位で持続することがあり，遷延化したうつ病と呼ばれている．また，うつ病の診断を満たさない程度の抑うつ状態が慢性的に続く状態を，持続性抑うつ障害と呼んでいる．どちらも遷延化したうつ状態が特徴であり，生涯に渡って苦しむことがある．薬物療法や電気痙攣療法の効果が乏しいことが多いため，治療に難渋することがしばしばある．

　そこで当教室では，遷延化した抑うつ状態（主に遷延化したうつ病と持続性抑うつ障害）に対して，入院による森田療法を用いている．標的とするものは抑うつ症状ではなく，自信喪失による自己評価の低下や漫然とした意欲低下，回避性である．定型的な森田療法のように，不安や症状の苦痛を耐えさせる治療方針は取っていない．治療の段階として，4つの段階を設けている．第1段階が『気分の変化があっても生活のリズムを守る』．第2段階が『気分本位だったことの認識を得る』．第3段階が『誤った認知様式を修正する』．第4段階が『退院後の具体的準備をする』．このようなプロセスは認知療法的だが，認知療法のように自己の認知様式の誤りを徹底的に指摘して修正させる技法は用いない．森田療法では，日常生活や作業の中で得られる（第1段階），自己の認知様式が誤っていたという自覚を基盤として（第2段階），認知の修正を図ること（第3段階）が治療技法の主眼となる．自己否定に陥らないような配慮をしながら，体験的理解を基盤に認知の修正を図ることが森田療法を適用する利点となる．以下に4つの段階を具体的に説明する．

　第1段階として，『気分の変化に必要以上に敏感にならないこと，多少の気分の変化があっても投げやりにならずに生活のリズムを守るこ

と』を指示する．遷延化した抑うつ状態では，必要以上に気分の変化に敏感になっており，自信の喪失による自己評価の低下と停滞をのがれたい葛藤が存在している．このため少し気分が上向くと，今までの停滞を取り返そうと考えて，やり過ぎて疲労して却って自己評価を低下させる悪循環に陥りやすくなる．このことから，「抑うつ的な気分は自然に回復するものであるが，気分には波があるので一定のペースを守ることに意味がある．それ以上できそうでも元の自分の6割ほどに留めて，億劫な気分になっても投げ出さずに6割のことはやる」ように指示する．

　これ以降の治療段階が順調に進展するために第1段階で生活のペースを落として十分な休養をとることが必要である．しかし症例の多くはペースを落とすことに抵抗する．これに対しては，自分にとって楽なペースを確保できない限り，無理して疲労するという悪循環が続くことを丁寧に説明し，「結果ではなく，生活のペースを変える工夫をすることが重要」と説明しながら生活のリズム作りを勧める．また気分の変動に一喜一憂しないようにするために，「週や月の間隔でペース配分を考えて実行するように」，「1週間のペース配分をするために，週末にどれだけのゆとりが残っているかを考えて，月曜日の作業を開始するように」などの具体的な指示をする．

　第2段階は，『気分本位だったことの認識を得る』時期である．一定のペースで生活リズムを守ることによって，「今まで億劫で投げ出していたことができて自信を持てた」とか，「やり過ぎないように言われたので段取りを考えるようになった」という認識が得られてくる．このように，生活全般が細かな気分の揺れによって左右されないという自信が得られるようになると，それまでの自分の判断や思考がいかに気分の揺れによって左右されていたかが認識できるようになる．この認識を基盤として，例えば，「完璧にできないならやりたくない」とか，「始めた以上やり通さなければならない」といった完全主義的な思考の存在を指摘し，誤った認知様式の修正をはかる段階に勧めるように指導する．

　第3段階は，気分本位だったことの認識を基盤にして『誤った認知様式を修正する』時期である．気分本位だったことの認識が確立されれば，次の段階で具体的に退院後の準備にとりかかる時期になっても，気

分に巻き込まれずに過ごせるようになる．第3段階では，森田療法でリーダー的な役割を果たすようになる．遷延化した抑うつ状態の場合は，神経症のように自己中心的な症状へのこだわりは少なく，自信が得られてくると周囲への自然な配慮が働くようになる．この配慮を長所として評価し，「周囲への配慮と自分がどう評価されるかに敏感なことは表裏一体です」，「自分がどう評価されるかに敏感なために，自分の役割を果たせないと自分を無価値と考える癖がついています」と指摘して，誤った認知様式の修正を図る．

　第4段階は，『退院後の生活の具体的準備をする』時期である．退院間際になっても「自信のなさ」を繰り返し訴えて退院を回避することがある．第3段階までは病棟での活動が主であったが，第4段階では治療の仕上げとして，それまで回避していた復職の手続きや日時の設定などの病棟の外での具体的な課題に取り掛かってもらう．森田療法で標的としている，自信喪失による自己評価の低下や漫然とした意欲低下，回避性に対して，具体的に「自信が無いまま臨むこと」，「自信は結果として得られるものであること」を指摘し，達成したことを評価して認知様式の修正を強固にしていく．これをクリアできれば，遷延化した抑うつ状態に対する森田療法の治療は達成できたといえる．

　最後に，遷延化した抑うつ状態に対する森田療法において，さらに高い治療効果を得るための工夫について記載する．上記の4段階の治療の前準備として，絶対臥褥からの定型的森田療法が有効な場合がある．ただし遷延化した抑うつ状態の場合は，臥褥期間中に明らかな煩悶期は認められないことが多く，煩悶を乗り切ることに治療的価値はそれほどない．むしろ退屈期を経て「意欲的に取り組みたい」気分を持ったまま，規則的な生活態度を維持することに治療的価値がある．また「気分の変化を否定せず，いかに長所として活かすか」，「気分の変化といかにうまく付き合えるか」との問いかけを退院後の課題として与えることで，中期的な精神療法としての役割を果たせるという利点もある．

4章　パニック症/パニック障害

1　パニック症の森田療法で典型的な治療経過を示した症例

panic disorder

1) 症例の概要

症例 Yさん，40歳，男性，会社員（休職中）
診断 パニック症，持続性抑うつ障害
主訴 頭痛，ふらつき，疲れ易さ，パニック発作（過呼吸，不安感）
精神科的遺伝負因 なし
家族構成 母親，妻，長男，次男
生活歴 3人同胞第1子で出生．発育発達に問題はなかった．小学校から高校までの成績は中位で，友人は多かった．高校卒業後，地元の会社に事務職として就職．就職して4年後に結婚し，実家で暮らしていた．翌年，長男が誕生したが，この頃より睡眠不足に陥りがちになり，後述する症状のために休職となった．
現病歴 長男出生後より仕事の多忙さに加え，子育てによる睡眠不足が重なるようになった．X-8年，運転中に突然動悸を自覚し，不安，息苦しさ，過呼吸が出現．帰宅後に倒れ，救急搬送されたが，救急車内の処置で軽快した．その後，本人希望で循環器疾患の鑑別のため検査を受けたが，異常はなかった．しかし，その後も動悸，不安感が持続したため，X-7年，A総合病院精神科を受診し，パニック症と診断され薬物療法を受けた．症状は改善傾向であったが，軽度の抑うつ状態が慢性的に持続した．X-5年頃からは，頭痛，ふらつき，疲れやすさが増悪し，勤務中に倒れ，救急搬送されることもあった．腹部膨満感，腹部不快感も出現し，嘔吐もするようになったため，A総合病

院精神科から近医のBクリニック（精神科）へ転院．持続性抑うつ障害と診断され，薬物療法を継続されたが，安定と増悪を繰り返した．X-2年頃より，頭痛，ふらつき，疲れやすさが再び増悪し，半年間休職．X-1年に復職したが，十分に仕事はできなかった．症状の改善が思わしくないため，X年，当院当科を初診．持続性抑うつ障害と診断し，薬物療法を受けたが治療効果を実感できず，2ヵ月ほどで通院を自己中断．その後は母親や妻が送迎して出勤していたが，週に2～3度は過呼吸やふらつきが出現し，会社の保健管理室で休むようになった．X+1年，当科を再受診し，病状の把握と森田療法の導入を目的に，入院となった．

入院時所見 礼節は保たれていて，強い抑うつ気分や精神運動抑制は認められなかった．症状について「体，手足がジンジンしてお腹が張ってきて，過呼吸になる．めまいで倒れそうになったときに動悸がしてくる．起床時にふらつきが強いので胸が苦しくなる．人が多い所には行けない．買物はレジの混まない所，コンビニなどを選ぶ」と話した．頭痛，めまい，ふらつきは毎日あり，過呼吸は週に2～3回あると話し，「不安が大きい．毎日のプログラムで気持ち悪くなるのが心配」と森田療法の導入に不安を訴えた．現病歴，入院時所見を基に，診断をパニック症と持続性抑うつ障害とした．

- 入院時処方：フルボキサミン25 mg，スルピリド150 mg，アルプラゾラム0.8 mg，（頓用：ブロチゾラム0.25 mg，ジアゼパム5 mg，エチゾラム0.5 mg）
- 入院時心理検査：ハミルトンうつ病評価尺度（HAM-D）13点，ハミルトン不安評価尺度（HAM-A）30点

2）治療経過

治療経過を以下の4期に分けて提示する．
1) 絶対臥褥を通じた症状との直面化（森田療法導入～絶対臥褥期）
2) 症状がありながらの作業への参加に四苦八苦した時期（軽作業期～重作業期3週目）
3) 症状に対するとらわれから抜け始めた時期（重作業期4週目～6週目）

4）症状から外界へ注意が転換した時期（重作業期9週目〜生活訓練期3週目）

治療構造　日々の回診と週に1回の集団精神療法（森田療法ミーティング）．回診での治療者の発言を≪　≫，森田療法指導者の発言を＜　＞で示した．

1）絶対臥褥を通じた症状との直面化（森田療法導入〜絶対臥褥期）

　入院後，森田療法の適用について検討するため，病棟スケジュールへの参加を促し症状の評価を行うことにした．スケジュールへの参加を指示すると，参加は出来ていたが，「症状は気になります」と話していた．2週間ほど病棟での様子を観察し，ある程度スケジュールに参加出来ることが確認出来たため，森田療法の導入を決めた．森田療法を行うことを告げると，Yは「臥褥が乗り切れるか不安」と話していたが，作業については「症状がひどくなければ出来るだろう」と話した．森田療法への理解を深める目的で，森田療法についてのパンフレットを渡し，これを読み込むことを指示した[1]．同時に「森田療法の実際」を購入し，読み進めることも課題として提示した[4]．

　入院3週目より，絶対臥褥を開始．臥褥に先立って，①症状とよく向き合うこと，②症状の経過がどうなっているのかよく観察すること，③症状をどうにかしようとしても仕方がないことを体験することの3点を課題として提示した．臥褥初日，「退屈です．頭痛は，今朝はなかったです．動悸，胸の苦しさは1時間ぐらい続いていました」と話した．≪自然に治りましたか？≫と尋ねると「ハイ」と応えた．臥褥3日目，「今朝は4時頃苦しくて目が覚めました．食事の頃までには段々と症状が減っていきました」と報告した．治療者からは，症状の観察がよく出来ている点を伝えた．しかし，Yは，「胸の締め付け感と呼吸の苦しさの軽いのが長く続いています．症状は辛いですね…どうしようもないですけど．それから，夜眠れないのが辛いです．眠れるかどうかにこだわってしまって眠れない」と話していた．臥褥5日目，「退屈過ぎて今日は朝1時間くらい頭が痛くて，5時くらいに目が覚めて胸のむかつきと動悸がして…でも耐えています．それしかないので…」と話した．臥褥6日目，「夜寝る前から11時頃胸の締め付けと呼吸が早くなってあっち

こっち向いている」と話したため，≪おかしくなってしまう感じですか？≫と尋ねると「そういう感じがありました」と応えた．そこで再び≪おかしくなってしまいましたか？≫と問いかけると，「なりません．なってしまったら仕方がないので，そのままにしておきます」と話した．治療者は，このやり取りを受け，症状が起きても放置しておけば自然に消失していくということを簡潔に説明した．臥褥7日目，十分な退屈感が得られており，症状と向き合い経過を観察する姿勢も出来ていると判断し，予定通り臥褥終了となった．

2) 症状がありながらの作業への参加に四苦八苦した時期（軽作業期〜重作業期3週目）

翌日より3日間の軽作業期を開始．軽作業期2日目には，「今朝は5時頃目が覚めて，呼吸が苦しく，動悸もしましたが，10分くらいで寝てしまい，起きたら消えていました．朝食のときは頭痛がしましたが，食べ終えたら消えていました」と話し，症状が自然に消失する経過を観察することが出来ている様子がみられた．軽作業期は3日で終了し，重作業期へ移行した．

重作業期1週目，集団精神療法で，「せっかく入院したから治りたい．そのためにすぐ治ったかどうか症状をチェックしてしまう」と話した．これに対し＜あなた達はすぐに症状が治ったかどうかチェックして悪循環に入ってしまいます．症状に振り回されていることに自分で気づくことが大切です．症状の程度を目安にして，症状が良くなったという結果がほしいと考えてしまいがちですが，症状の有無よりも行動ができたかどうかが重要です．行動すれば，結果として症状にこだわらなくなるということを習慣化するのです．いい習慣はなかなか身に付かないですが，悪い習慣はすぐに戻ってしまいます．綱引きみたいなものです．助言はしますが，自分で自分を変えていく工夫が大切です．「出来ない」と言わないことです．本当の気持ちは「やりたくない」なのに，それを「出来ない」と言って自分に責任のないようにしてしまっているだけなのです．臥褥が出来たのだから出来ます．それが自信というものです＞と伝えた．

重作業期2週目,「レクで外に出たとき,過呼吸のようになったが,周りを見たりしてなんとかなった」と報告した.「以前なら,そこで立ち止まって家族に電話していた」と話し,症状が出ても作業には参加し,やるべきことに取り組むことが出来ていた.「症状のことに気づいてしまうと症状がさらに出てくる感じです.でも症状の酷さは入院前より軽いと思う」と改善を感じている一方,「調子は悪い.朝起きてから1時間くらい胸が苦しくて…」とも話し,症状にとらわれている様子がみられていた.

重作業期3週目,日々の日課(森田療法患者専用の作業)が増えるに従い,「今日も気持ち悪くなりましたが,いつものように着替えているうちに良くなりました.毎日忙しいので考え事をする暇があまりないです」とも話すようになっていた.しかし,集団精神療法でのYからの報告では,症状に一喜一憂する姿勢がみられたため,＜症状というものはいつ出るかわからない.意識したからといって,出ることもない.そのようなものに振り回されないようにすることが大切です.今は,日記の記載が症状の有る無しを中心にして書かれています.症状があっても作業をして動くのです.それが自信につながるのです.嫌々やるのが大事です.胸に不満を抱きながらやる.それが治療ですからね＞と伝えた.

3) 症状に対するとらわれから抜け始めた時期(重作業期4週目〜6週目)

重作業期4週目,集団精神療法で,「土日の作業は1人でやらないといけない.今までは携帯電話とミネラルウォーターがないと外へ出られなかったですが,今は平気になってきました.楽になった感じでスッキリしてきました」と報告した.＜人間は不安になる特性を持っていますが,それに対して余計なことをしなければいいのです.症状を怖がって余計なことをすると不安が高まります.予期不安に浸る暇がないように体を動かすことが大事で,忙しくして不安になる暇がないように行動して下さい＞と伝えると,「はい,わかりました」と応えていた.

重作業期5週目,集団精神療法で「最近はお腹の膨満感が気になってしまう」と腹部の違和感を訴えた.＜胸の痛みはいいかと思ったら今度はお腹ですね.健康な人は,不安やそのような不快感に対して,「こん

なこともあるものだ」と思う程度なのです．いかに腹部の膨満感を放ったらかしに出来るかなのです．調子の悪いときにどれだけ持ちこたえることが出来るかが勝負になります＞と伝えた．加えて，日記の書き出しが症状についての記載から，行動中心の記載に変化している点を評価し，＜日記というものは必死で動いたらこのような記載になるのです．これを目指しましょう＞と伝えた．

　重作業期6週目，森田療法グループのサブリーダーとなった．この頃には毎朝行っていた症状に対するチェックもしないようになっていた．集団精神療法では，「スケジュールがあるときは忙しくて，雨が降ったときや土日などは，病室の中で体は動かしていなくても，頭の中では次のスケジュールのことなどを考えていて…ほとんどぼーっとしているときはないです」と忙しい毎日であることを報告した．治療者は，この報告を肯定的に評価した．加えて，＜健康人らしく振る舞うことで自分の心を変化させるのです．日記に朝一番から調子悪いですと今でも書きますか？＞と聞くと「今はないです」と応えていた．自分の作業に集中することと，周囲へ配慮することを同時に行うことを試みるように指示をした．

4) 症状から外界へ注意が転換した時期（重作業期9週目〜生活訓練期3週目）

　重作業期9週目，森田療法グループのリーダーになった．この頃になると，「気がついたことはそのままにしないように作業しました．畑の道具を入れる袋が破けていたのでそれを繕ってみました．畑の倉庫の鍵も壊れているので，修理を考えています」など，積極的に周囲に気を配って行動している様子がみられるようになっていた．一方で，集団精神療法では，「リーダーは簡単と思っていたのですが簡単ではなくて…落ち込みました」と報告をした．＜多くの人は，初めてやることは最初からうまくは出来ないものだと思っているのです．それをあなた達神経質の人達は，何でもかんでも上手く出来ないといけないと考えて，すぐに落ち込んでしまう．たくさん失敗して，工夫していけばいいのです．失敗して投げ出してしまうのが神経質の悪い癖．失敗の原因を考えて工

夫し，次に活かしていこうとするのが健全な考え方．そこに力を入れて下さいね＞と伝えた．加えて，日記の記載の内容から，外の世界の変化に目が向けられていることを指摘し，評価すると，「なんで今まで外に目が向かなかったのだろうと思います．そこが大切ですよね」と話していた．

重作業期10週目には，「朝の症状は，確認すればあります．でもそれが何だとは思わずに身支度をして食事をとっています」と話すようになった．10週目をもって重作業期を終了し，生活訓練期へ移行した．

生活訓練期1週目，復職に向けた話し合いのために外泊に出ることになった．外泊前の集団精神療法では，＜外泊最初の2日間だけでも良いので，家族に自分はこんなに良くなったと見せつけてきて下さい．あえて健康人らしく振る舞ってくるのです．それで周りの反応が変わったとき，自分がそれに対してどう応えられるかが大事です＞と伝えた．生活訓練期2週目，集団精神療法で，家では愚痴や症状についてあれこれ言わないでやってきたこと，スケジュール通りやるべきことに取り組めたことが報告された．治療者はその取り組みを肯定的に評価した．

生活訓練期3週目，復職についての話し合いをすることも出来，復職の具体的な日程も決めることが出来たため，入院5ヵ月で退院となった．その後は復職し，順調に仕事を継続出来ている．
- 退院時処方：フルボキサミン50 mg
- 退院時心理検査：HAM-D 5点，HAM-A 9点

3）考　察

仕事と育児の忙しさからパニック症を発症し，その後の経過の中で慢性的な抑うつ状態（持続性抑うつ障害）も併発した症例であった．しかし，治療の経過はパニック症に対する森田療法の典型的なものである．

森田療法の導入が決まった時点で，症例Yには当科で使用している森田療法のパンフレットと「森田療法のすすめ」を読むことを指示している[1,4]．これには，森田療法の目的や治療の流れについての理解を深める意味合いがある．当科では，森田療法を導入する場合，パンフレッ

トと「森田療法のすすめ」もしくは「神経質の本態と療法」の読書を指示することが多い[3]．近年では，これらに加え，イラストが多くて理解のしやすい「森田療法のすべてがわかる本」も勧めることがある[2]．

　症例Yの森田療法では，まず絶対臥褥を通じて症状と直面することを行っている．臥褥の際に出した指示は，症例Yが症状に直面しやすくするためのものである．このような指示のもとで，臥褥を行い，発作の苦痛と向き合い耐える中で，自然に発作が消退してゆくことを体験させる．パニック症の森田療法ではこれが治療の要点となる．症例Yも，臥褥期間を通じて症状を観察し，時間の経過とともに症状が消退することを体験することが出来た．この体験が，重作業期以降に行動していくことの原動力となる．加えて，絶対臥褥を通じて十分に退屈感を味わうことで，「活動したい」という生の欲望も賦活され，「症状があっても動こう」という気持ちになる．このような生の欲望の賦活を行った後に作業に従事させることも重要な点である．

　しかし，重作業期初期には，症例Yは症状にとらわれ，症状に対する苦痛を訴えていた．臥褥で症状の消失過程を観察出来た患者でも，このような反応を示すことは一般的である．それでも，苦痛を持ちながら作業に従事出来るようになっている点が，治療が順調に進んでいることを示している．この状態の中で，日々の忙しさが増してくると作業そのものに注意が向き始め，症状を忘れるようになってくる．しかし，このような体験が出来ると，往々にして症状の有無に一喜一憂する姿勢が生まれる．症例Yもそのような姿が見て取れたため，症状の有無にこだわらず行動するように指示を出している．症状ではなく，日々の作業に注意が向いていくように介入を加えていくことが重要な点である．

　このような取り組みを続けた結果，症例Yは重作業期4週目頃より症状に対するとらわれから抜け始めた．「ほとんどぼーっとしているときはないです」という話が出るようになってきたのは，注意が症状から外れるようになっている証拠である．さらに森田療法グループのリーダーの役割をこなすようになると，周囲への配慮も求められるようになるため，より一層注意は外界へと転換されていく．すると，精神交互作用（身体の些細な違和感に対するチェックが，違和感に対する感度を上

げ，違和感に対して敏感に反応するようになり，注意がそこへとらわれていくという悪循環）が打破され，症状は生じなくなってくる．リーダーを経験する中で，思わぬ失敗などもすることになるが，ここで神経質を活かして次にどのような配慮をする必要があるのか工夫するように指導する．森田療法では，治療が進むと症状への対応から，各々が持っている神経質をいかに発揮して活かしていくかという生き方を模索することへと移っていく．このような経験を通じて，失敗しても投げ出さない習慣を身に付け，社会復帰した後も柔軟に社会生活をおくれることを目指すのである．

引用・参考文献

1) 星野良一，田中純二，渡辺知子他：浜松医科大学精神神経科における森田療法と治療成績．日本森田療法学会雑誌 17（2）：147-167，2006．
2) 北西憲二監修：森田療法の全てがわかる本．講談社，東京，2007．
3) 森田正馬．新版 神経質の本態と療法．白楊社，東京，2004．
4) 高良武久：森田療法のすすめ ノイローゼ克服法．白楊社，東京，2000．

2 未熟な問題解決スキルが現実適応を困難にしていたパニック症の症例

1 症例の概要

症例 Sさん，20代，女性
診断 パニック症
主訴 普通の仕事ができるようになりたい，仕事に復帰したい．
精神科的遺伝負因 なし
家族構成 父，母，弟
生活歴 2人同胞第1子として正常分娩にて出生．その後の発育に問題は認められなかった．高校までの成績は良く，高校卒業後に理科系私立大学に進学．就職に有利な資格も取得したが，就職先は決めずに大学を卒業．X年より静養目的で，実家で暮らしていた．
現病歴 X-4年頃より年に2，3回程度突発的に不安や恐怖が出現していたが様子をみて過ごしていた．X-1年5月，大学へ通学中，電車の中で突然不安感，嘔気，頻脈が出現し，それ以後，通学中や授業中に同様の発作が起こるようになった．精神科クリニックを受診し，パニック症と診断されて抗不安薬による薬物治療を受けたが，月に2，3度は同様の発作が起きた．さらに同年9月には手の震えと足の痺れも出現したため，大学卒業後は就職せずに自宅療養を続けた．X年7月，症状の改善がみられないため，当院当科初診．SSRIによる薬物治療が行われ，発作の回数は減少したが，電車やバスに乗れないなど行動範囲が制限されていた．X+1年9月，当科にて1度目の入院森田療法を行った．心理検査の結果から，不安に対する耐性が乏しい様子がみられたため，臥褥は行わずに重作業期から森田療法を導入した．また，森田療法グループのリーダーもやらず，サブリーダーまでとした．不安

がありながらも作業に従事することを継続し，行動範囲は拡大した．パニック発作に対する予期不安も改善し，仕事も決めることができたため，X+2年3月に退院．退院後は自宅近くの病院へ通院しながら働き始めた．しかし，X+2年4月，職場の人間関係が悪化し，5月には出社できなくなり退職．意欲低下，不眠，食欲不振なども出現し，当科を再受診．外来主治医より森田療法の再試行を促され，X+2年6月，当科再入院となった．

入院時所見 両親とともに来院．面接時の疎通性は良好であった．生活面でのいろいろな話を笑顔で話していたが，職場の内容になると流涙したり，職場の人間関係についての怒りを表出したりする様子がみられた．話が別の内容になると，直ぐに笑顔に戻って話し出すということもあった．

- 入院時処方：パロキセチン 20 mg，アルプラゾラム 0.4 mg
- 入院時心理検査：ハミルトン不安評価尺度（HAM-A）27 点

2）治療経過

治療経過を以下の4期に分けて提示する．
1) 行動制限を加えた休養によって活動意欲を向上させた時期
2) 不安のまま行動するということに不満を表明し続けた時期（重作業期1週目～5週目）
3) 思うように問題解決が出来ずに行動化を繰り返した時期（重作業期6週目～17週目）
4) 問題解決スキルを実践・応用した時期（生活訓練期1週目～6週目）

治療構造 週1回の集団精神療法（森田療法ミーティング）と，日々の回診．回診以外に，突発的な問題が生じた際や解決する必要のある出来事が生じた際に個別に支持的な面接を実施した．森田療法に準じた指導を＜　＞で表記し，支持的な対応を≪　≫で表記している．

1）行動制限を加えた休養によって活動意欲を向上させた時期

入院時，森田療法については「やれる自信がない．前にやったときは辛くて仕方なかった」と話し，森田療法に対する治療意欲は乏しかった．パニック発作に対する予期不安が強く，意欲低下や不眠なども認めたた

め，薬物治療を継続しながら，ベッドからなるべく起きないで過ごす，1週間の行動を制限した休養を指示した．この期間に行動を制限されたことで退屈感を持つようになり，「もう一度仕事に就けるようになりたいので，森田療法を受けます」と自ら発言するようになった．これを受け，前回の森田療法でパニック症の症状は軽快したこと，仕事をしたいというSの思いは強く，森田療法に対しても前向きに取り組む姿勢がみられることから森田療法の再試行が有効であると判断した．

2）不安のまま行動するということに不満を表明し続けた時期（重作業期1週目～5週目）

　X+2年7月，重作業期から森田療法を導入した．以前の心理検査から不安に対する耐性が乏しい様子がうかがえたため，支持的な対応を加えながら治療を行う方針とした．重作業期1週目，日々の日課をこなすことに対する不安を多く述べ，日記には「～は辛かった」，「～楽しかった」など気分本位な記述が多くみられていた．そこで，集団精神療法では＜自分が気分本位になりやすい事実を認めて，"行動本位"と掛け声をかけて作業に望むように＞と指導を行った．一方で，別の治療者が個別の面接場面で気分本位な訴えにも傾聴する関わりを行っていった．

　Sは，作業の最中に不安で動けなくなることはなかったが，朝夕の回診で，泣きながら治療に対する不満（辛い，やりたくないなど）を訴えることが続いた．支持的な治療者がSの訴えを良く聴き，≪辛いけど，良く頑張っています．そのような気分でもしっかりと作業に参加出来ていることが今は一番大事です≫とSの努力をくみ取り，伝え返していく関わりを続けた．重作業期を続ける中で，徐々に回診での訴えは少なくなっていき，なんとか作業に参加することを継続出来ていた．

3）思うように問題解決が出来ずに行動化を繰り返した時期（重作業期6週目～17週目）

　重作業期6週目，森田療法グループのリーダーとなることを伝えると，再び不安が強くなった．「リーダーになって皆の前を歩いたりとか，説明したりとか上手くできない」とリーダーの仕事に取り組む前から強

い不安を訴え続けた．集団精神療法の場では，＜上手く出来ないのも，やりにくいのも当たり前です．取り組んで，出来なかったことを訂正するという心構えで行動すればいいのです＞と指導を重ねた．

リーダーになってからも，回診時には「もうこれ以上続けていくのは無理です！」と怒りをあらわにして訴え続けた．実際に上手くいかないことがあったときには，支持的に対応する治療者が時間をとり，Ｓの訴えを傾聴した後で，≪何が問題で，どう対応したか，次にどう工夫するのが良いか，リストアップしてみましょう≫と具体的な課題を提示していった．Ｓは渋々ながらも従い，問題のリストアップをすることができ，治療者とともに今後の対策を考え，作業を継続していくことが出来た．

重作業期11週目，突然「分からない！　もう嫌だ！　皆の目が辛い！」と訴えながら，病棟の壁を蹴るという行為がみられた．さらに定規で自分の腕を傷つけるなどの自傷行為にも至った．これに対し，Ｓの訴えを傾聴した後に≪壁を蹴ったり自分を傷つけたりして表現するのではなく，言葉で表現するようにして下さい．朝や夕方など時間があるときに不満を話して下さい≫と，治療者が話を聴く姿勢を持っていることを示した．加えて，集団精神療法では，＜思った通りに出来ない自分への怒りがあるから，些細な他人の言動に怒りを感じてしまうのです＞とＳの心理機制を説明し，＜怒りを直接出さずに，いやみや皮肉をいうことで表現するような手段も必要です＞と具体的な工夫を指示した．

重作業期12週目，「治療者の態度に対してカッとして切れそうになった」と訴えた．日記にも不満が強く記載されていることが続いた．このようなＳの反応に対し，集団精神療法では＜大変なことをやったり，我慢できないことを我慢したりしていくから治療なのです＞と教育的な説明を加えていった．＜抵抗があるときこそ治療の良い機会です．嫌なことをやるように言われて，腹が立ったのなら，あえてその嫌なことから先にやるというつもりでやってみて下さい＞と伝え，Ｓ自身が自分の上手くできないことへ取り組んでいけるように促していった．

重作業期13週目，看護師からの注意に腹を立て，看護師に対して叩く，蹴るといった行為がみられた．その直後，支持的な治療者が時間を取り，Ｓの訴えを傾聴したところ，注意を受けたことに対する不満と同

時に，これまでの作業の中での治療スタッフに対する対応の不満が多く語られた．その一方で「暴力はいけない．初めてあんなに人を蹴ったり叩いたりした…なんて悪いことをしたのだろうって後悔しています．話し相手を見つけず1人でやっていくことができない．話を聴いてくれる相手を求めていた…」と話した．この一連の行動は，看護師の注意をきっかけに，自分が上手く出来ていないことに対する不満が表出されたものであると考えられた．そこで，暴力に対しては≪今後暴力行為があれば強制退院も考えます≫と強く指導し，Sもこれに同意したため，森田療法を継続することとした．

重作業期14週目，Sは泣きながら不満を訴えたり，怒りを示したりすることが続いた．支持的に対応する治療者がそれらの訴えを傾聴しつつ，必要な作業への参加を促し，日々の病棟スケジュールには参加することが出来ていた．しかし，サブリーダーとの関係がうまくいかなかったり，森田療法グループのメンバーが増えたりするなど，ちょっとした出来事がある度に「無理です．早くやめたいです」などの発言をし，不満を訴えていた．集団精神療法では，森田療法グループの人数が増えることのメリットを考えさせ，「人数が増えると心強いというのと，1人でいっぱいいっぱいになっていたのが，楽になります」と話したため，＜森田療法グループの変化で不満があるときには，その変化によるメリットをよく考えて下さい＞と指導した．

重作業期16週目，「節分会の準備をしています．皆とやっていくということにはまだ慣れませんが…」という言葉が聞かれたが，＜終わり良ければ全て良し，という気持ちでやって下さい＞と嫌な気分を持ちながら，作業を続けていくことを促した．結果，節分会が終わると「皆が強く豆をまいていたので，（鬼役をした）先生が少しかわいそうでした」と相手の立場に立った考え方が少しずつみられるようになった．重作業期を17週で終了し，生活訓練期に移行した．

4) 問題解決スキルを実践・応用した時期（生活訓練期1週目～6週目）

生活訓練期1週目，外泊をして自分の資格が活かせる仕事を探したが，思うように探してくることが出来なかった．そこで，＜全てが自分の思

い通りの良い条件という職場はないので，候補の職場ごとに自分にとって良い条件と悪い条件を書き出して，比較検討するようにして下さい＞と具体的な指示を与えた．

生活訓練期2週目，Sは自分で比較表を作り，自分の希望する職場をしぼっていくことが出来ていた．その後，会社へ求人の確認や，職場見学が可能か確認をとる際には，集めなければならない情報は何か，どう応答するのが良いのか，などを支持的に対応する治療者が一緒になって考え，具体的な計画を立てた．

生活訓練期3週目，当初は電話で問い合わせをすることに躊躇し，動揺していたが，支持的に対応する治療者が，何が不安で，何が問題となって行動が止まっているのかを明確にし，その対処法をSとともに考えていった．この過程を経て，Sは実際に行動を起こしていくことが出来ていった．この頃には，就職についての不安は話されるものの，パニック症の症状について話されることはなかった．

生活訓練期6週目，就職先の内定を取ることが出来，勤務開始の日程も決まったため退院．その後は「職場で何か言われても相手が何を言おうとしているのか考えるようにしています」と話すなど，通院を続けながら数年間仕事を継続出来ている．

- 現在の処方：パロキセチン 12.5 mg，アルプラゾラム 0.4 mg
- 退院時心理検査：HAM-A 13点

3）考　察

本症例は，パニック症であったが，未熟な問題解決スキルとそれに伴う行動化が治療の中心となった症例である．中村[1]が指摘するように，こうした症例は現代の"典型"となりつつあり，我々の臨床実践でも経験することが多くなっている．

1度目の森田療法施行後の経過から，症例Sが対人関係上の問題を抱えていることが推測された．他患者と協力して作業に取り組むうちに，症例の問題が表面化してくることを予測し，そこに介入していくことが治療上重要であると判断して，森田療法に導入した．治療が展開する中

で，症例Sは作業や対人関係で自分の思うようにいかないとき，行動化によって問題解決を放棄しようとする姿勢が続いた．このパターンは，まさに症例Sが日常で繰り返していた誤った対処方法であった．入院森田療法の治療環境は，日常生活にきわめて近いものであり，それ故患者の日常生活で抱える問題が表面化しやすい．本症例の治療では，この点を活かし，治療の場に問題を表面化させ，その改善を目指した．

　森田療法導入当初より，病棟での回診などでは支持的に関わっていくことを治療戦略とした．具体的には，不満や気分本位の訴えに対しても，ある程度時間を割いて傾聴し，その後に対策をともに考えるといったことである．対策をリストアップさせるなど，具体的な指示を与えるようにも心掛けた．一方で，毎週行われる集団精神療法の場では，森田療法的な指導を重ね，症例Sが取り組む必要のある治療課題を明確に示していった．支持的に対応する治療者は，森田療法の治療課題に症例Sが向きあえるようにサポートしていく形をとっていたといえる．このような複数の治療者が関わる治療構造は，内村（1992）が「核家族的治療構造」として実践しているものと類似のものである[2]．森田療法的な指導・介入を行っていた治療者を「父性的機能」，支持的な対応を行っていた治療者を「母性的機能」と考えることも出来るだろう．症例Sのように不安耐性が低く，衝動統制も不良な場合には，このような治療的役割分担も重要である．

　しかし，このような対応を行っていても，症例Sは病棟のドアを蹴る，看護師に暴力をふるうなどの行動化を度々示した．暴力行為に対しては，どのような状況であっても許されないことを明確に伝え，指導後は同様の行為は見られなかった．加えて，他患者に対して暴力をふるう，暴言を吐くといった行為は一度も見られず，行動化の多くは治療者や看護師の目の届く範囲で起きていた．それは，あたかも子どもが「自分が上手く出来ないことの不満を親にぶつけている」かのように見えるものだった．そこで，これらの行為は「自分で問題を解決できないことに対する不満や不全感の代償的表現」であると解釈し，その裏には「完全に上手くやりたい」，「完全に成功させたい」というような過剰な生の欲望があるということを想定した．不満や不全感を行動化によって代償するので

はなく，上手く出来ない事実を認めて，解決に向けて主体的に行動出来るようになること（生の欲望の発揮）が，症例Ｓの治療上重要な課題として明確になったといえる．症例Ｓは，「完全に上手くやりたい」という過剰な生の欲望と「上手く出来ない」現実（事実）の姿のギャップの中で，苦しみ，もがいていた．それでも，治療者に支えられ，失敗を繰り返しながら嫌なことに取り組み続けた．症例Ｓにとって苦しい治療を継続出来たこと自体が，これまでの誤った対処パターンと異なるものであったといえるだろう．その経験の中で，次第に事実を認め，「出来ることから手をつけていく」という，現実との調和した行動がとれるようになっていった．完全に上手く出来なくても，出来ることから手をつけていくことが，自身の生の欲望の発揮につながるということを体験的に理解していったともいえる．これを積み重ねることで，不満があっても投げ出さずに解決方法を探る姿勢が身に付いていく．

　症例Ｓがこのような経過をたどれたのは，入院環境という安全な場があったからである．症例Ｓは，森田療法を最後まで継続することで，短絡的な行動で誤魔化さずに問題解決をはかるという練習を続け，退院後の生活でも活かせるようになった．それが，その後の継続的な就労に結びついていると考えられる．

　本稿は，望月洋介，他：入院森田療法における治療中断の危機への治療的関与―治療中断の危機を乗り越え治療の進展できた2症例の検討を通じて―．日本森田療法学会雑誌 21(2)：211-223，2010．に加筆・修正したものである．

引用・参考文献

1) 中村　敬：森田療法の適用拡大と技法の修正．臨床精神医学 32(10)：1153-1159, 2003.
2) 内村英幸：家族的治療構造．内村英幸編・森田療法を超えて　神経質から境界例へ：31-47, 金剛出版, 東京, 1992

解説

パニック症に対する精神療法

　パニック症とは，突然，激しいパニック発作におそわれ，発作がまた起こるのではないかと不安になる病気である．パニック発作とは，激しい動悸や息切れ，窒息感，発汗，身震い，めまいなどの症状が突然生じ，強い不安にとらわれ，「死んでしまうのではないか」という恐怖感も伴う．通常，10分以内にピークに達し，30分から1時間以内に治まる．一度この発作を経験すると，発作のことが頭から離れなくなり，「また発作が起こるのではないか」という不安を強くもつようになる．これを予期不安といい，パニック症は，この予期不安とパニック発作の二つから成り立つ病気といえる．DSM-5でも，パニック発作を繰り返し起こし，予期不安が1ヵ月以上続くことを診断基準としている．また，一度パニック発作を経験すると，発作の起こった場所やそれと似たような状況を避けるようになる．それ以外にも，バスや電車の車内など，発作が起こってもすぐに逃げられない場所や，他人ばかりで助けを求められないような場所へ行くことに不安や恐怖を感じるようになる．このことを広場恐怖といい，パニック症の患者の多くにみられる症状である．広場恐怖が軽いうちは，バスや電車へ乗ることや人込みを避けつつ，必要なときには外出することが出来るが，パニック症が重篤化し広場恐怖も強くなると，不安の対象はますます広がり，家から出ることが出来なくなるなど日常生活に大きな支障を来すようになる．このようにパニック症は，広場恐怖を伴うものと，伴わないものに分類することが出来る．

　当教室では，パニック症に対する精神療法として，主に森田療法を用いている．その治療方針の要旨は，「パニック発作の苦痛に耐え，発作の起こり方から経過を観察すること」にある．否応なく発作の苦痛と向

き合い耐える中で、時間の経過とともに自然に発作が消退してゆくことを体験させるのである．これは森田療法の行動療法的側面であり、苦痛に耐えることが最良の解決法であることを体験的に理解することにより，パニック発作が起こらないよう工夫したり、発作が起こるような場所や状況を避ける行動が予期不安を強くし，かえって発作が起こりやすくなるという悪循環を断ち切るようにする．パニック症の患者は，パニック発作を恐れるあまり、発作が起こらないよう常に意識し行動する中で「また発作が起こるのではないか」という予期不安を強め，ますます発作が起こりやすい状態を作り上げるという悪循環に陥っていることが多い．そのため，パニック発作の苦痛に耐え，あるがままに受け入れることで，悪循環を断ち切り，症状の改善を図るのである．しかしながら，予期不安の強い患者にとって、パニック発作の苦痛を耐えることは受け入れがたい課題となるため，「耐える」ことよりも「観察する」ことを強調することで，苦痛と対峙せざるを得ない状況を作りやすくするとともに，自身の状態をより客観的に認識できるよう工夫する必要がある．発作の苦痛に耐え，客観的に自身の症状を観察し，時間の経過とともに不安が消退してゆくことを体験できれば，それまで恐怖し逃げようとしていたパニック発作への耐性を上げることが出来るのである．また，パニック発作の苦痛に耐えるだけでなく，あえて発作を起こすようにと促す技法を用いることもある．広場恐怖を伴う患者に対しては，不安や恐怖を感じる場所や状況にあえて身を投じるよう促すのである．これを森田療法の用語で「恐怖突入」といい，恐怖し逃げようとすれば発作が起こり，対峙する覚悟で待ち受ければ発作は起こらないことを体験的に理解できるようになる．このような理解もまた，それまで存在していた，予期不安がパニック発作をもたらすという悪循環を断ち切ることにつながる．

　当教室での実際の治療は，入院で行うことが多い．今回提示した症例も，入院での治療例である．入院での森田療法は絶対臥褥期，軽作業期，重作業期，生活訓練期の治療プログラムに分けられるが，パニック症に対する森田療法では，特に絶対臥褥が大きな治療的意味を持つことになる．絶対臥褥期の課題の一つに「不安や症状への苦痛から逃げず，直面

して耐えることが最善の対処法と体得すること」とあるが，これはまさしく前述した治療方針の要旨となるからである．絶対臥褥期にパニック発作の苦痛を覚悟し，今まで逃れようとしていた恐怖に突入する体験をするのである．この際，患者に対する課題の提示としては，「症状がどのように起こり，どのような経過をたどるのか，よく観察するように」といった観察課題の形で提示するよう工夫している．前述したように「耐える」ことより「観察する」ことを強調することで，それまでの逃げの姿勢から，「症状が起きたらよく経過をみてみよう」といった，症状に向き合い客観視する姿勢へと変化が生まれる．このような姿勢から，結果的に発作が起きない，あるいは，仮に発作が起こっても短時間で終息するという体験につながり，さらには発作を恐れ逃げるのではなく，対峙し客観視することが最善の対処法なのだと体験的に理解することへと発展していく．重作業期においては，予期不安に耐え，症状を気にしながら作業に従事する中で，目の前の作業に没頭し，一時的にでも予期不安を意識しない体験を得ることになる．このような体験を繰り返すことにより，意識的に作業に没頭することで，予期不安を意識しない状態を主体的に得られるようになっていく．そして次第に，予期不安があっても意識的に目の前の行動に打ち込むことで対処できることが理解できるようになり，その結果，それまで「不安がなくなればできる」と考え，逆に予期不安を強くし，パニック発作をもたらしていた悪循環を断つことができる．生活訓練期では，作業期の体験を通して獲得した症状に対する理解をより強化していく．復学・復職の準備や退院後の生活設定をし，具体的に取り組む中で，再度症状に対する誤った認識に陥らないよう指導する．また，グループミーティングの中で他患者に対し，自身の治療体験を踏まえた助言を与える機会を持たせることで，森田療法の理解や体得した不安への対処法をより確固なものにさせている．退院後に関しては，通院治療に加え，森田療法の追体験のため2〜3ヵ月おきに数日間，入院してもらい（追体験入院），森田療法の理解や不安への対処法をより強化し，症状の維持・安定を図る取り組みも行っている．

5章　社交不安症/社交不安障害

1

social anxiety disorder (SAD)

社交恐怖の森田療法で典型的な経過を示した症例

1) 症例の概要

症例　Aさん，30代，男性
主訴　仕事でストレスを感じるようになった．
診断　社交恐怖，うつ病
家族構成　妻と長男の3人暮らし
病前性格　人見知り．真面目．
生活歴　2人同胞第2子として出生．発育発達に問題はなかった．大人しい性格で友人は少なかった．中学生のときより，人前で発表する機会で腹痛がおきるようになり，学校では目立つことは極力避けるようにして過ごしていた．地元の高校を成績中位で卒業．推薦で大学に進学し，専門的な技術を身に付け，大学卒業後より地元企業の工学系技術職として勤務した．職場で知り合った妻と恋愛結婚し，1年後に長男が生まれ，現在は妻と子どもの3人暮らし．
現病歴　X-1年，勤務部署の異動に伴い，自分の専門以外の仕事をすることになった．それまでなかった社外の人との打ち合わせや話し合いの機会が多くなり，ストレスを強く感じるようになった．会議で発言を求められると強い緊張感から頭が真っ白になり，ほとんど話が出来なかった．そのような会議の後では，自分の不甲斐なさに自責的になり，落ち込んでいた．出社することが負担になってきたため，地元の精神科クリニックを受診し，社交恐怖と診断され，SSRIによる薬物療法を受けたが改善は乏しかった．集中力低

下や意欲低下も出現し，会社を休職．その後も症状の改善がみられなかったため，X年，当院当科を初診し，精査加療の目的で入院となった．

入院時所見 表情は比較的柔らかく，時折笑顔も見られた．希死念慮は認められなかったが気分の落ち込みは自覚していると話した．入院治療に対しては，「やる気が出なくて仕事が出来ないのを治したい」と話した．
- 入院時処方：ミルタザピン 45 mg，ブロチゾラム 0.25 mg
- 入院時心理検査：Liebowitz Social Anxiety Scale（LSAS）恐怖・不安合計 56 点，回避合計 43 点，ハミルトンうつ病評価尺度（HAM-D）21 点，Montgomery-Åsberg Depression Rating Scale（MADRS）28 点

2) 治療経過

治療経過を以下の 3 期に分けて提示する．
1) 緊張しながら集団作業に従事した時期（絶対臥褥期～重作業期 3 週目）
2) 他者の話の内容に注意を向ける課題に取り組んだ時期（重作業期 4 週目～8 週目）
3) 緊張しながら意思伝達をする課題に取り組んだ時期（重作業期 9 週目～退院）

治療構造 週 1 回の個人面接と集団精神療法（森田療法ミーティング）．

1) 緊張しながら集団作業に従事した時期（絶対臥褥期～重作業期 3 週目）

入院時，抑うつ気分，意欲低下も見られたため，薬物治療を行いながら，約 1 ヵ月の休養を指示した．1 ヵ月後，病棟スケジュールにも参加できる程度になってきたため，改めて現在の症状を聴取したところ，「相手に不快感を与えるのではないか」という不安や，「人の評価を気にして行動に移れない」という他者からの評価に過敏な様子がうかがえた．そこで，診断を社交恐怖とし，森田療法を適用することになった．

森田療法の導入に当たり，＜人と緊張するのはどうしてだと思いますか？＞とAに問いかけると，「きっと失敗したくない，人と上手く関わ

りたいという思いが強いからだと思います」と応えた．これに対し，＜人と上手く関わりたいという思いが強いからこそ，人の前で緊張感も強くなる．しかし，この気持ちが無いと，人と上手に関わることも難しい．つまり，人と関わる上で緊張感は大事なのです．緊張感を持ったまま，あなたの望む方向へ進むようにする．緊張感を持ったまま人と関わるようにすることが大切です＞と説明した．その上で，＜緊張しながら集団にとどまること，人の話をよく聞くこと＞の2点を課題として提示した．さらに活動意欲を向上させる目的で，絶対臥褥からの森田療法を導入した．

　臥褥開始から3日目辺りまでは，「特に変わりはありません」と話し，穏やかに過ごしていた．しかし，臥褥4日目から「本当に退屈です．動きたくて仕方ありません」と話すようになった．＜そのまま軽作業期まで過ごして下さい＞とだけ伝え，臥褥を継続した．臥褥6日目には，「集団の中で動くことに対する不安があります」と話していたものの，「この退屈な状態を早く終わらせたいです」とも話していた．予定通り，7日で臥褥を終了し，軽作業期へ移行した．

　軽作業期1日目では，「臥褥は本当に退屈で辛かったです．動きたい気持ちがとても強くなりました」と話した．治療者は，臥褥を乗り切ったこと労い，今後の作業に向けて，再度治療課題を伝えた．軽作業期は3日で終了し，重作業期へ移行した．

　重作業期1週目，集団精神療法で，日々の病棟スケジュールやその前後の準備や片付けに積極的に参加し，身体が疲れて睡眠状態が改善したことが報告された．緊張したまま集団にとどまり，スケジュールに参加するということは実践出来ていた．一方，人の話をよく聞くということに関しては，「人と対峙するとどうしても緊張を意識してしまって…課題が飛んでしまいます」と話していた．これに対し，＜考える前に，人の話をよく聞くことです．なぜ人の話をよく聞く必要があるかというと，他の人の話に注意を向けている間は，頭の中で堂々巡りが起きないからです．相手に悪く思われているのではないかと思うと，相手に近づけないのですが，それは自分の想像でしかないのです＞と伝えると，「内心では相手はそう思っているのではないかって思ってしまって…」

と訴えた．＜相手の内面を推論するのはもっと後の問題です．相手の話を十分に聞けるようになって，初めて相手の内面が推論出来るのです．対人緊張のある人達は，その順序が反対になっているのです．今は嫌々で良いので人の傍にいて，話をよく聞くことです＞と再び課題を明確にして伝えた．

重作業期3週目，日記に病棟行事で緊張し，嫌な顔をしながら参加したということが書かれていた．これに対し，＜あなたは正直ですね．しかし，嫌な顔をしてやるのと，嫌な顔のまま必要なことをやらないのとでは大違いなのです．それで良い，今のままで良いのですよ＞とコメントした．またその行事で，「最後の方では緊張も解けて楽しめた」といった記載も見られたため，＜そのような経験が何より大切です．緊張が嫌で避けていると，緊張はますます大きくなりますが，緊張のままに行動していると，緊張は解けてくるものです＞とコメントした．

2) 他者の話の内容に注意を向ける課題に取り組んだ時期（重作業期4週目〜8週目）

重作業期5週，森田療法グループのサブリーダーになり，病棟スケジュールについてスタッフと相談する機会が増えた．スタッフと話をする際にも，スタッフの言うことをよく聞くということを意識するように指示し，Aはこれを実践していった．

重作業期6週目，集団精神療法で「人の話をよく聞くということを心がけてここまでやっています．自分がいかに今まで人の話をよく聞いていなかったかがわかってきました」と報告した．＜対人緊張の根幹は，話の内容ではなくて話し方や口調，表情に気を取られて，不安な気持ちから歪んだ解釈をしてしまうところにあるのです．誤った解釈にならないためにも，目の前の話に注意を集中することを繰り返して下さい＞と伝えた．サブリーダーになって，レクリエーションなどの病棟スケジュールの活動内容を，参加者に対して説明する機会も出てきたが「緊張しながらなんとかやっています」と話し，緊張感を持ったまま行動することが出来ていた．

重作業期7週目，集団精神療法で「他の患者さんとの会話の雰囲気

が楽しいと感じることが出てきました」と報告した．＜その場で相手が変な雰囲気になったりしている様子はありましたか？＞と尋ねると，「実際に相手の反応が悪かったり，『何言ってるの？』というようなことを言われたりしたことはありませんでした」と応えた．＜事実はそういうものです．事実を何よりも大切にして下さい．あなたと話をしていて，一般的な他者の反応はそういうものだということです．緊張したり怖かったりしても他者と一緒にいて，一生懸命人の話を聞いていると，いつの間にか楽しくなっていたりするものです．ただし，会話は安心を求めるためにするものではありません．安心したり楽しかったりするのは結果でしかないのです．安心感を求めると周囲の反応を気にし過ぎて，やっぱり自分は支持されていないという誤った結論に戻ってしまいます．会話で一番重要な目的は，必要な情報をやりとりすることだということを忘れないで下さい．緊張しながらそれを続けて慣れていくことが第一です＞と伝えると，Ａも納得していた．

　重作業期8週目，個人面接の場で，「サブリーダーとして病棟スケジュールを盛り上げることが難しい」と話した．＜場を盛り上げるというのはなかなか難しいことです．まずは，場の設定をしっかりするように心がけましょう．ゲームのルールやチーム分けをしっかり説明するとか，畑作業でどういう作業をするのかとか，そちらをしっかり伝えることが第一です＞と伝えると，「なるほど…わかりました」と言い，実際に実行に移していった．この頃の日記には会話や話を聞くことについての記述が少なくなっていたため，その点も指摘すると，「そうですね．最近こだわらなくなってきたかもしれません．その場で終われるようになってきたというか…」と話していた．

3) 緊張しながら意思伝達をする課題に取り組んだ時期（重作業期9週目〜退院）

　重作業期9週目，森田療法グループのリーダーとなった．集団精神療法では，森田療法グループの人数が増えて緊張しているということが話されたが，＜他の人も同じです．新しい人も緊張している．あなただけが緊張しているのではないのですよ＞と伝えた．「リーダーとして他

の患者さんに説明をしたりする機会が増えたが，なかなか思うようにはいかないです．声がぼそぼそとしてしまいます」と話したため，＜必要なことをしっかり伝えることは大切なことなので，ぼそぼそした声にならないように低い声でゆっくり話して下さい＞と具体的な指示を与えた．これに対し，「いざその場になると頭が真っ白になって忘れてしまう」と訴えたため，＜物事が最初から思うように上手くいくということはありません．病棟の中で失敗することはあっていいのです．失敗したら次の工夫を考えて，失敗を笑い話にしていければいいのです＞と試みを継続するように促し，次第に意識して実行出来るようになっていった．

　重作業期 10 週目，個人面接の場で，「集団に対する緊張感よりも，今はリーダーとしての仕事をしないといけないということに精一杯になってしまいます」と話した．A はそのことが良くないことのように話していたため，＜その精一杯ということが，緊張しないで伝えようとか，上手く伝えようとか，自分のことに意識が向いて堂々巡りをしている状態とは違うものなのですよ．目の前のことに集中している，目的本位の姿勢になっているということです＞と伝えると，「あー…そうなんですね」と腑に落ちた様子だった．

　重作業期 11 週目，集団精神療法で，「低い声でゆっくりと伝えるということを継続して取り組んでいます．それでも，自分が話しているときの周囲の雰囲気が気になってしまいます．何かつまらないことを言っているのではないか，などと考えてしまいます」と報告した．＜コミュニケーションで大切なことは雰囲気ではありません．情報のやりとりです．自分が伝える必要のある情報をきちんと伝えることに意識を向けて取り組んで下さい＞と再度説明した．重作業期 11 週目でリーダーを継続しながら生活訓練期へ移行した．

　生活訓練期 1 週目，外泊して会社と復職の打ち合わせをしてくることを課題とした．個人面接では，「復職することが近づいてきて，会社のことについて不安が出てきました」という話も聞かれたため，＜生活訓練期の時期になって不安が出てくるのは当然です．それは会社に戻ることになるという現実に対する不安です．不安を持ちながら目の前のやるべきことを着実にこなしていきましょう＞と伝えた．病棟にいる間は

リーダーの仕事を続け，Aなりに低い声で必要なことを伝えるということに継続して取り組んでいた．

生活訓練期2週目，Aは，会社と連絡を取り，復職の準備のために外泊して会社へ話し合いに行った．外泊後の集団精神療法では，「会社へ行く前には緊張しました．それでも必要な話し合いはしてきました」と報告し，必要な手続きを取ることが出来ていた．「話をするときには雰囲気を気にすることもありますが，とにかく必要なことを伝えるよう心掛けています」とも話し，治療者はこの取り組みを評価し，継続するよう促した．

生活訓練期3週目，外泊以外の時間に，一緒に作業をしている森田療法メンバーのためにAなりの具体的なアドバイスをまとめた冊子を作成した．これを受け取ったメンバーがとても感謝し，Aも嬉しそうにしていた．＜あなたの神経質がよく活かされた配慮をしましたね＞と治療者からも伝えた．

生活訓練期4週目，具体的な復職の日程も決定したため，入院5ヵ月で退院となった．退院後は元の職場に戻り，仕事に従事している．

- 退院時処方：ミルタザピン 45 mg，ブロチゾラム 0.25 mg
- 退院時心理検査：LSAS 恐怖・不安合計 33 点，回避合計 4 点，HAM-D 2 点，MADRS 2 点

3) 考　察

元来の対人緊張に加え，職場でのストレスを契機に社交恐怖とうつ病を発症した症例である．社交恐怖の患者に対し森田療法を導入する際，臥褥は十分な退屈感を味わわせ，緊張感があっても「活動したい」という生の欲望を賦活するために用いられる．本症例では，そのねらい通りに退屈感を十分に味わわせることができた．社交恐怖の患者では，臥褥の終了が近づくと，集団の中へ入ってくことの不安を訴えることがある．この不安は，人と関わる機会が間近に迫ることで生じる現実的な不安であり，その不安のまま作業期へ移行して行動していけるようにする．そのためにも，十分な退屈感を味わい，活動意欲が賦活されていることが

重要となる．

　森田療法導入に先立ち，緊張感は「人から良く思われたい」，「評価されたい」という生の欲望の裏返しであり，必要なものであるという説明を行っている．この説明があって初めて，「緊張感を持ちながら集団にとどまる」という課題を提示出来る．しかし，経過からもわかる通り，その説明だけで症状に対するとらわれが消失することはない．症例Aも重作業期の初期は緊張しながら集団にとどまるという課題を意識しつつも，「自分が今緊張しているかどうか」が最大の関心事となっていた．これに対し，緊張しながら集団にとどまる試みをしていることを評価し，必要な作業へ集中することを促すような介入を行っていく．次第に作業へ集中するようになると，その間は緊張感を意識しないでいることに気がついたり，緊張していても必要な作業はこなすことが出来るという事実に気がついたりするようになる．これはパニック症の治療でみられる経過と同様である．

　また，「人の話を良く聞く」という課題についても，経過で示したような説明を加えて患者に提示する．症例Aの経過からわかる通り，この課題は初期から終盤まで一貫して取り組む必要のあるものである．社交恐怖をはじめとした対人緊張のある患者では，対人関係場面で自らの振る舞いに注意が向くことが癖になってしまっている．この癖が社交恐怖の症状形成の悪循環の根幹であるため，この課題は最後まで繰り返し提示し続ける必要がある．

　森田療法グループのリーダーになると，否応なく他者へ情報を伝達する必要が出てくる．具体的には，病棟スケジュールの説明を参加者に行ったり，スタッフとスケジュールの内容を話し合ったりする作業が加わる．重作業期を通じて，「緊張しながら集団にとどまる」，「人の話を良く聞く」という課題をある程度達成出来て初めて，この段階に入ることが出来る．症例Aもそうであったように，初めはこの役割を上手くこなすことは出来ない．治療者はその点にも配慮し，最初から完璧に出来る人などいないということを伝えていく．この点も「完璧でなければ何も出来ない」という神経質の誤った認識を修正する行動的，認知的な介入である．このような介入を加え，「低い声でゆっくり話す」という

ような具体的な対応策も提示していく．症例Aは試行錯誤しながら必死でリーダーの仕事をこなし，試行錯誤の必死さの中で，緊張感を忘れて人前で話をしている自分がいることに気づいた．しかし，症例Aは，そのような自分の姿に満足していなかった．これも，神経質な患者にありがちな「自分の理想通りに出来なくては駄目だ」という完璧主義的な考え方である．これに対し，治療者は，症例Aが一生懸命になっていたことで，注意が症状から外れていた点を指摘した．一生懸命に物事をこなしている状態とは，目前のことに集中している状態であり，森田療法で目標としている姿である．このような点を指摘することで，患者の「理想」を崩し，現実的な自分の姿に気がつくきっかけを作ることが出来る．

　生活訓練期に入り，退院が近づくと実社会に戻ったときの不安を口にするが，これは森田療法を施行している患者に一般的な反応である．社会へ戻ることの不安は，現実的な不安であり，その不安は自然な反応である．この点を患者にも伝え，不安のまま社会復帰の手続きを淡々と進めていくように指導する．症例Aも不安はを持ちつつ，この課題を進め，退院となった．退院時のLSASでは恐怖・不安の得点は治療の前後で10点前後の違いしかないが，回避の得点は大きく減少している．この結果は森田療法が目標としている結果をよく示している．すなわち，不安・緊張はそのままに，やるべき行動をする（回避しない）という目標である．以上，社交恐怖の森田療法で典型的な治療経過を紹介した．社交恐怖の森田療法に関する詳しい治療課題などに関しては，葛西ら（2002），星野ら（2006）の文献も参照されたい[1,2]．

引用・参考文献

1) 星野良一，他：浜松医科大学精神神経科における森田療法と治療成績．日本森田療法学会雑誌 17（2）：147-167，2006．
2) 葛西英二，他：社会恐怖に対する森田療法の治療戦略の再検討．日本森田療法学会雑誌 13（2）：141-146，2002．

2 社交不安症の認知行動療法

1 はじめに

　社交不安症（social anxiety disorder: SAD）の発症にはさまざまな要因が関わっていると考えられるが，SAD の patient（Pt）の中には，過去の対人場面におけるトラウマティックな出来事が，'破局的な自己イメージ'や'否定的な信念'の形成・発展に大きく関与していると考えられるケースがある．そのような Pt の場合，過去に受けた他者からの反応が，現在の自分に対しても向けられるかのように感じてしまう．なぜなら Pt は，過去のトラウマティックな出来事による限られた情報でしか，現在の出来事を処理できていないためとされる[1]．

　以下に，友人に口臭を指摘されたことから「口臭がある」という自己イメージや「私はきしょい（気色悪い）」という信念が形成され，SAD へ発展したと思われる症例に対して行った認知行動療法（cognitive behavioral therapy: CBT）を紹介する．

2 症例の概要

症例　Y氏，40代，男性
主訴　社交場面での不安症状（顔がひきつる，早口になる，吃る，声が震える，手や膝が震える）を減らしたい．減薬したい．
診断　社交不安症
家族構成　両親と3人暮らし
生活歴および現病歴　A県で同胞2人の第2子として出生．幼稚園，小学校

にかけては友達も多く活発なタイプだった．中学では野球部副キャプテンを務め，成績も良かったが，中学2年の頃に，友人とケンカをしていた際に口臭を指摘されたことがきっかけとなり，対人場面での不安が出現した．高校入学後はさらに対人不安が高まり，ほとんど誰とも話さずに過ごした．また，勉強をすると胃痛，手に汗をかくなどの症状が出始め，成績が急降下した．この頃より，B大学病院精神科外来に通院，薬物治療を開始．同時期に高校を中退している．

　高校中退後は通信制高校に通い，3浪換算で大検に合格．有名私立大学に進学するも，特定の授業についていけなくなり，6年かけて卒業．個人塾の講師を2年間勤めた後，修士課程（文系）へ進学，ここでも単位取得に時間がかかり4年かけて修了した．大学や大学院時代は，特にゼミの発表・輪読場面での不安・緊張が強く，直前に抗不安薬を服用するなどして対処していたが，薬効が切れたと感じると不安が高まり，顔が引きつり，声が震え，アドリブが利かなくなるなどしていた．また，この頃より女性と話すことができなくなり，道で知り合いに会っても見つからないように逃げたりしていたという．

　大学院修了後，大手学習塾に勤務したものの対人緊張が強く，処方されていた内服薬・頓服薬を連日最大量服用，結局4ヵ月で自主退職した．その後は家庭教師のアルバイトを細々と続けていたが，ここ3年間は無職となり，医療系大学の受験を目指して受験勉強中心の生活を送っていた．社交不安症状は，薬剤の処方変更などで一時期より軽減していたものの持続していたため，今回主治医よりSADのCBTを紹介され，本人の希望もありセッション開始となった．

3） CBTセッションの構造

　事前に2セッションかけてアセスメント面接を行い，これまでの経過に伴う辛さや生活上の困難などを傾聴しながら，ライフチャートの作成，SADの疾患教育，CBTの心理教育および目標設定を行った．続いて，Clark（クラーク）らが開発した認知モデル[2]に基づくCBTを行った．セッションは毎週1回60～90分，臨床研究のため料金は無料で

あった.
　Y氏に対して実施した16セッションの構成は以下の通りである.

#1	個別モデルの作成
#2	安全行動と自己注目の検討
#3	内部情報に基づく自己イメージの修正（ビデオフィードバック）
#4	注意トレーニング
#5	漠然とした不安への対処①
#6〜8	行動実験
#9	これまでの振り返りと今後の方向性の検討
#10	最悪な事態に対する他者の解釈の検討（世論調査）
#11	漠然とした不安への対処②
#12	出来事の前後で繰り返し考えることの検討（予期不安と反すう）
#13〜14	自己イメージと結びつく記憶の意味の書き直し
#15	残っている信念・想定の検討
#16	再発予防

　本稿では，16セッションの中でも特にY氏の症状改善に大きな役割を果たしたと思われる部分を中心に，#1個別モデルの作成，#2〜3安全行動と自己注目の検討による自己イメージの修正，#6〜8の行動実験，#13〜14自己イメージと結びつく記憶の意味の書き直しセッションを紹介する.

4) CBTの実際

1）個別モデルの作成（#1）

　#1は「社交不安の問題を維持する'悪循環'に気づく」ためのセッションであることをY氏に説明した上で，Clarkらの認知モデルに沿った個別モデルを，ホワイトボードを用いてY氏とともに作成した（図1）.

```
┌─────────────────────────────────────────┐
│ ①社交場面  ファーストフード店で注文する │
└─────────────────────────────────────────┘
                    ↓
   ┌ ─ ─ ─ ─ ─ ─ ─ ─ ─ ─ ─ ─ ─ ─ ─ ─ ─ ─ ─ ┐
    信念 ・もし私の不安に気づかれたら，マイナス評価を下されるだろう
         ・私は皆に好かれる必要がある
   └ ─ ─ ─ ─ ─ ─ ─ ─ ─ ─ ─ ─ ─ ─ ─ ─ ─ ─ ─ ┘
                    ↓
┌─────────────────────────────────────────────┐
│ ②自動思考  口臭に気づかれたら格好悪い．不快に思われるだろう． │
└─────────────────────────────────────────────┘
```

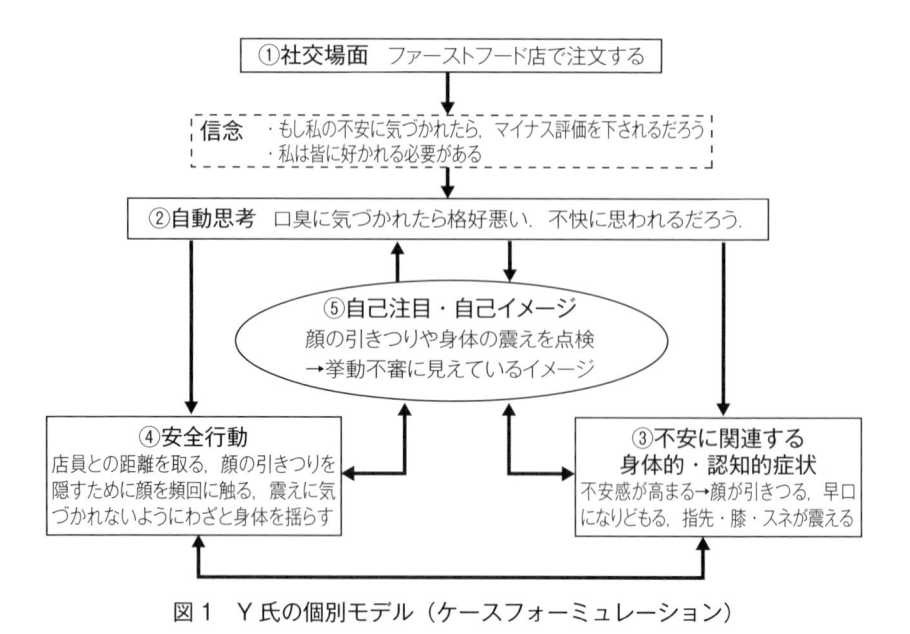

図1　Y氏の個別モデル（ケースフォーミュレーション）

　図1に示したように，Y氏は「ファーストフード店で注文する」などの社交場面で，「店員と距離が近いとまずい．口臭に気づかれたら格好悪い．不快な人と思われるだろう」というような自動思考が生じていた．そう考えると「不安感が高まり，顔が引きつり，早口になって吃り，身体各部が震える」などの身体的・認知的症状が表れ，顔の引きつりや身体の震えに注意が自分へと向く'自己注目'の状態となって「自分は相手から挙動不審に見えているのではないか」という否定的な自己イメージにつながっていた．さらに，恐れている最悪の事態を防ぐために「店員と1 m20 cmくらい距離を取る，顔の引きつりを隠すため頻回に顔を触る，震えに気づかれないようにわざと身体を揺らす」などの安全行動を取る，という悪循環が生じていた．また，このような悪循環が維持されている背景には，「私は皆に好かれる必要がある」「もし不安に気づかれたら，マイナス評価を下されるだろう」などの信念があることが，その後の話し合いで明らかとなった．

　以上の個別モデルを参考にしながらSADの心理教育を行い，社交場面で生じている悪循環を，これからのCBTを通して少しずつ良循環に

変えていくことを，Y氏と共有した．

2）安全行動と自己注目の検討による自己イメージの修正（#2～3）

　安全行動とは，恐れている事態を回避しようとして行っている行動のことである．SADのPtは，安全行動をすることによって不安を緩和しているつもりのため，安全行動が悪循環を維持させていることに気づくことが難しい．そこで#2～3では，安全行動が却ってY氏の不安を高めてしまっているという悪循環に気づいてもらうため，Y氏の安全行動・自己注目について検討を行った．

　#2では，①安全行動と自己注目をするいつものパターンと，②安全行動・自己注目をしないでみるパターンを，セラピスト相手に演じてもらうことで再現し，両者の違いを体験してもらった．セラピストが店員役となってロールプレイを実施した結果（**表1**），Y氏は「安全行動をする方が，しない場合よりも不安が大きく感じられる」などに気づくことができた．

　#3では，Y氏自身の内的情報に基づく自己イメージが，現実の自分の姿とは異なることに気づき，自己イメージを修正するために，#2で行った2パターンのロールプレイの録画ビデオを視聴するというセッションを行った．まずビデオ視聴前に，ビデオに映っているであろう自分の姿について予想してもらうと，Y氏は「どちらの自分も挙動不審で怪しげな姿に映っていると思うが，安全行動をしない場合の方が，より挙動不審に映っていると思う」と述べた（**表2**）．そこで，視覚的な検討を行うために，安全行動をしない場合の挙動不審な自己イメージ（頬や口角が下がり，目が小さくなって腫れているなど）を，イラストに描いてもらった（**図2，3**）．

　続いて，自分の姿が実際に他者の目にはどのように映っているのかを確認するために，ビデオに映った自分の姿を客観的に観察してもらった（**表3**）．映像を見たY氏は，「安全行動をしている自分は舞い上がっていて緊張している印象」だが，「安全行動をしていない自分は少し照れているが不安はなさそう」と述べ，安全行動をしない方が客観的には自然体に見える，ということを発見した．また，事前にイラストに描いて

表1　安全行動と自己注目の検討（ロールプレイ後）

ロールプレイ後の検討内容	安全行動あり	安全行動なし
恐れていた最悪の事態は起こったか（0～100）	70	80
やり取りの間どのくらい不安を感じたか（0～100）	70	50
出現した不安は，予想した不安より大きかったか	No	No
上手に振る舞えたと思うか	Yes	Yes
『相手にどんな印象を与えているだろうか』というイメージを体験したか	No	Yes

表2　内的情報に基づく誤った自己イメージ（ビデオフィードバック前）

①どのような自分の姿（イメージ）が映っていると思うか？
②どのような不安症状が観察できると思うか？
③どの程度映っていると思うか？（0～100）
④自己イメージを他人が見たら，どういう反応をすると思うか？

安全行動をしている姿（予想）	安全行動をしていない姿（予想）
①挙動不審で怪しげ	①左同（挙動不審で怪しげ）
②目が泳いでいる，顔が引きつっている，肩が上がっている，小刻みに動いている，顔を繰り返し触っている（顔の引きつりなどがある程度ごまかせている）	②不自然な感じで，笑っている，口角や頬が下がっている，目が小さくなってまぶたが腫れている，猫背になっている（ごまかせていないから，挙動不審が出ている）
③55％程度映っている	③75％程度映っている
④気づく人は気づく，緊張している，怪しい	④怪しい，おかしな人

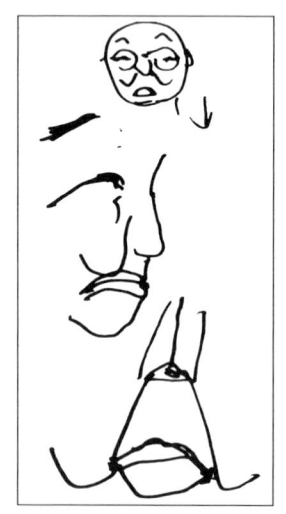

図2　口角や頬が下がっているイメージ

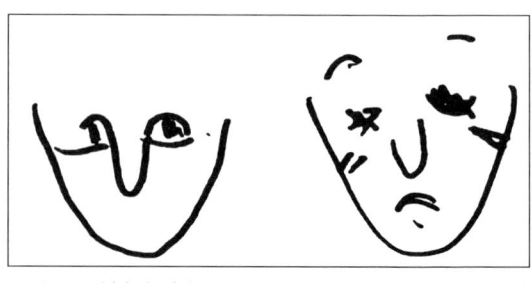

図3　目が小さくなってまぶたが腫れているイメージ

表3 客観的に見た現実的な自分の姿(ビデオフィードバック後)

①予想した自分の姿(イメージ)が映っていたか?(0～100)
②どのような不安症状が観察できたか?
③自己イメージがどの程度映っていたか?(0～100)
④ビデオを見る前の自己イメージを浮かべると,どのくらい辛いか?(0～100)
⑤ビデオに映っていた姿を他人が見たら,どういう反応をすると思うか?

安全行動をしている姿	安全行動をしていない姿
①80%(笑い方が怪しい,ぺこぺこし過ぎ)	①15%(普通,動揺していない,ぺこぺこしていない,距離が自然)
②しわの入り方が妙に深い,顔が赤い,ちょこちょこ動いている	②不安がなさそう,少し照れていた
③100%に近い	③20%
④75%	④30%
⑤舞い上がっている,緊張しているな	⑤普通だな

おいた自己イメージと異なり,実際には頬や口角は全く下がっておらず,目の状態も変わらないということも確認することができた.

セッション終了直後のY氏は,これまで持っていた自己イメージと実際の姿のギャップに驚きを隠せない様子であったが,次のセッションでは「安全行動をすると却って挙動不審に映ると分かったので,それ以来安全行動はしないようにしている」と述べた.またその頃Y氏の方から,コンビニエンスストアでアルバイトを開始したとの報告を受けた.

3) 行動実験(#6～8)

#6～8では,行動実験を行った.行動実験は,「社交場面において恐れていることが実際には起こりにくく,ありのままの自分でも他者に受け入れられる」ことにPtが気づいていくことを目的に,面接室の外に出て繰り返し行った.

初回は,コンビニエンスストアで通常は異性が購入する類いの商品を買う(女性のtherapist(Th)がコンドームを購入し,Y氏がパンティーストッキングを購入する)という実験を行うこととなった.Y氏の実験前の予測としては,「店員に'この人は何だろう''アンバランスで適切じゃない'などと思われ,マイナス感情を持たれるだろう」また「内心そのように思ったとしても,多くの人はハッキリと態度に出したりしな

いだろう」というものであった．

　行動実験を行った結果，Y氏の予測通り，店員の態度に変化は見られなかった．しかしY氏は「相手が不快に思っているかどうかは目の色を見れば分かる」と述べ，こころの読み過ぎ（マインドリーディング）が，Y氏の不安を高めている可能性が推察された．そこで，「Thの目を見て気持ちを読むことができるか？」という実験を面接室内で行いながら，「相手の気持ちは読めることもあるが読めないこともある」というグレーゾーンを意識することで不安が低減する可能性を伝えた．また，対人場面で「相手は自分のことを不快に思っている」という自動思考が浮かんだ際には，「しかし不快に思っていないかもしれない」というように，別の可能性も考えてみると良いのではないかと話し合った．

　#6～8にかけて，Y氏が不安を感じる社交場面での行動実験を複数回計画・実施したことで，Y氏は「今までは，常に常識的な行動をしなければならないと思ってきたが，例外もOKなのだと思えるようになった」と述べた．また，社交場面でマインドリーディングをし過ぎてしまう傾向を，徐々に意識できるようになっていた．

4）自己イメージと結びつく記憶の意味の書き直し（#13～14）

　これまでのセッションを通してY氏の中には「私は皆に好かれる必要がある」という極端に高い基準や，「もし不安や口臭に気づかれたら，マイナス評価を下されるだろう」という条件付信念，さらには「私はきしょい（気色悪い）」という無条件の信念があることが確認されていた．この無条件の信念には，子どもの頃に友人から口臭を指摘されたというトラウマティックな体験の記憶が大きく影響していると考えられたため，#13～14では，以下の手順で自己イメージと記憶の意味を同定し，記憶の意味を書き直すという作業を行った．

　まず，現在の社交場面で繰り返し浮かぶ自己イメージについてY氏に確認すると「顔がひきつり，どもっていて，口臭があり，胃がムカムカしている感じ」と語った．次に，そのイメージを初めて感じた出来事を問うと，「小学校6年生の頃，教室の中で隣の席の友人と会話をしていた際に突然，くせーんだよ！と吐き捨てるように言われた」という初

期記憶が語られた．これらの自己イメージと初期記憶の意味について尋ねると，「口臭があることで，自分の人間としての評価が下げられる」という一文に要約された．

続いて，要約された一文（信念）とは別の新たな信念とその証拠を，これまでのセッションで集めた証拠をもとに挙げてもらった．Y氏は新たな信念として「口臭はあっても良い／口臭があっても人間としての評価は下げられない」というものを挙げ，それらの証拠として「人は誰でも，歯を磨かなければ口臭は強くなる」「当時の自分は，歯磨き粉が辛いのが嫌で，全然歯磨きをしていなかった／フルーツ味の歯磨き粉が欲しかったが，母親に買って欲しいと言えなかった」「世の中には，口臭が強くなる病気を持っている人もいるが，だからといって人としての価値が下がるものではない」などをリストアップした．

#14では，当時の出来事の追体験による「記憶の意味の書き直し」を，3つのステージに沿って行った．まずは小学校6年生の自分に戻って，そのときの出来事を，今ここで起こっているかのように思い起こして現在形で語ってもらい（ステージ1），次に同じ場面を，その場にいて出来事が展開するのを目の当たりにしているかのように，客観的に語ってもらい（ステージ2），最後に同じ場面を，今度は賢い年長の自分として追体験しつつ，登場人物（小6の自分や友人）に介入したり共感したりしながら語ってもらった（ステージ3）．ステージ3でY氏は，小6当時の自分に介入し，「口が臭いと言われて辛いよね．でも大した臭いじゃないじゃん．気にすることないよ．気になるなら歯磨きすればいいよ．イチゴ味の歯磨き粉を使うように（母親に）言ってあげようか？」などという共感的な言葉かけができた．

ステージ3終了後には「感動する映画を見終わった後のような不思議な感覚」「口臭を気にし過ぎるのは良くない，少し気にする程度でいいんだ，今まで気にし過ぎていたんだということが，実感として分かった」などの感想が語られ，これまでの自己イメージと強く結びついていた記憶の意味が，Y氏の中で書き直された様子が窺えた．

5　結　果

16セッションを終えてY氏は,「CBTを受けてとても楽になった. 以前は口臭を気にして人と話ができなかったが, 今はそれほど気にしていない」と語った. 症状評価尺度(図4)については, 社交不安の症状を評価するLSAS(Liebowitz Social Anxiety Scale)[3]が79 (#1) から28 (#16)と, カットオフ値30を下回り, 抑うつ状態を評価するPHQ-9(Patient Health Questionnaire-9)[4]は5 (#1) から0 (#16), 全般的な不安を評価するGAD-7 (Generalized Anxiety Disorder Questionnaire-7)[5]も6 (#1) から0 (#16) と, いずれも正常範囲内となっていた.

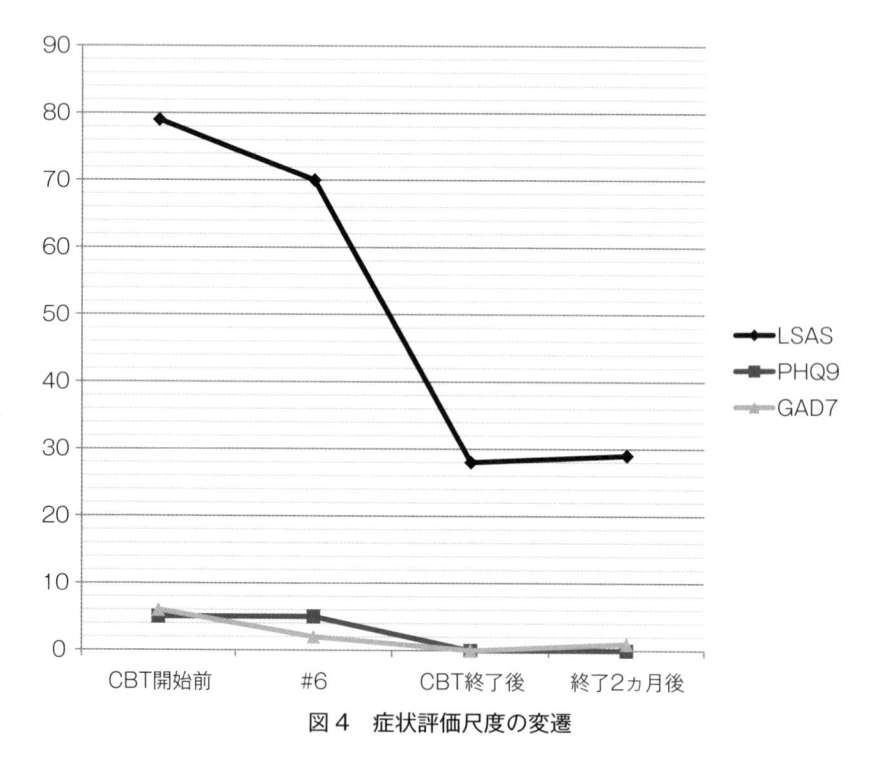

図4　症状評価尺度の変遷

6　おわりに

本稿では, Clarkらの認知モデルに沿ったSADのCBTの実際を一部

紹介した．Y氏の場合は，口臭に対する他者からの否定的解釈の予測が社交不安症状の主な原因となっていたが，Clarkモデルに沿ってCBTを進めた結果，社交不安の症状のみならず口臭の訴えも緩和された．

CBTの中でも，Ptの認知を強く揺さぶるセッションは個々のPtによって異なるが，Y氏の場合，口臭を指摘されたという過去のトラウマティックな体験が，現在の自己イメージや信念に影響を与えていたため，「自己イメージと結びつく記憶の意味の書き直し」セッションが特に有効であったものと考えられる．

また，本稿では紹介できなかったが，CBTの途中でY氏の方から「漠然とした不安があって辛い」という訴えも聞かれるようになったため，「漠然とした不安への対処」というセッションを複数回追加したところ，最終的にY氏は，抗不安薬に頼らずさまざまな不安に対処できるようになった．このように，実際の臨床場面では，Ptの訴えや症状によってセッションを追加したり修正したりすることが必要となる．効果的なCBTを実践する上では，Ptのニーズに合わせて，セッションを柔軟にカスタマイズしていくことが大切であると考える．

引用・参考文献

1) 吉永尚紀，清水栄司：平成22～24年度厚生労働科学研究費補助金（こころの健康科学研究事業）「精神療法の有効性の確立と普及に関する研究」総合研究報告書（研究代表者　大野裕），Clark & Wellsモデルに基づく社交不安障害の認知行動療法・治療者用マニュアル，pp108-129, 2013.
2) Clark DM, et al: A cognitive model of social phobia. In: RG Heimberg, et al.(Eds.) Social Phobia: Diagnosis, Assessment and Treatment. New York: Guilford Press, pp69-93, 1995.
3) Heimberg RG, et al: Psychometric Properties of the Liebowitz Anxiety Scale. Psychol Med 29: 199-212, 1999.
4) Kroenke K, et al: The PHQ-9: Validity of a brief depression severity measure. Journal of General Internal Medicine 16: 606-613, 2001.
5) Spitzer RL, et al: A brief measure for assessing generalised anxiety disorder: The GAD-7. Archive of Internal Medicine 166: 1092-1097, 2006.

解説 ① 社交不安症に対する精神療法

　社交不安症とは，職場や学校，近所付き合いなど，社会的な場面において強い不安や緊張，恐怖を感じることが特徴的な症状の精神疾患である．人前で何かする，初対面の人に会うといった状況では，だれしも多かれ少なかれ緊張するものだが，社交不安症では，その緊張が度を超しているがため，極度の苦悩を抱え，社会生活に支障を来すことになる．人前で何かすることに対し恐怖を感じるだけでなく，対人接触そのものに恐れを抱くようになることもあり，このような状態を我が国では対人恐怖とよんできた．社交不安症と対人恐怖はまったく同一のものではないが重なるところも多く，どちらも家族やごく親しい友人などと過ごす，ごくプライベートな場面では問題を生じないことが多いため，疾患であると認識されず「あがり性」，「性格の問題」などと片づけられてしまう傾向にある．また，不安や恐怖などの精神症状だけでなく，緊張する場面では赤面や発汗，動悸，息苦しさ，手や声の振るえなどの身体症状を伴うことが多く，これらの症状を意識し出すと緊張し「また症状が出てしまう」と恐れ，さらに緊張を高めるという悪循環に陥りやすい．その結果，緊張する場面や人との接触を回避するようになり，そうした行動が積み重なることで，社会的な評価を損ねたり，社会から孤立してしまうことこそが，社交不安症がもたらす最大の弊害といえる．

　当教室では，社交不安症に対する精神療法においても森田療法を用いている．森田療法の基本的な原理については，パニック症に対するものと同様であるが，社交不安症に対しては，緊張や不安を感じながら対人場面に臨むという「恐怖突入」を治療戦略として用いている．不安や緊張を感じながらも，森田療法グループの一員として，他のメンバーや作

業療法士，看護師などに対し，作業に必要な会話や伝達事項のやり取りを行ってもらうのである．しかし，回避行動が重篤で，最初の治療課題として恐怖突入の達成が困難な症例や，治療環境での恐怖突入によって得られた体験を，他の対人場面に応用できないような症例も多い．そのため当教室では，対人関係の技能習得と社会的な回避行動の改善に焦点を絞り，段階的に治療課題をもうけ実際の治療にあたっている．

　社交不安症の患者は対人場面に対する緊張や不安から自身の振る舞いを過剰に不適切なものと判断しやすい．その結果，対人関係場面で自身への観察が過剰になり，不安をより強めるという悪循環に陥る．これに加え，不安や緊張から他者の話を十分に聞くことが出来ないため，他者から話を振られた際，適切な返答が出来ず，そこからさらに自身の振る舞いや感情についての過剰な観察へと陥り，より一層悪循環を強める結果となる．

　この悪循環を断ち切るために，一つ目の課題として「不安や緊張を感じながら集団に留まる」という課題を提示する．不安や緊張を感じても，それを否定せず，森田療法グループのメンバーと過ごす時間を増やすよう指示をするのである．これにより，不安や緊張感を持ちながら集団で行動するということに慣れ，対人場面で不安や緊張感を持つことを当たり前のこととして認識させるようにする．課題の提示の際には，対人関係場面における不安や緊張感は「人に良く思われたい」，「人から認められたい」といった生の欲望の裏返しであり，不安や緊張感は否定すべきものではなく，自らの欲望を発揮するためにむしろ必要なものであるという説明をする．その際，治療者が対人関係場面で緊張感を持たずに臨み，失敗した例などを交えて話をするとより効果的である．

　また，二つ目の課題として「緊張感を持ちながら人の話をよく聞く」という課題も指示し，自ら積極的に発言することよりも良い聞き役になることを指示する．この課題の意味は，他者の話の内容に注意を向けることで，自身への観察が過剰にならないよう導き，悪循環を断ち切ることにある．加えて，上述したような他者の話をよく聞くことが出来ないことから生じるコミュニケーションの齟齬を防止することにもつながる．この際，患者には，スムースに会話するためには相手の関心事を知り，

話題を合わせられる程度の情報を得ておくことが必要だと説明し，患者が主体的に課題に取り組みやすいよう工夫する．

　緊張感を持ちながら集団に留まる，人の話をよく聞くということが十分に身に付いたと判断された段階で，「緊張しながら必要な伝達をする」という三つ目の課題を提示する．森田療法グループの一員として，作業や病棟行事の中で他のメンバーや作業療法士，看護師に伝達事項を話す役割を与えるのである．緊張しながら苦手な対人場面で話すという恐怖突入を行い，伝達事項を伝えることに意識が集中すれば不安や緊張を意識しないという体験に導くことが，この課題の治療目標となる．そのため，緊張したかどうかではなく，必要な伝達事項を伝えられたかどうかが重要であることを繰り返し説明するようにしている．

　必要な伝達ができるようになったら，四つ目の課題として，率先して行動しながら周囲へ気配りするよう課題を与える．それにより，周囲からの評価に敏感になり過ぎ，適切な自己主張ができず，不全感を抱き続けるという悪循環を断ち切るよう導いていく．

　次の段階では，五つ目として，誤った考えや認識を修正し，対人関係技能を習得することが課題となる．まずは，相手が何を伝えたいか理解する姿勢を身につけるため，相手に何を言われたかではなく，相手が何を伝えようとしたか考えるよう，また，相手がどのような表現や言い方をするタイプなのか観察するよう指示する．これにより，会話の些細な言葉尻をとらえ過剰な反応をするという，誤った対人関係の認識を修正することになる．さらには，自分の見解と相手の見解が違うと感じた際，相手の考えを直接尋ねるよう促すことで，一方的に相手の考えや気分を推測し「自分が嫌われているのではないか」と取り越し苦労するような誤った対人関係の考えを修正する．このようにして，より有効に対人関係の技能を習得できるよう繰り返し指導していく．

　六つ目に，失敗した体験を基に行動の選択肢を増やす工夫をするよう課題を与える．具体的には，病棟行事などの主催を通して，想定できる事態をシミュレーションし，対応策を練っておくよう指示する．こうすることで，行動や判断の選択肢を増やし，現実場面に柔軟に対応できる技能を習得することを目標とする．

これら四つ目の課題から六つ目の課題までは，治療場面に合わせて臨機応変に提示し，ときに前後することもある．最後に，退院後の生活の具体的設定と準備をする段階となる．単に就職や復職・復学を決定するだけでなく，入院前にどのような対人関係技能の不足があったかを考え，想定できる事態をシミュレーションし，あらかじめ行動や判断の選択肢を複数用意しておくよう課題を与える．つまり，予め他人の評価や反応をシミュレーションし，自分の態度や行動を意識的に構成し，実行するよう指示するのである．これにより，森田療法で習得した対人関係技能を，現実場面でより効率的に活用できるよう強化することができる．このようにして，段階的に治療課題を与え，一つ一つクリアしていくことで，社交不安症の患者が対人関係の技能を習得し，社会的な回避行動を改善していくよう取り組んでいる．

解説 2

社交不安症の認知行動療法

　社交不安症（social anxiety disorder: SAD）の認知行動療法（cognitive behavioral therapy: CBT）に関しては，英国のDavid M. Clarkらが提唱した認知モデル（詳細は書籍[1]を参照されたい）に基づく介入の有効性が，複数の無作為割付比較対照試験[2,3]により示されており，わが国でもYoshinagaらが効果検証を進めている[4,5]．Clarkらが行った研究[6]では，週1回60分〜90分×16回の個人CBTにおいて，LSAS（Liebowitz Social Anxiety Scale）[7]が開始時75点（中等〜重症）から終了時平均28点（症状なし）という結果が報告されているが，これは抗うつ薬（SSRI）による治療や，従来の段階的暴露を中心としたCBTを大きく上回る治療成績である．

　ClarkらによるSADの認知モデルによると，patient（Pt）は社交場面において，不安感情とともに「赤面」や「震え」などの身体反応が生じ，それによって「相手から否定的にみられている」ような自己イメージが作られる．Ptは不安症状を緩和しようとさまざまな安全行動を取りながら，自分自身へと注意を向けて自意識過剰の状態となり，結局「相手から否定的な評価を下されるだろう」という認知が維持され，悪循環が続いてしまう．

　SADの悪循環に影響を与える認知は，表層から深層までの3つのレベルに分けられる．表層にあるのは確信のない自動思考で，「不安そうなところを気づかれてしまうのではないか？」というような考えが生じる．中層にあるのが思い込みやルールなどの条件付信念で，「不安なところを気づかれたら，自分はダメなやつだという烙印を押されてしまう」と思い込む．最も深層にあるのが中核信念（無条件の信念）で，「ど

うあっても，(ありのままの) 自分はダメなやつにしかみられない」と確信する．この深層にある中核信念が，最も変えにくく意識しづらいものである．

　CBT では，Pt の深層にある中核信念を健康的な信念へと変化させていくことになるのだが，その上で欠かせないのが，日常生活での「般化」のプロセスである．般化のためには，面接室の外に出て，Pt の生活場面の中でセラピストが一緒に行動実験を行ったり，Pt が一人でも否定的な認知が揺り戻されないよう，ホームワークを通して練習をしてもらったりする．セッションやホームワークを通して，Pt が強い感情を伴う認知を実際に体験しながら，感情と認知の変化を感じ取っていくことが，Pt の中に健康的な信念が根付くために非常に大切である．

　また，健康的な信念を育む過程では，過去の出来事に触れる必要が出てくることも多い．子ども時代の出来事によって中核信念が形成され，その信念を条件付信念で必死に守ってきた，あるいは代償的な戦略を取り，その信念が正しいとなったまま SAD が維持されてきたと考えられる場合，最終的には中核信念にアプローチし，より健康的な信念を育てていく必要がある[8]．

　以上のように，SAD の CBT は，Clark モデルなどの SAD に特化した認知モデルを用いながら，Pt の認知・行動・感情の関係性の中で生じている一連の悪循環を少しずつ良循環に変えていくことで，Pt の中に健康的な信念が根付いていくことを目指すものである．

引用・参考文献

1) Clark DM, Ehlers A: Workshop of Cognitive Behavior Therapy for Social Phobia and PTSD (丹野義彦編集・監訳：対人恐怖と PTSD への認知行動療法　ワークショップで身につける治療技法)．星和書店，東京，pp1-65，2008．
2) Clark DM, et al: Cognitive therapy versus fluoxetine in generalized social phobia: a randomized placebo-controlled trial. J Consult Clin Psychol 71(6): 1058-1067, 2003.
3) Stangier U, et al: Cognitive therapy vs interpersonal psychotherapy in social anxiety disorder: a randomized controlled trial. Arch Gen Psychiatry 68(7): 692-700, 2011.

4) Yoshinaga N, et al: A preliminary study of individual cognitive behavior therapy for social anxiety disorder in Japanese clinical settings: A single-arm, open trial. BMC Res Notes 6(74): 2013.
5) Yoshinaga N, et al: Strategy for treating selective serotonin reuptake inhibitor-resistant social anxiety disorder in the clinical setting: A randomised controlled trial protocol of cognitive behavioural therapy in combination with conventional treatment. BMJ Open 3(2): 2013.
6) Clark DM, et al : Cognitive therapy versus exposure and applied relaxation in social phobia: A randomized controlled trial. J Consult Clin Psychol 74: 568-578, 2006.
7) Heimberg RG, et al : Psychometric Properties of the Liebowitz Anxiety Scale. Psychol Med 29: 199-212, 1999.
8) 清水栄司：社交不安障害の認知行動療法. 分子精神医学 12：250-253, 2012.

6章　摂食障害

1　eating disorders

思春期発症の神経性やせ症の一例

1) 症例の概要

症例 Aさん，10歳，女性，小学4年生
診断 神経性やせ症/神経性無食欲症（anorexia nervosa），制限型
主訴 食べたくても食べられない
精神科的遺伝負因 特記すべきことなし
病前性格 几帳面，優しい
家族構成 両親，長姉，弟との4人暮らし
生活歴 3人同胞第2子次女として出生．発育発達について特筆すべきエピソードはない．自閉症スペクトラム障害などの診断を疑うような発達の偏りを表す病歴は聴取されていない．
現病歴 X年8月頃（10歳），学校での体重測定の後，同じ身長の同級生よりも自分の体重が重いことを気にするようになった．同じ頃，長姉から「太っている」と言われたことをきっかけに，自分の体型を意識するようになった．当時の身長は140 cm，体重は32 kg，肥満度−6.2%であった．その後から，自分で食べる量を減らすなど，食事量をコントロールするようになった．同年9月頃，クラスメイトの言動が気になるようになり，「自分のことを悪く言われているのではないか」と感じて，次第に保健室で過ごしたり，学校を欠席する日が多くなった．食事の摂取量はさらに少なくなり，両親が心配して小児科を受診させたところ，神経性やせ症を疑われ，同年10月に当院当科に紹介され初診となった．

初診時（入院時）現症 身長140 cm，体重26.1 kg，肥満度−23.8%であった．体重はここ2ヵ月ほどで約6 kg減少していた．自分がやせ過ぎであるという意識はあり，食事量が減っている理由については「食べたくても食べられない」と答えた．両親同席で面談を行った際はそれほど緊張する様子はみられず，朗らかで明るく，会話もスムーズであった．抑うつなどの精神面の目立った不調は観察されなかった．低体重のため入院を勧めると，入院治療への同意が得られたため，同日任意入院となった．

心理検査

- 知的能力：WISC-IV：全検査IQと4つの指標（言語理解，知覚推理，ワーキングメモリー，処理速度）はどれも平均の水準にあり，それぞれの得点に統計的に有意な差はみられなかった．
- P-Fスタディ（絵画欲求不満テスト）：フラストレーションを感じる場面では，不満を押し込めて主張せず，自責的になりやすい傾向がみられた．

入院治療経過 入院した直後から「退院したい」と泣きながら訴えるようになった．主治医は，体重が元の体重の32 kgまで回復したら退院が可能であることを説明したところ，「早く退院したいから食べます」と，自力で食事を摂取するようになった．入院当初は明らかな肥満恐怖やボディイメージの障害は認められず，食事量を増やしても特に抵抗する様子はみられなかった．体重が30 kgに近くなったとき，「水を飲むと太ってしまう」，「脂っこいものは食べない」，「学校へは行きたくない」と，肥満恐怖や学校へ戻ることの不安を訴えるようになった．

母親はこまめに本児の面会に訪れており，本児からは「今日はお母さんが来る日」といった発言も聞かれ，母親が面会に来るのを楽しみにしているようだった．しかし実際に母親が面会に来ると，ちょっとしたことにイライラし，母親に対して強い口調で怒りをぶつける様子がみられた．面会の終わり頃になるといつも苛々している本児の姿を見て，母親は自分が面会に来てよいものなのかと悩むようになった．また母親が入院生活について本児に尋ねても「大丈夫だよ」と答えるだけで話は弾まず，本児が何を考えているのかを掴むことができないため，母親は次第に子どもにどう関わったらいいのか自信が持てないと悩むようになった．一方本児は，面会の終了時に苛立っていたとしても，その日の夜になると母親にきつい口調で当たってしまったこ

とへの謝りの電話を入れたり，次に母親が面会に来る日を相変わらず楽しみにする発言が聞かれた．これらの様子から，本児は自分の気持ちをうまく言葉で伝えられないことで，母親とのコミュニケーションが円滑に進まなくなっていると考えられた．そこで本児に対して，うまく自分の気持ちを表現できるようにし，母子間のコミュニケーションを健全にすることを目的に精神療法を導入することとした．その際，認知行動療法的なアプローチ（以下，CBT的アプローチ）を用いて，本人の感情を言語化することを目指した．

2) 精神療法

以下,「　」は本人の言葉,〈　〉は心理士の言葉を示す.

1) #1～2 心理面接への導入と基本的な感情の整理

心理士が〈お母さんが面会に来ることはどう思う？〉と尋ねると,「嬉しい．また来てほしいなと思う」と答えた．〈この間，お母さんが面会に来たときに，Aさんは強い口調でお母さんに当たってしまったと聞いたよ〉「うん．お母さんに言いたいことが言えない．本当は言いたいことがあるのに」と答えた．〈お母さんに自分の言いたいことをしっかりと伝えられるように，Aさんが考えていることを一緒に整理してみたいと思うのだけど，どうかな？〉と尋ねると「やってみる」と言い，週1回の心理面接を行うことになった．

次の週，まずは自分の考えや気持ちを知ることを目的とし，嬉しいときやイライラした出来事について具体的なエピソードを挙げてもらった．〈人にはいろいろな気持ちがあることを知っているかな？　Aさんはどんな「気持ち」を知っている？〉「嬉しい気持ちとか楽しい気持ちとか」〈そうだね．他にもあるかな？〉「ムカつくとかもそう？」〈そうだね．ムカつくも気持ちだよね．これから，Aさんがどんなときに嬉しい気持ちになったり，イライラする気持ちになったりするのか教えてね．Aさんが嬉しい気持ちになるのはどんなとき？〉「体育で走るのが速くなったときかな．それと漢字の書き取りで先生に上手に書けたねって褒められたとき」〈褒められると嬉しいよね．じゃあ，イライラする気持ちに

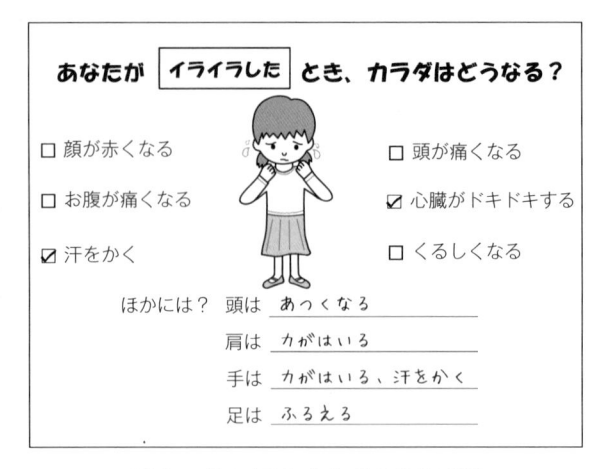

図1 イライラしたときの身体感覚

なるのはどんなとき？〉「一緒に帰ろうと思っていた友だちが一人で帰ってしまったとき，お姉ちゃんと喧嘩をしたとき．競争に負けそうになったとき」〈イライラする気持ちになったとき，頭，肩，手，足はどんな感じになる？〉心理士はワークシート（**図1**）を見せて，いくつかの選択肢を示し，記入するよう促した．「心臓はドキドキする．それと汗をかく」〈他にはある？〉「えー，難しい．頭はよくわからない．でも熱くなる感じかな．肩は力が入るし．手も同じで力が入る．それと汗もかく．足は震えるかな」〈イライラしたときAさんはどうするの？〉「物に当たる．前にテレビのリモコンを投げて，電池カバーを折っちゃったことがある」といったエピソードが語られた．〈人はイライラしているときは身体に力が入るのね．それはみんな一緒．Aさんが話してくれたように，物に当たったりしてイライラを発散することもできるかもしれないね．でも，そうすると何かが壊れたり傷ついたりすることもある．だから，どうしてイライラしているのかを言葉で言えるようになることも大切なんだよ．大人は言葉で誰かに相談したりすることでイライラしたり嫌な気持ちを発散するの〉と伝えると，「私，先生や看護師さんには言えるけれど，お母さんには全然言いたいことが言えない」といった悩みが語られた．〈どうして言いたいことが言えないの？〉「だってお母さんに言ったら，いろいろ言われるから嫌だ」〈いろいろってどんなこ

とを言われるの？〉「友だちのことを話すと，いろいろと質問される」〈お母さんはアドバイスをくれるのかな？〉「そう．でも何も言わないでほしい」〈お母さんには，ただ話を聞いてもらえたらいいなと思うの？〉「そう．だってお母さんに相談するのは恥ずかしいんだもん」と話した．母親に自分の悩みを話したいと思っているが，自分の悩みを母親に受け止めてもらえるかを不安に思っているようであった．本児と母親との関係性をより深く知るために，今後，母親と連絡を取り，状況を聞いていくこととした．

2) #3「出来事」「考え」「行動」「気持ち」「身体」それぞれの関連を知る

　CBT の基本的な方略に基づいて，「出来事」と「考え」，「行動」，「感情」，「身体」との間に関連があることを知るために，図2のワークシートを用いて整理をした．このワークシートでは，日常生活で遭遇しそうないくつかの状況を取り上げている．〈『考え』のところには，気持ちや行動や身体が関係しているよ．これから一緒にいくつかの『出来事』について，どんな『考え』があるのか，探偵になったつもりで探ってみよう〉と説明した．すると本児は「なんか面白そう」と興味をもって取り組んだ．〈例えば，「ハナコさんは，『一緒に帰ろうよ』とエリさんを誘いました．エリさんは『クラブがあるから，一緒に帰れない』と答えました」(図2) Aさんはこんなときどうなる？〉と尋ねると，「私がハナコさんだったら．行動は，『そうなんだって言って，一人で帰る』．気持ちは，やっぱり『寂しい』かな．それと『ショック』．体は『胸がドキドキ』と『足が震える』と答えた．〈考えのところには何が当てはまるかな？〉「『クラブがあるからしょうがないな』とか？『一緒に帰りたくないから嘘をついてるのかな』とか？」と答えた．〈さっき言った，「ショック」と「寂しい」気持ちは，今言った考えとどんな風に繋がっている？〉「一緒に帰りたくないっていうのは，「ショック」かな．「クラブがあるからしょうがないな」は，「寂しい」かな」と考えと感情の関連をうまく把握することができていた．ワークシートの設定場面について話をしていたところ，本児は「私もハナコさんと同じようなことがあった」と話した．〈そのときAさんはどうしたの？〉と尋ねると，「そのときは他

「考え」「気持ち」「行動」を見つけよう！

ある日、ハナコさんは、放課後に「一緒に帰ろうよ」と友だちのエリさんを誘いました。しかしエリさんは「クラブがあるから、一緒に帰れない」と答えました。

考え
- クラブがあるからしょうがないな
- 一緒に帰りたくないから嘘をついているのかな

気持ち
- さみしい
- ショック

身体
胸がドキドキ
足がふるえる

行動
1人で帰る

気持ちがスッキリする考えを発見しよう
ハナコさんはクラブがあるからしょうがない。また明日誘おう。

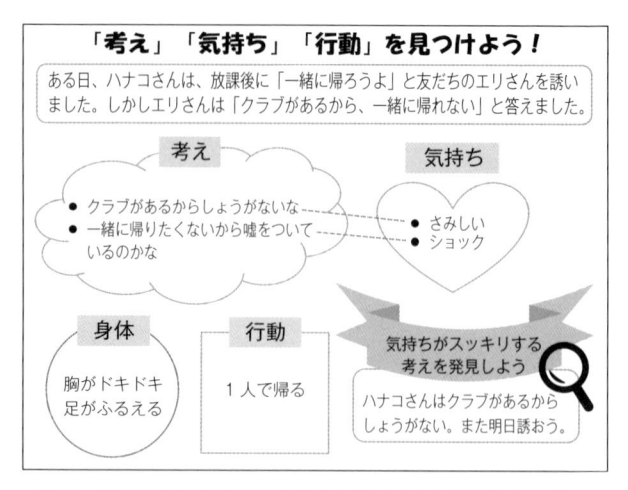

図2 「出来事」「考え」「行動」「気持ち」「身体」の整理

の友だちと一緒に帰った」と話した.〈さっき話をしてくれたような「ショック」とか「寂しい」気持ちになったのかな〉「そう. 私，ネガティブ人間だから」〈どういうこと？〉「すぐに悪い方に考えちゃう. 私のこと嫌いだから一緒に帰りたくないのかなって思っちゃう」と話した. そこで，考えと感情の繋がりについて気がつくことと，よりよい状況になるために役立つ考え方や行動を学ぶために，松丸ら（2010）を参考に作成した図3のワークシートを用いて説明した. なお，実際のワークシートには本児が好きなアニメキャラクターを登場させ，モチベーションを高める工夫を行った.〈同じ場面でも，考え方が違うと気持ちも違っているのはわかるかな？〉「うん. ポジティブな考え方とネガティブな考え方で気持ちが全然違うなって思う」〈例えば，ハナコさんの「気持ち」がもっとスッキリするためには，Aさんだったらハナコさんにどんな風に声を掛けてあげる？〉「クラブだからしょうがないじゃん. また明日一緒に帰ろうねって言えばいいよって言ってあげる」〈そうすると，ハナコさんの気持ちがスッキリしそう？〉「うん」〈ここに書いておこう. 新しい考えを発見できたね〉と伝えると，とても嬉しそうに笑顔を見せた. その後，しばらく学校を休んでいるために退院後に学校に戻ることを不安に思っていることや学校での友人関係の悩みが

同じ場面でも…

休み時間に先生がサクラさんとスミレさんを呼びとめて、「2人とも、放課後に職員室にくるように」と言いました。

サクラ：うわー いけない！昨日、遅くまで教室に残ってたことがばれちゃったかも！

スミレ：やった！昨日の宿題はかなり頑張ったし、きっとほめてくれるんだ。

サクラさんはどんな気持ちになったかな？
スミレさんはどんな気持ちになったかな？

スミレさんにあいさつしたのに、何も言わずに行ってしまった

ネガティブな考え
スミレさんは私を無視したんだ。何か怒らせること言ったかな。

ポジティブな考え
スミレさんは気がつかなかったんだろうな。後で話しかけてみよう。

ポジティブとネガティブで気持ちはちがうかな？

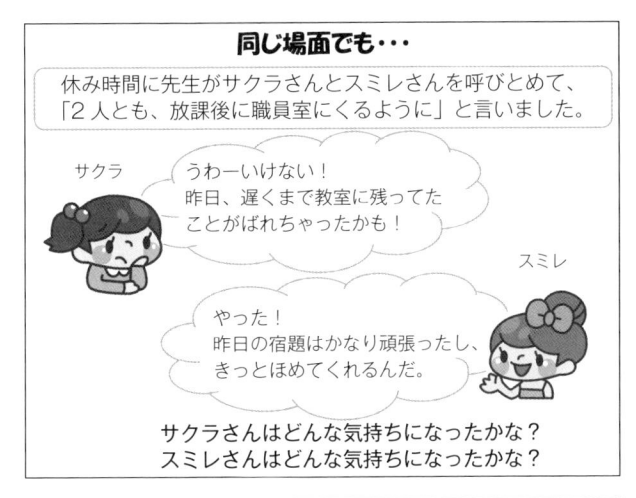

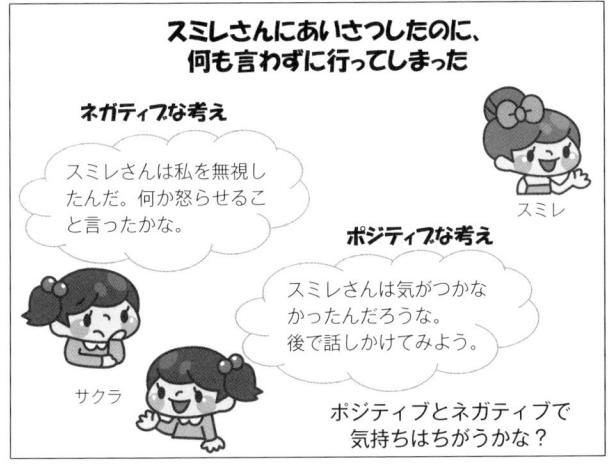

図3 考えと感情の繋がり，役立つ考えに気がつくためのワークシートの一部（松丸ら（2010）を元に作成）

語られた．〈悩みがあったとき，今までどうしてきたの？〉「誰にも言わなかった」〈悩んで困ったときは，誰かに相談できるといいね〉「お母さんに話をしたいけれど，言うのが恥ずかしいから今まで相談しなかった」と話したため，〈これから，困ったときにどうやって乗り越えていくか考えていこうね〉と伝えた．

最後に，復習のために，宿題として「出来事」と「考え」や「感情」と

の関係について把握するために"きもち日記"をつけていくよう伝えた．

3) #4　具体的なエピソードを取り上げる

　宿題の"きもち日記"について心理士と振り返りを行った．ある日の日記の「できごと」欄に，「お母さんと勉強していたとき…」と書かれていた．当時の状況について，「お母さんが面会に来たとき，お母さんと一緒に算数の宿題をしていたら，わからない問題があってイライラした．それでお母さんに「ここ教えてよ！」って怒って言ったら，お母さんから「ここは自分でやるんじゃないの？」って言われて，すごくイライラした」と説明した．「考え」の欄には，「算数がわからない．お母さんが教えてくれればいいのに」，「気持ち」の欄には「イライラ，困る」，「行動」には「教えてよって怒って言った，机を叩いた」，「身体」には「怒った顔，力が入る」と書かれていた．一つ一つの項目について，詳しく説明するよう尋ねていくと，「算数が苦手．最初は自分で解くって言ったけれど，途中でわからなくなっちゃったからどうやって解くのか

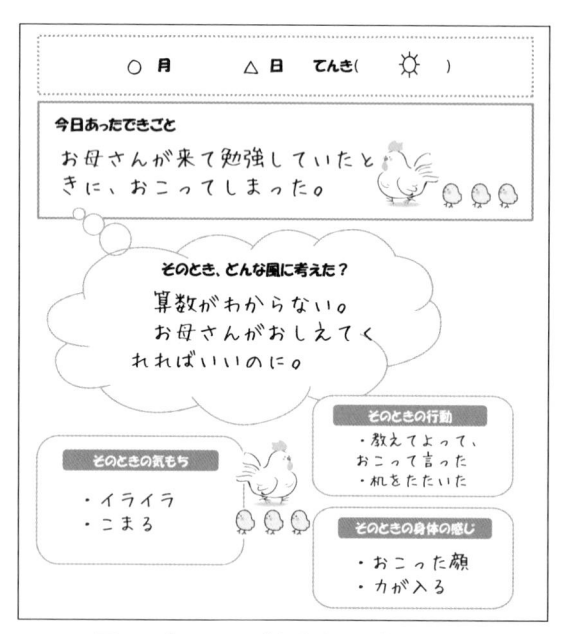

図4　ある日の"きもち日記"の内容

教えてほしかった．わからない問題があるとすぐにイライラしちゃう」と語った．〈次の面会のとき，勉強をしていて，もしまたわからない問題があったときには，Aさんはどうしたらいいと思う？〉と尋ねると，「もっと優しい言い方で，『お母さんここの問題どうやったらいいか教えて』って言う方がいいと思う」〈そうだね．優しい言い方で言ってみたら，教えてもらえるし，Aさんもお母さんも嫌な気持ちになることがないよね．次の面会のときに挑戦してみよう〉と伝えた．

4) #5 食事場面について取り上げる

〈面会のとき，お母さんに優しく言えたかな？〉と尋ねると，「『教えて』って言うことはできなかったけれど，怒って話すことはなかったよ」と答えた．〈怒らずに話ができたんだね．がんばったね〉と伝えると嬉しそうな表情を見せた．

〈今日は，食事についてこのワークシートに書いてみたいと思っているの．Aさんは食事のことで嫌な気持ちになったことはある？〉「ある．よくわからないけど，家族で食事をしているときは食べたくなくなる」〈どんな気持ちになるの？〉「イライラする」〈じゃあ，それと繋がる「考え」はなんだろうね〉「みんながパクパクごはんを食べてるから嫌なんだと思う」〈みんながパクパク食べているとどうしてイライラするんだろう〉「自分はご飯を少ししか食べない．食べないようにしている．なのにみんなはご飯をパクパク食べてる．だからイライラする」〈自分は食べたくないのにみんなが食べているとイライラするのね．他の気持ちもある？　悲しい，不安，寂しいとか？〉「あー全部あるよ」〈「寂しい」と繋がる考えは何だろう？〉「食事をするときに話す人がいない．病院にいるときはご飯を食べているときも楽しいのに．家族で食べるのは楽しくない．家だと食事のときに家族と喧嘩になっちゃう．病院だと楽しく食べられる」と話した．家庭での食事場面が緊迫した状況になっており，本児は家での食事で居心地の悪さを感じているようだった．

5) #6〜10 家族関係への介入

これまでの面接の中で，本児は母親に対して自分の気持ちを正直に伝

えられないことに気がつくことができ，さまざまな状況について，「考え」や「気持ち」，「行動」といった視点で自分を内省することに慣れてきた．また，「お母さんに言ったらいろいろ聞かれるから…」「お母さんに相談するのは恥ずかしい」と，自分の悩みを母親に受け止めてもらえるかを不安に思っていることがわかった．一方母親は，これまでの本児の言動から，本児との関わりに自信が持てなくなり，「面会に行っても何を話せばいいのかわからない」といった悩みを治療者側に話すようになった．そこで，本児への面接と並行して，母親への1対1の面接を行った．面接の中では，これまで母親がどのように子どもに関わってきたのかが語られ，最近は母親が何を言っても本児が苛立つので，なるべく怒らせたくないという思いからご機嫌取りをしているような対応になりがちだと語られた．またこれまで，他の子どもに手がかかり，仕事も忙しかったことから，本児の話を聞く時間が十分にとれなかったこと，また，本児からは心配事をあまり相談されなかったため，仮に相談されたとしても，どう対応したらよいか不安があることが語られた．そして何よりも，本児が摂食障害になったことで，自分のこれまでの対応に自信を失ってしまったことが語られた．心理士は，本児が取り組んでいるCBT的アプローチについて母親に説明し，これまでの面接での本児の反応を交えながら，本児が考えていることを目に見えるかたちで母親に示し，本児の考えについて母親と共有した．母親は「こんなに考えていたんですね」と，これまでとは違う本児の一面に驚いているようだった．また家庭で食事をする際に本児が居心地悪く感じていることについて伝えると，母親は「摂食障害になってから，食事のときはAがどのくらいの食事量を食べられているかが気になってしまい，食事中に以前のような自然な会話ができなくなっていたと思う」と話した．〈この病気になると，どうしても食べることに注目しがちですよね．この機会に食事以外の話題についても親子で話せるようになっていけるといいですね〉と伝えると，「ぜひそうしていきたい」と話した．そこで，入院中に心理士と本人と母親の3人で面接を行う機会を設け，本児が自分の考えを母親に自然な状況で伝えていく機会を設けることを提案した．その後，週1回，治療者と母子の3人による合同面接を開始した．面接時に母親

がスムーズに会話に入れるよう，合同面接の前に，心理士が母親と面接を行い，最近の本児の様子とその日に話題にする内容について打ち合わせた．合同面接の中で，次第に本児から，父親のこと，クラスメイトのこと，母親が留守にしているときに寂しさを感じていることといった話題が話されるようになった．母親は本児の思いに共感し，また「お母さんも小さな頃に同じようなことあったよ．大変だったね」と体験を交えて本児に伝えることを通じて，本児は「お母さんもそういうことあったんだ」と母親の考えを知る機会となった．本児は母親に対して，これまで語ることのできなかった，友人関係の詳細やクラスメイトとの関係性の中でストレスを感じることがあるといった悩みを母親に語るようになった．そのやり取りは，合同面接以外の場面で，面会の際にも話題になるようになった．合同面接の中で，家庭での食事の際に本児が居心地悪く感じていることについて取り上げると，本児は「もっとみんなで楽しく食事がしたい」と母親に訴えた．話し合いの末，本児が食べられる量を食器に盛り付けた後は，周囲は「もっと食べなさい」や「食べないと痩せちゃうよ」などのように食事量に言及する発言はせず，他の話題を取り上げていくことにした．

このような経過の中で，目標体重を上回り維持することが可能となったため退院となった．その後退院した本児は，再登校をはたし，学校で起きたさまざまな出来事を，家に帰って母親に報告したり，困ったことを母親に相談するようになったと報告を受けている．

3) 考 察

本症例は，入院当初は明らかな肥満恐怖やボディイメージの障害が認められなかったが，体重が増加するにつれ肥満恐怖が明らかになっていった．本児の場合，母子間のコミュニケーションに不具合がみられており，摂食障害の病態も影響して，母親は本児の対応に自信を失ってしまっていた．本児も不安から母親に気持ちを適切に伝えることができず，相互にコミュニケーションがとりづらい状況になってしまっていたといえる．本症例に精神療法を導入し，CBT的アプローチを取り，内省を

深め，本児の気持ちの言語化や適切な自己表現を促した．こうして言語化したものを母親に伝えた上で，さらに合同面接の機会を設け，本児との面接の内容を話題にし，本児の考えが自然と母親に伝わるようにしていった．面接の中で母親は自分の経験を元に本児に対してアドバイスをしたり，共感を示したりすることができた．このことで，本児は母親に対して自分の悩みを相談することへの抵抗感が減っていった．母子間のコミュニケーションが円滑に進み，結果として，本人のやせ願望が改善していった．このように思春期症例は，疾患維持の背景に家族とのコミュニケーションの不具合が存在することも多くCBT的なアプローチや家族介入により，自分の感情を家族に適切に表現することを促していくことが効果をもたらすことがあると考えられる．

引用・参考文献

1) 松丸未来，他：子どもと若者のための認知行動療法ワークブック－上手に考え，気分はすっきり．金剛出版，東京，2010．

2 慢性化した神経性やせ症の症例

1 症例の概要

症例 40歳代女性, パート
診断 神経性やせ症, 制限型
主訴 体を動かすのが大変
精神科的遺伝負因 特記すべきことなし
病前性格 几帳面, のんびり
家族構成 母, 兄との3人暮らし

生活歴 2人同胞第2子長女として出生. 発達発育には問題はなかった. 地元の小学校を成績中位, 中学校を成績中位で卒業した. その後高校に進学し, 成績上位で卒業した. いじめや不登校の既往はなかった. 高校卒業後, 会社員として働いていたが, 結婚のため退職した. 退職後はパート勤務をしていた.

現病歴 X年(28歳)の結婚を機に退職し, パートとして再就職した. このときの体重は45 kgであったが, この頃から健康願望と綺麗になりたいという理由から, 野菜ばかりを食べるようになった. 次第に体重は減少し, X+5年(33歳)頃には, 体重が30 kg台となり, 無月経となった. X+13年(41歳)時, 歩行困難となり自宅で転倒した. 頭部打撲のためA病院救急部に搬送されたところ, 体重が23 kgで重度のるい痩を指摘された. B総合病院精神科を紹介され, 同院で神経性やせ症と診断された. 入院による治療が行われ体重は37 kgまで回復した. 退院後は飲食店でアルバイトを始めたが, 初めてで慣れない接客業のため店長より叱責されることが多く, 再び体重は減少した. X+15年(43歳)に夫から離婚話を切り出され, 半年後に正式に離婚となった. これを機に体重減少が加速し, 同年夏には体重が

26 kg まで減少した．低体重による歩行困難や体力低下が続き，B 総合病院精神科からの紹介により，同年秋，当院当科初診となった．初診時の身長は 148 cm，体重は 24.1 kg（BMI：11.0）と極度の低体重を呈しており，すぐに入院治療を行うこととなった．初診時にはやせ願望や肥満恐怖は明らかでなく，入院治療の同意が得られたため，任意入院となった．

入院時現症　身長 148 cm，体重 24.1 kg，BMI：11.0．うつ症状はなく，むしろ明るい表情で多弁であった．「家では食べていました」，「どういった治療をするのですか」など，医療者に数多くの質問をした．自己誘発嘔吐や下剤乱用の既往はなかった．

2) 治療経過

入院直後は，リフィーディング症候群の危険性が高く，点滴による治療を行い，絶対安静を指示した（神経性やせ症の初期治療：後述の解説参照）．当初は一般病室で治療を行っていたが，安静を保つことができず，過活動な様子がみられたため，個室へ移動した．5 日間の床上安静ののち，おおよそ二週間の身体的な初期治療を終えた段階で，BMI 16（35 kg）を目標体重にした行動制限療法を開始した（表 1）．行動

表 1　当院で使用している行動制限療法表

		あなたの＿＿月＿＿日の体重は＿＿＿＿kg で，健康的な体重より極度に低下しています． 　当院では全ての患者さんに BMI を基準とした行動制限表を用いています．体重・体力の回復に合わせて，これらの制限は緩和されていきます．この行動制限表には治療上，必要なことが網羅されています．これらの行動制限が守れない場合は，重症例と判断し，治療を強化します． 　毎週月曜日に体重を測ります（休日のときは火曜日以降）．1 週間で体重が 1.00 kg 以上増えない場合は，その週の火曜日と金曜日に摂取カロリーを 200 kcal ずつ増やします．
BMI	体重	
11 未満		・終日，ベッド上での絶対安静です． ・食事や検査時の移動には車イスを使用し，病院スタッフが付き添います． ・毎日 10 時と 15 時に病院スタッフが水またはお茶をお渡しします． 　（身体治療のために水分摂取制限を行っている場合はこの限りではありません．） ・清拭を週に 2 回，洗髪は週に 1 回可能です．入浴はできません． ・朝の洗面はデイルームにて 5 分以内に行ってください．環境整備は看護師が行います． ・排泄には移動式トイレを使用してください．看護師が付き添います． ・私物の持ち込み，電話は禁止です．

11.0 から 11.5	・10時〜11時，14時〜15時の間，ベッド上で座って過ごすことを許可します．この時間は読書や書き物をしても構いません．運動は禁止です．上記の時間以外はベッド上安静です． ・週に1回，5分以内の電話を許可します． ・医師が許可した私物を病室に持ち込むことができます． ・その他は BMI 11 未満のときと同様です．
11.5 から 12.0	・9時〜16時の間，ベッド上で座って過ごすことを許可します．この時間は読書や書き物をしても構いません．運動は禁止です．上記の時間以外と昼食後1時間は床上安静です． ・週に2回，各5分以内の電話を許可します． ・医師が許可した私物を病室に持ち込むことができます． ・その他は BMI 11 未満のときと同様です．
12.0 から 12.5	・ご自身の病室内に限り，単独で移動することを許可します．運動は禁止です． ・朝の洗面は病室で行います． ・食事や検査で病室外に出るときは病院スタッフが付き添います． ・給茶機の使用を許可します． ・病棟規則の範囲でシャワー浴ができます．シャワーの際は看護師が見守りをします． ・排泄は移動式トイレを使用します． ・ベッド上の環境整備はご自身で行ってください．ベッド上以外は看護師が行います． ・週に3回，各5分以内の電話を許可します． ・医師が許可した私物を病室に持ち込むことができます．
12.5 から 13.0	・終日，病棟内の単独移動を許可します． ・トイレ，浴室，公衆電話，給茶機の使用を許可します． 　(使用に当たっては病棟規則に従ってください．) ・病棟規則の範囲で私物の持ち込みを許可します． ・ラジオ体操への参加を許可します．
13.0 から 13.5	室内レクリエーションの見学を許可します．
13.5 から 14.0	室内レクリエーションへの参加を許可します．
14.0 から 14.5	・夕方の花壇作業への参加を許可します． ・飲料の持ち込みを許可します．
14.5 から 15.0	室外レクリエーション・朝の花壇作業以外の作業療法への参加を許可します．
15.0 から 15.5	病院内の単独外出を許可します．
15.5 から 16.0	院外外出を許可します．
16.0 以上	・試験外泊を許可します． ・1週間体重が維持されていれば退院とします．

制限療法には拒否なく，導入はスムーズであった．経管栄養を用いることなく，食事は全て摂取できていたが，安静を守れず，「ぬいぐるみは置けますか」，「パンをご飯に変えてもらえますか」など，医師の診察のたびに要求してきた．また「話を聞いてほしい」という要求もあったが，

指示的に必要最低限の訴えを聞くのみにして，長時間の精神療法は体重が増えてから行う旨を説明した．過活動な様子は続いていたため，その都度注意をしていたが，治療の一環であり敵対することは本意ではないことを，態度で表すように接した．行動制限療法に従って，入院後約2ヵ月半で9kg増加し，BMIは15を超えた．そこで，1週間に1〜2回50分の時間を設け精神療法を施行することとした．

1) 精神療法導入前の心理検査結果

EDI-2：総合得点69点．下位項目として「不全感」，「対人不信」，「成熟拒否」，「社会不適応」が平均点より高かった．WAIS-Ⅲ：VIQ：78，PIQ：92，FIQ：83．下位検査では「語音整列」と「積木」が低かった．MMPI：第2尺度（抑うつ）T＝87が最も高く，次いで第4尺度（精神病質偏奇）T＝70が高かった．

2) 精神療法

最初に，摂食障害や神経性無食欲症についての正しい知識を身に付けることを目的とした**疾病教育**を行った．加えて，摂食障害が身体症状，精神症状，社会生活面などの日常生活に及ぼした影響を細かく挙げてもらった．このアプローチは「疾患の外在化」，つまり本人と摂食障害とを分けて考え，本人への影響を明らかにする介入法である．以上の介入は，摂食障害が全身に影響を与えていることを自覚してもらうことと，**治療への動機付け**が主な目的である．本人の身体症状として，骨粗しょう症，無月経，低血圧，徐脈，低体温，肝機能障害，浮腫，脱毛，血液障害が挙げられた．入院当初は低体重の治療に抵抗を示していたが，身体症状については完治したいという気持ちを吐露した．中でも骨密度の結果（若年成人平均値の50％台）には落胆し，現在までの生活を悔やむ様子が認められた．そのことを取り上げ治療に結び付けていく方法を取った．精神症状に関しては，集中力の低下や易怒性が認められた．離婚後は実家で母親と兄と3人暮らしであった．兄との関係性は良好ではなく，患者だけが家庭内で孤立している状況であった．唯一甘えられる存在である母親は兄に気を遣って3人で団欒することを避けたため，

そのストレスから，苛立ちや易怒性に拍車を掛けたと考えられる．社会生活面では，食事に誘われたり痩せを指摘されたりすることに恐怖を抱き，友人と距離をとるようになったこと，摂食障害であることを周囲に悟られたくなかったため，人目を避けて生活していたこと，などが挙げられた．行動面では，体を動かすことに夢中になり，ジムに通い筋トレを行っていたことが聴取された．入院中も病棟内を早足でウォーキングする姿が毎日目撃され，何度も注意を受けたが，「暇だから」，「体がなまる」などと理由をつけて，注意を聞かない様子であった．

次に，やせ願望が明らかでなく，肥満恐怖を否定するため，**食習慣**について詳しく聴取した．すると，極端な食事の偏りが認められた．好物は「体に良い物」とし，特に野菜，豆類は好んで食べていた．「体に良い物＝安心できる食品」であるため，毎日同じ食材を飽きずに摂取していた．一方，「体に悪い物」と捉えて避けていた食品は，肉類，卵類，揚げ物類，菓子類，調味料，保存料や着色料などが入った食品の全てであった．炭水化物も極力摂取しないよう心掛けていた．健康な頃から食品へのこだわりはあったものの，そのこだわりはやせ始めてさらに強まり，体に良い（肌に良い，便秘に良い，頭が良くなるなど），あるいは悪い（「キレイ」から外れる物：肌に悪いなど）という自身のものさしで判断し，野菜や豆類中心の食事へと変化していったようである．さらに，好む食品，避ける食品それぞれに対するイメージを挙げてもらい，病気への洞察を深めるような課題を与えた．その中で「避けていた食品」の中で初めて「太るから」という理由が言語化された．面談の際には沈黙や苦笑いする様子が観察され，「私って太りたくない気持ちがあるんだ」と気付きが聴取された．肥満に対する偏見もあり，ふくよかな人に対しては怠け者や自己管理が出来ない人と捉えていた．また「綺麗で格好良い服を着たいから痩せたい」という気持ちも明かすようになった．「本当はパンツが似合う体型になりたいです．適度に太ももに肉がついていた方が素敵なのですが….パンツが似合う体型を目指していたはずなのに，いつしか目標より痩せ過ぎてしまいました」と訴えており，理想と現在の自分との乖離に直面しているようであった．理想の体型よりも痩せ過ぎた事実を自発的に発言できたことを評価し，やせ願望の存

在への気付き，やせ願望の受容が回復の第一歩であると説明した．その後，患者本人が考える摂食障害の原因についても，断片的ではあるが少しずつ語り始めるようになっていった．それらの発言を拾い上げ，本人の納得のいくストーリーをともに見つける作業を行った．その結果「綺麗に見られたいという思いがあった．それには第一印象として重要な肌を美しく保つ必要があり，肌に良い食品を摂り，悪い食品は食べないよう心掛けていた．また格好良い体型になるために，太る食品は一切口にしないように心掛けた．その結果，数品目しか口にできなくなっていた」という原因への一連のストーリーをともに見つけ出すことができた．視覚的な情報を利用した方が見返したときに受け入れやすいと判断したため，これらのストーリーや気付きを図解し，疾病理解や自己理解をさらに深められるように心掛けた．以上の話から，治療の一環として，入院中は偏りなく食事を摂る練習として，食材や調味料・保存料が気になっても完食するよう指示した．

　次に，前段階でやせ願望を認めたものの，未だに摂食障害であるとの認識が低かったため，摂食障害を患ったことによる長所，短所を挙げてもらった．主に人間関係，精神面，感情面などについて検討してもらった．結果としては，長所については挙げられず，短所については，「やせたことで家族と仲が悪くなった」，「働けないためお金に困った」，「趣味を楽しめなくなった」，「元来の穏やかな性格が一変して，感情の起伏が激しくなった」などの振り返りが聞かれた．また，「全てマイナス．痩せれば良いことがあると思ったが，一つもない．太っていたときの方が楽しかった」という洞察も聞かれた．徐々に摂食障害に罹患していることを認め始め，「以前の入院時の気持ちとは異なり，正直に症状や気持ちを吐露することができるようになった」とも語っていた．やせていることの長所がないことが分かり，「治したい．二度と入院生活はイヤ．もっと人生を楽しみたい」という気持ちが聞かれるようになった．

　この話の中で，長年連れ添った夫との関係についても少しずつ語るようになった．「夫の帰りが遅く，いつも食事は家で一人だった」，「一人の食事だったため自分の思うような食事内容になっていった」，「夫に自分のきれいになっていく様子をみてもらいたかったのかも」と結婚後，

夫とのすれ違いがあった事実が聞き出せた．そして，「摂食障害のままでは誰とも付き合えないから，早く治して前の夫よりも素敵な人と結婚したい．生理が再開したら子どもも産みたい．まだ希望は捨てていないです」と摂食障害を乗り越えた後の夢も語るようになった．摂食障害であると認めることができた患者を高く評価し，治療に協力していく気持ちを伝えた．また，**対人関係の問題**について取り上げ，「人に嫌われたくない」という思いが，過剰に明るく振舞ったり，他の入院患者に過度に話し掛けたりする行動に表れていた．このような行動を指摘し，適度な距離感を取る練習を行った．

　最後に，今後どのような努力が必要であるのかを精神面や日常生活の面から考察する課題を与えた．まず思考面では「全か無か」と考える傾向や，「私は〜すべき」と自らに責任を負わせる傾向があった．今後は白黒をはっきりつけるのではなく，曖昧であっても極力自分の判断を妥協し許容することを提案した．日常生活については食事の心配が挙げられた．間違った信念により必要な栄養が摂取できないという状況に陥っていたため，まずは正しい知識を獲得することを目標に，当院の管理栄養士に**栄養指導**をお願いした．今後の目標は，野菜だけの食事を改めてバランスの取れた食事を心掛けることを挙げた．栄養指導後の試験外泊では，1年振りの外食にも抵抗がなく，カロリーを気にせずに食べたい物を摂取できたようであった．以前に比べ食事へのこだわりが減ったという実感を語っていた．しかし，肉類にチャレンジするという外泊での目標は達成できず，「全か無か」の考え方のような「未だに治っていない」という感想が聞かれた．また，元来食べることが大好きであるため，食べ始めたら自制が利かなくなり過食に転じるのではないかとの不安も語っていた．そのため直ぐに結果を求めるのではなく，少しでも実行できたら自己を褒めることを提案した．

　次の段階として，1週間の外泊を行った．外泊中の食事について話し合い，食事内容を写真に収めるよう指示した．食事内容は，副菜の大部分は野菜であり，品数も少ない状態であった．帰院後に栄養指導で学んだことを再確認し，どの栄養素がどの程度不足しているのかを検討し，患者が取り入れやすい料理や調理方法を提案した．以上の経過をたどっ

て，退院となり，当院で外来治療を継続している．

3) まとめ

　本症例は，摂食障害罹患期間が 15 年以上という非常に長い病歴を持った治療抵抗性の慢性例である．本症例のような長い病歴の場合，若年の摂食障害患者や病歴の浅い患者に比べ，回復したい気持ちと食行動異常を止められない焦燥感との間の葛藤が乏しく，直ぐに異常な食行動へと転じやすいことが多い．一進一退しながら回復をたどるのが一般的な慢性例の経過である．本症例の経過をまとめると，やせ願望の背景に，健康でありたい，綺麗でありたいという思いが強く，極端に偏った食事を徹底して摂取していたことが分かった．その他に，夫婦間の問題に代表される心理的な問題があった．このような複数の要因が複雑に絡み合って，摂食障害が慢性化しているものと推測された．今後は以上のことを踏まえて，治療が中断しないように，外来治療を継続し，この治療で学んだことを生かして，食行動の問題に対処できること，入院中に達成した変化を維持し，さらに前進するように努めることを指導していく方針としている．

3 神経性過食症の症例

1) 症例の概要

症例 初診時21歳，女性，大学生
主訴 過食・下剤の使用がやめられない，過食をなおして大学を卒業したい
生活歴 A市で2人同胞の長女として正常分娩で出生．父親は会社員，母親は教員であった．幼小児期の発育や発達に問題はみられなかった．2歳時に妹が出生し，退行することは目立たなかったが，後に「母親が妹に授乳しているときに，母親の背中にくっついて，後ろから母親の二の腕をさわっていた記憶がある，今でも母親の二の腕をさわっていると安心する」と回想した．両親が共働きであったため，父方の祖母が主な養育者であったが，母親と祖母は不仲で，後に「いつもふたりの顔色を伺って生活していた」と回想している．小学校4年時に祖母が死去し，それ以降は妹のおやつの用意や夕食の支度をするようになった．小学校・中学校時代の成績は常に上位で，家でも「手伝いをよくする良い子」であった．両親は教育熱心というほどではなかったが，通学していた中学校に母親が勤務していたため，常に上位の成績をとらなければならないというプレッシャーを感じていた．中学校では吹奏楽部に所属し，成績は常にトップクラスであった．地域でナンバー2の進学校に入学し，バスで1時間以上かけて通学していた．高校入学後，吹奏楽部に所属したが，部内の人間関係で悩み，半年ほどで退部した．それ以後は，早朝にコンビニエンスストアでアルバイトを続けていたが，成績は中位であった．高校2年の夏休みに総合病院でアルバイトし，看護師になろうと考えるようになった．看護専門学校の受験を考えていたが，担任教師の勧めでB看護大学を受験して合格し，B市内で下宿生活を始めた．

現病歴 小学校高学年から太っているという自覚があり，おやつを妹にあげたり，意識してゆっくり食べたりしていた．無茶食いは中学生の頃から．学校を早退して2時間食べ続けていたこともあった．高校2年頃から上位の成績が維持できなくなり，テスト前になると不安をまぎらわすために菓子を気晴らし食いするようになった．大学入学後は友人もでき，アルバイトもして楽しく生活していた．大学2年頃からテストやレポートの提出前になると不安や焦燥感が強くなり，それらをまぎらわすために過食するようになった．過食の頻度は次第に増加し，体重も57 kg (156 cm) まで増加した．過食した後に体重が増加する恐怖感があり，嘔吐しようとしたができないため，市販の下剤を乱用するようになった．大学3年に進学した頃には，ほぼ毎日過食するようになり，睡眠も不安定になった．「朝にはれぼったい顔をしていると過食していることが友人に知られてしまう」と考えるようになり，ほとんど登校できないようになった．担当教官の勧めにより保健管理センターで定期的にカウンセリングを受けるようになったが症状は改善せず，B大学精神科を紹介されて受診した．同科では薬物療法を受けたが改善しなかったため，X年6月に休学し，実家に戻ることにした．保健管理センターからの紹介でX年7月にA市の精神科クリニックを受診した．

2) 治療経過

受診時身長 156 cm 体重 52 kg．自分は太っているので 45 kg 位の体重を維持したいと話した．初回面接時には過食欲求の制御困難，身体イメージの障害がみられたが，情動の不安定さは目立たなかったため，著者らが作成した治療手引きを使用し，週1回の面接を設定して認知行動療法を始めた．当初は治療手引きに従って食習慣の訂正に取組み，味覚を意識して食べることで過食の頻度は週1回程度に減少し，精神的にも問題なく過ごしていた．X年9月頃より，「過食をした次の日に首が太くなるのが気になってしまう．自分の首が太いので周囲からジロジロ見られているような気がする」と訴えるようになり，ペルフェナジン 8 mg，ブロマゼパム 4 mg を使用した．薬物療法の開始後すぐにこれらの訴えは消失した．この後，アルバイトを始め，ほとんど過食をしな

いで過ごせるようになり，「今のような生活ができていれば復学してもやっていけると思う」と話すようになった．症例の希望でX年11月より下宿に戻って生活を始めた．11月末の受診時には，「毎朝母に電話することにした」，「授業以外の日はアルバイトをしているが，1月間ほとんど過食はしなかった」と話した．X年12月の受診時には「友人と一緒にいるのが楽しいと感じられるようになって，下宿にいることが少なくなった」，「下宿には余分な食料は置かないようにしている」と話した．しかし，冬休みになり友人たちが帰省してしまうと連日下宿で過食をしてしまうようになり，X+1年1月，過食後に何も変わっていないことに絶望して大量服薬し，近医で胃洗浄の処置を受けた．この後は実家に戻って生活していたが，X+1年2月に2度の大量服薬をし，同年2月末に浜松医大精神科に入院（医療保護入院）した．入院当初は気分の変動が激しく，「入院しなくてもやっていけるので早く退院したい」という訴えを繰返していた．パロキセチン 20 mg，フルジアゼパム 0.75 mg，フルニトラゼパム 1 mg を使用して治療を開始したが，「4月には必ず復学したいので，それまでには退院したい」と強く希望し，気分の変動と短絡的な思考が目立った．「母親の遺伝で骨盤が大きいことが嫌だ，整形外科で骨盤を削ってもらいたい」と訴えることもあった．このため，ハロペリドール 2 mg，炭酸リチウム 400 mg を追加した．この後は体重へのこだわりはあったが，穏やかに過ごすことができるようになり，試験外泊中も家事を手伝い，穏やかに過ごすことが出来た．退院までに大量服薬した場合の危険性を考慮して，炭酸リチウムの使用は中止した．X+1年5月末に復学に関しては保留にしたまま退院した．退院後もときどき過食はみられていたが，X+1年7月とX+1年8月に大量服薬を繰返し，コンパスの針で手首を突き刺すなどの自傷行為も頻繁になった．このため，X+1年9月に浜松医大精神科に2度目の入院（医療保護入院）となった．入院当初は気分の変動が激しく，短絡的思考が目立ったため，ゾテピン 10 mg の使用を開始した．復学の時期に気分の変動が激しくなり，大量服薬を繰返すことから，退院後の生活設定の根本的な見直しを行った．この時点で，症例に自分の欲求を書き出してみるように提案すると，「学校を卒業したい」，「資格をとりたい」，「友達

と遊びたい」,「やせたい」,「親を安心させたい」,「働きたい」,「彼氏がほしい」,「ほかの人と同じになりたい」と列挙したが，これらの欲求に順列をつけてみるように指示すると，戸惑った表情で「どれも大切」と言うのみで順列をつけることは出来なかった．これに対して，＜全部を自分の思い通りにしたいと考えるから何も出来なくなり，自暴自棄になるのではないか＞と問いかけると，「こうやって示されると自分が欲張りなのは分かりました，でも他の人と同じになりたい」と話した．＜人間の能力には一長一短があるので，全ての領域で他の人と同じに出来ることはあり得ない＞と説明したが，納得はしていない様子であった．その後，順列をつける作業を繰り返し，「何を選んでも嫌われないですよね」と前置きして，ためらいがちに「友達と遊びたい」,「彼氏がほしい」を選択した．その後，両親との同席面接をし，＜退院後は大学を辞め，今まで良い子でいようとしてできなかった生活をしてみる＞という方針を提示し，感情的に爆発してしまう前に頓服薬の使用などで対処する練習を始め，比較的安定した気分で過ごせるようになったため，X+1年12月に退院した．

　退院後，実家で生活したくないという症例の希望を入れて，C市でひとり暮らしを始めた．当初は「お金を貯めて保育の専門学校に行きたい」,「フラワーデザインの仕事がしたい」など，それまでの価値意識から抜け出せなかったため，＜これなら大した負担なく続けられるという生活を確立しないと何も変わらない＞，＜全てを完璧にやりたいと考えることは自分を追い詰めるだけになってしまう＞と説明し，固定化した強迫的な価値意識から抜け出せるように援助した．また，この時期には入院中に知り合った友人としか交流できなかったが，＜今は安心できる関係を求めてしまうのは仕方ないが，健康な人たちとの交流も持つように＞と助言して見守ることとした．この後，花屋，飲食店などで短期のアルバイトをし，DIY店での仕事を続けられるようになった．DIY店では他のパート社員に誘われて食事やカラオケに行ったり，旅行に出かけたりするなどの交流を持てるようになった．この頃から短絡的思考や極端な強迫的思考は目立たなくなり，「今の生活が楽しいから，これをこわさないようにしようと考えるようになった」,「入院していたときの

友達は，結局同じ話になって楽しくないから，最近は連絡をしていない」，「父の日に1万円の座椅子を社内割引で買って送ったら，テレビを買ってくれて儲かった」などと話すようになり，情動が安定した状態が持続するようになったため，薬物療法を中止し，2〜3ヵ月に1度受診する程度になった．この後，同じ職場の男性社員と交際するようになり，両親も交際に同意したことから，男性の転勤でX＋2年10月からD市内で生活するようになった．X＋3年2月の受診時には，「今のところ過食は月1回位あるが，味覚はあるので食べ続けてしまうことはない」と話した．X＋3年5月の受診時には「彼と食事をするときに緊張していたが，慣れてきた」，「アルバイト先の同僚とも仲良くできている」と笑顔で話した．X＋3年10月，パニック状態となり，交際相手の男性につきそわれてD市の病院を受診した．「ひとりでいるのが淋しい，小さいときからずっと淋しいのを我慢してきた」，「遅くても帰ってきてくれるのだから，その間に家事をきちんとしなくてはと思っても，過食してしまって，料理が手抜きになってしまう」，「彼は何も言わないが，きっと不満があると思う，嫌われてしまう」と泣き出す状態であった．症例自身が内服薬は大量服薬しそうで怖いと訴えるため，ジアゼパム10 mgを筋注した．症例に対して，生活が落ち着いてきたことで「もっとちゃんとしなければ，もっといい子でいなければ」という価値意識が強くなっていることを説明し，＜今の状態は頑張り過ぎなので，もっと手抜きをしましょう＞と支持的に対応した．交際相手の男性とも面接し，生活の様子を尋ねたたところ，仕事をしながらでも家事はきちんとこなしてくれていると話した．交際相手の男性には不安定になってしまったときの対応（私が悪いと言い出しても同意しないこと，不安そうなときには何も言わないで抱きしめておくことなど）を説明し，パニック状態になったときにはジアゼパムの注射で対応することを説明した．X＋3年10月両親の銀婚式で帰省した後に受診．体重は47〜48 kgで維持できていた．「どうしてももっとやらなければと思ってしまい，できない自分に腹が立つ」と話した．これに対して，意識して良い子でいないようにしないと完全主義に飲み込まれることを説明した．この後はパニック状態で受診することはなく，X＋4年7月から男性の

転勤で遠方のE市に転居することになり，D市の病院を受診した．「今は落ち着いて過ごせているが，パニック状態になったときにどうすればいいのか不安」と訴えた．これに対して経過と対応を記載した紹介状を手渡し，何かあったらこれを持って受診するようにと話した．その後，X＋4年8月に入籍し，X＋5年1月に結婚式を挙げた．X＋4年10月の受診時には「E市は穏やかで生活しやすい」と話し，過食もほとんどみられていなかった．「頭では分かっていても，夫に負担をかけているのが心苦しい」，「私が悪いのでしょと言っても同意してくれない」と不満げに話したが，＜今のままで良くできている，これ以上はやり過ぎになる＞と説明すると納得した．X＋5年7月の受診時は「夫の転勤でまたD市で生活することになった」，「落ち着いて生活できていたので，E市の病院には受診しなかった」と穏やかな表情で話したが，「こどもができて来年出産予定，自分のような人間に育児ができるのだろうか」と不安をもらした．これに対しては，周囲に相談しながら，失敗を活かしてゆけばできるはずと説明し，保健所や助産師などの相談機関を紹介し，＜ひとりで考え込まないように，小さなことでも相談してみるように＞と指示した．X＋6年4月に第1子（長女）を出産．X＋6年10月の受診時は「あちこち電話をして教えてもらいながら，なんとか母親をしている」，「授乳しているといくら食べても体重が増えないので穏やかでいられる」と落ち着いた様子で話した．X＋7年9月の受診時は「こどもが食事をたくさん食べるのが不安」，「自分のような母親で子供が可哀相と思ってしまう」と不安を訴えた．これに対して，こどもが良く食べるのは健康な証拠，子育てはバタバタしながらするのが普通，失敗しながら母親になってゆくのが普通と説明し，支持的に対応した．X＋7年10月に第2子を出産．X＋9年4月にD市の病院を受診．「体重や体型のことは気にならなくなったので生活は順調」と話したが，「苛々して上の子供にあたってしまうことがある」，「自分のような母親に育てられるのはかわいそうだと自分を責めてしまう」と訴えた．これに対しては支持的に対応し，今できている以上を目指さないよう注意した．また，自分と同じ思いをさせないように，下の子に授乳するときには上の子を呼んで哺乳させてみるようにと助言した．X＋9年7月の受診時は「上の

子を呼んで哺乳させてみたら，走ってきたので淋しかったのだとよく分かりました」，「上の子供が幼稚園に行くようになり，2回程でまずいからいらないと言うようになって，それからは聞き分けがよくなりました」，「上の子供が幼稚園に行くようになり，毎朝弁当作りをしているが負担にはなっていない」と話した．夏休みで夫の実家に1週間滞在してきた．義母はおおらかな人で可愛がってくれるが，義父が口うるさい人で，自分には何も言わないが，悪く思われているのではないかと気になってしまった．やはり自分は周囲からの評価を気にし過ぎてそれがストレスになるのだと思うと内省を示し，「これから1週間は自分の実家なのでのんびりしてきます」と笑顔で話した．その後しばらく受診することはなかったが，X+11年3月にA市のクリニックを受診．夫が首都圏に転勤になり，近郊に家を建てて生活していた．地震があって自宅近くの放射線量が高くなり，こわくなって実家に戻ってきたと話した．昨年，第3子が生まれて，家のローンの支払いなどの経済的なこともあって，普通のパートよりは時給が高いので，看護師の専門学校に行くことを考えていると話した．筆者が大学を中退したリベンジのために専門学校を目指すことは勧めないと話すと，「リベンジではないです，時給が高くなると仕事をする時間が少なくてすむのではないかという打算です」と話した．こどもをみてもらう場所の確保，家事の支援などの具体的なプランを優先すべきと説明すると，「今年受験するつもりはないので，ゆっくり考えてみます」と落ち着いた表情で話した．帰り際に以前渡した未開封の紹介状を見せ，「これはずっとお守りでした」と笑顔をみせた．

3) 考 察

　著者が長期間治療に関与した神経性過食症／神経性大食症（bulimia nervosa）の症例である．治療経過の初期は神経性過食症に対する一般的な外来での精神療法を設定したが，治療は奏功せず，大量服薬や自傷行為が頻発して2度の入院治療を余儀なくされた．治療経過の後半は就職，結婚，妊娠，出産などのさまざまなライフイベントがあり，これらを支援しながら持続的に認知と行動の修正に取り組むことで治療を継

続した．治療経過の初期は1～2週に1回，定期的にA市のクリニックを受診していたが，その後はD市の病院かA市のクリニックを不定期に受診していた．

　治療への導入前の面接では過食欲求の制御困難，身体イメージの障害がみられたが，情動の不安定さは目立たなかった．この時点では知的な理解力に不足はなく，自己の問題に対してもある程度の客観視が可能であると判断した．当初は著者らの作成した過食症の治療手引きを用いて，休学期間を利用して認知と行動の修正に取り組む方針で治療を開始した．当初は過食の成立機序，背景となる家庭の食卓の問題に理解を示し，健康な食習慣を取り戻すための治療課題にも取り組めていた．しかし，自分の首が太いので周囲からジロジロ見られているような気がすると奇妙な訴えをするようになった．この訴えはペルフェナジン，ブロマゼパムの使用によりすぐに消失したが，この時点ですでに治療方針の見直しが必要であったことは否めない．この後，症例の希望を受け入れて復学を試みたが，冬休みから連日過食してしまうようになり，何も変わっていないことに絶望して大量服薬し，その後も2度の大量服薬したため浜松医大精神科に入院した．入院当初は気分の変動と短絡的な思考が目立ち，薬物療法により軽快して退院したが，大量服薬と自傷行為が頻繁になり，2度目の入院となった．薬物療法により気分の変動と短絡的な思考は軽快したが，これまでの治療経過で復学の時期に変動が激しく，大量服薬を繰返したことから，退院後の生活の設定を根本的に見直す必要があると判断した．このため，欲求を書き出してそれに順列をつける課題を用いて，症例が強迫的思考に支配されている自覚を促し，「何かを取れば何かを捨てなければならない」と説明しながら，無理のない生活設定を自ら選べるように援助した．この後，「何を選んでも嫌われないですよね」と前置きしてためらいがちに「友達と遊びたい」，「彼氏がほしい」を選択した．その後，両親との同席面接をし，「退院後は大学を辞め，今まで良い子でいようとしてできなかった生活をしてみる」という方針に変更することを提示した．両親ともに大学を退学することに異議はなく，母親は「進路は本人の好きなようにと考えていたつもりだったが，意識していないところで良い子でいるのを押し付けていたのかもしれな

い」と話した．退院後，実家で生活したくないという症例の希望を入れて，C市でひとり暮らしを始めた．当初はそれまでの強迫的な価値意識から抜け出せなかったため，これなら大した負担なく続けられるという生活を確立しないと何も変わらないと説明し，固定化した強迫的な価値意識から抜け出せるように援助した．その後，DIY店での仕事を続けられるようになり，他のパート社員と食事やカラオケに行ったり，旅行に出かけたりするなどの交流を持てるようになった．この頃から短絡的思考や極端な強迫的思考は目立たなくなり，「今の生活が楽しいから，これをこわさないようにしようと考えるようになった」と話すようになり，情動が安定した状態が持続するようになったため，薬物療法を中止し，A市のクリニックにも2〜3ヵ月に1度受診する程度になった．

その後，X+2年10月からD市内で生活するようになり比較的安定していたが，X+3年10月，パニック状態となり，交際相手の男性につきそわれてD市の病院を受診した．生活が安定してきたことで，現実的には一定水準のことができていたにもかかわらず，強迫的な完全主義的思考が強くなったためのパニック状態であった．内服薬は大量服薬しそうで怖いと訴えたため，ジアゼパム10 mgを筋注し，「今の状態は頑張り過ぎなので，もっと手抜きをしましょう」と支持的に対応した．この後，しばらくは強迫的な完全主義的思考が強く，「出来ない自分に腹が立つ，夫に迷惑をかけていて心苦しい」と度々訴えたが，支持的な対応をしながら認知の修正を図る治療を継続することで次第に安定した．この後，結婚，夫の転勤，3人のこどもの出産という大きなライフイベントがあったが，出産後に抑うつ状態・不安状態になることはなかった．育児の不安に対しては，周囲に相談しながら，失敗を活かしてゆけばできるはずと説明し，保健所や助産師などの相談機関を紹介し，「ひとりで考え込まないように，小さなことでも相談してみるように」と指示した．症例はこれを受け入れ，こどもは健康に発育していたが，「こどもがたくさん食べるのが不安，自分のようになってしまうのではないか」，「苛々して上のこどもにあたってしまう」と育児の不安を訴えることがあった．支持的に対応しながら強迫的な思考を修正するように援助することで安定を取り戻すことができた．また，症例の生活歴から，自分と

同じ思いをさせないように，下の子に授乳するときには上の子を呼んで哺乳させてみるようにと助言した後には「上の子を呼んで哺乳させてみたら走ってきたので，やはり淋しかったのだとよく分かりました．2回程でまずいからいらないと言うようになって，それからは聞き分けがよくなりました」，「自分がした淋しい思いをさせないようにと言われていたのに，忘れてしまうものですね」と笑顔で話した．症例は「授乳しているといくら食べても体重が増えないので穏やかでいられる」と話すなど，体重へのこだわりや身体イメージの障害が消失しているとはいえない．一方で日常生活は問題なく過ごしており，短絡的な思考や情動の不安定さはみられず，強迫的な完全主義的思考に支配されることも少なくなっていることから，一定の治療効果は得られたと考えられる．

　下坂[1]が指摘しているように，神経性過食症の精神療法の治療目標は摂食行動や自己概念に関する誤った認知を修正することにある．実際に，症例の多くは「過食をやめたい」と訴えるが，筆者の精神療法の主眼は過食を減少・消失させることではなく，日常生活でのストレス対処を容易にすることで，過食という偏った手段でしかストレス解消ができないという悪循環を壊すことにある．筆者ら[2]の作成した治療手引きはこのような観点から，「過食を繰返す悪循環を壊す」，「誤った食習慣を訂正する」，「ストレス対処様式を訂正する」，「親子関係の修復への方向づけ」というステップを設けている．神経性過食症の精神療法の主眼をストレス対処を容易にすることとしながら「過食を繰返す悪循環を壊す」，「誤った食習慣を訂正する」ステップを優先するのは，久保田ら[3]も指摘しているように，過食行動が繰り返されることで形成された自己否定的な感情が軽快し，食習慣の訂正で一時的に過食が減少することではじめて主眼であるストレス対処様式を訂正に取り組めるようになるためである．筆者の経験では，多くの外来症例ではステップを踏みながら現実生活の中でストレス対処様式の訂正に取り組めるようになるが，症例では現実生活の中でストレス対処様式の訂正に取り組めるようになるまでには疾風怒涛の臨床的に危険な期間が存在した．最も反省すべきことは，復学しなければならないという症例の強迫的判断に治療者である筆者が巻き込まれてしまっていたことであろう．事実として，復学を諦

めてもらってからの症例はときに強い動揺を呈することはあったが，支持的に接しながら持続的に認知の修正に取り組むように援助することで，就職，結婚，出産，育児という大きなライフイベントを乗り越えることが出来ており，短絡的な思考や情動の不安定さが持続することはなかった．症例の治療の転機は要求水準を現実的に可能なところまで引き下げてもらうことにあったが，症例自身も述べており，他の症例もしばしば口にする「他の人と同じになりたい」という考えを訂正することは容易ではない．西園[4]は数字以外の指標で自己評価を実感できないような自己像の混乱を摂食障害発症の起因ととらえているが，「他の人と同じになりたい」という言葉は自己評価の混乱と優越感を取り戻したい強迫的な欲求が集約されたものと考えられる．客観的に考えれば，人間の能力には一長一短があるので，全ての領域で他の人と同じに出来ることはあり得ないのだが，せめて他の人と同じになりたいという言葉にはそれなりの説得力があるため，治療者の判断を誤らせることになりやすい．もちろん，全く失敗のない精神療法は不可能であるので，治療者側に判断の失敗が生じた場合には，早期に治療戦略を見直し，その都度修正をしてゆくことが求められる．また，摂食障害の症例に対しては，進学，就職，結婚，出産，育児などのさまざまなライフイベントを乗り越えていけるように，気長な持続的援助が必要と考える．この点に関して，森田療法は生き方を援助する治療法といわれており[3]，治療技法を受け入れるか否かにかかわらず，森田療法の知恵はより摂食障害の治療に活かし得るものである．

引用・参考文献

1) 下坂幸三：過食症に対する外来精神療法の原則．精神科治療学 8(4)：389-397，1993．
2) 中村 愛，他：神経性大食症に対する森田療法の有用性．森田療法学会誌 13(2)：147-153，2002．
3) 久保田幹子，中村 敬：拒食と過食の森田療法．こころの科学 112：47-52，2003．
4) 西園マーハ文：競争社会と摂食障害．精神科治療学 15(11)：1151-1157，2000．

解説

摂食障害の精神療法

1) はじめに

　本項では摂食障害の精神療法について述べる．その前にまず摂食障害の診断を整理したい．DSM-IV では摂食障害は主に神経性やせ症 / 神経性無食欲症（anorexia nervosa: AN），神経性過食症 / 神経性大食症（bulimia nervosa: BN）の二つの診断から構成され，診断基準に当てはまらないものは，特定不能の摂食障害（eating disorder, not otherwise specified: ED-NOS）に分類されていた．2013 年 5 月に DSM-5 が刊行され，新たに過食性障害（binge-eating disorder: BED）が正式に診断名として採用され DSM-5 では，摂食障害は AN，BN，BED の三つの診断名から構成されることになる．それとともに摂食障害の半数以上を占めていた ED-NOS の割合がかなり減り，AN，BN や BED に移行することとなった．BED の診断基準について本項で詳細は述べないが，AN や BN と決定的に異なる点は摂食障害の中核の精神病理である「肥満恐怖」「やせ願望」を持たないということである．そのため，AN や BN と BED とでは精神療法のアプローチが異なる．我が国での BED に関する疫学的なデータがないものの，臨床的にはまだまだ AN, BN に遭遇することの方が多いように思う．そこで，本項では AN と BN に対する精神療法を中心にエビデンスを踏まえながら述べる．

2) 神経性やせ症 anorexia nervosa

　AN の患者に行う精神療法で，その効果のエビデンスが確立されたも

のはない．しかし，患者の治療へのモチベーションを高めたり，回復を妨げる要因を取り除くことで治療からのドロップアウトを減らすことや回復を早めることができる．これらはいくつかエビデンスのある精神療法があり，実地臨床でも役に立つであろう．

1）治療への導入期の精神療法

　ANの精神療法を行うにあたって，まず，当たり前のことを理解しておかなければならない．それは，「低栄養状態によりさまざまな精神症状が引き起こされ，栄養状態が改善すると精神症状が改善する」ということである[1]．1944年に「ミネソタ飢餓実験」で飢餓が精神・身体に与える影響が科学的に示された．これを『飢餓の生物学』と呼ぶ．

ミネソタ飢餓実験[2]
　この研究では健康なボランティア男性32名に対して6ヵ月間の食事制限と運動が課され，人為的に半飢餓状態とされた．その結果，被験者の体重はおよそ25％減少した．さらに彼らの多くは食事のことばかり考えるようになり，ある者は過食をするようになった．そして，孤独，無感動，不機嫌，抑うつ，集中力低下，自己中心的，いやみや口論の増加など精神症状がみられるようになった．万引き，暴力などに及んだ者もあった．そして，これらの変化は体重を回復させた後も数ヵ月にわたって続いたという．

　飢餓状態すなわち低栄養状態によって引き起こされるこれらの症状は，我々がAN患者を診る際の臨床症状と同じである．そして，精神症状の回復過程もこの飢餓実験にかなり類似している．ANの患者はさまざまな精神症状に悩まされ，家族や治療者もまた，さまざまな精神症状をどうにかしようとして悩まされる．しかし，低栄養状態におけるさまざまな精神症状は心理的な問題ではなく生物学的な問題によるところが大きい．そして，低体重時に頑張って精神療法を行っても，精神症状や病的な思考の改善には直結しない．むしろ，いかに早急に栄養状態を改善し，生物学的な飢餓状態から脱するかが課題となる[3]．したがって，精神療法はスムーズに身体治療に導入することにポイントを置く．そして，

ひとたび体重が増加すれば，その後はいかに体重低下の再発を防ぐかに重点を置くべきである．この当たり前のことを治療者が理解しておかないと，患者－治療者間の治療関係の確立や精神症状の扱いに苦労することになる．そこでまず，治療導入へのアプローチとして『外在化』をキーワードに挙げて説明する．

外在化

ナラティヴ・アプローチと呼ばれる心理療法の手法で，「自分自身から"問題"を切り離す」ことに重点を置く．わかりやすく言えば，「問題（摂食障害）＝患者」ではなく，「問題（摂食障害）vs 患者」という図式への変換を図る．

多くの患者そしてその家族は，食行動異常，「やせ願望」「肥満恐怖」などの"思考のゆがみ"，イライラや不機嫌さなどの情動の変化を患者自身の問題として捉えがちである．すなわち，周囲は患者を「食べないあなたが悪い」「頑固だから考えが変わらない」などと責めてしまう．その結果，患者は「私はこういう性格だから摂食障害なんだ」「摂食障害と付き合っていくしかない」という悲観的な考えに陥る．

そこで，治療を始めるに当たっては，『ミネソタ飢餓実験』や『飢餓の生物学』を例に出しながら，患者，家族，治療者全員が患者と摂食障害という病気を切り離して考えるという，共通認識を持つことが大切である．児童思春期の AN に対する family therapy は有効性が立証されている数少ない治療の一つであるが，我が国では「家族教室」などで，患者の家族に対して摂食障害の心理教育を行っている医療施設や自助組織がいくつかある．family therapy のプログラムの中では，疾患教育とともに『外在化』の話は欠かせないものである．AN を治療するに当たって「家族療法」は必ず取り入れてほしい精神療法であり，鈴木らの監修した DVD などが発売されており，参考にされたい[4]．

未だに母子関係の重要性を説いた『家族システム論』を声高に叫ぶ治療者もいるが，このような理論は既に否定されており，治療に行き詰まって「母親の育て方が悪いから食べなくなる…」などと家族を責めるのは，患者だけでなく支援者である家族も追い詰めることになり逆効果

である．

それでは，治療の導入にあたっての実際的なポイントを2点挙げる．

治療導入のポイント
（1）病歴聴取は精神療法
（2）自己決定の感覚

　摂食障害においては生活歴や病歴などの情報収集の過程が，その後の治療関係の確立や精神療法を進める上で極めて重要である．多くの患者はダイエットや，ストレスで過食をした後にダイエットに転じるなどの発症のきっかけがある．その後の体重減少が進む過程でさまざまなこだわりが増え，精神症状が徐々に悪化していくのがお決まりのパターンである．病歴を聴取する際には，この低体重・低栄養の進行過程とさまざまな精神・身体症状の発現・悪化，社会機能の低下（勉強・友人・家族関係など）との関係を患者や家族と確認しながら話を聞く．この際，拒食と体重減少により身体・精神・生活上のさまざまな問題が生じてきていることを強調する．また，患者が自分の食行動異常をやめられないことへの不安や葛藤を持っていることについて共感を持って支持的に聴取することが大事である．さらに，『飢餓の生物学』を例に出しながら，低体重・低栄養の悪影響について，本人自身が悪いのではなく，生物学的に痩せれば誰でも精神症状が出ることを本人・家族に伝える．また，回復過程や将来の見通しについて，体重増加とともに「太ること」への恐怖そのものも改善することを教える．

　多くの患者では低体重・低栄養の改善とともに摂食障害の中核の精神病理である「肥満恐怖」「やせ願望」もある程度の改善がみられる．しかし，筆者の臨床的な印象では精神病理が生活に問題のないレベルにまで改善するのは，体重が回復した後の数ヵ月〜1年程度遅れてからである．エビデンスでも正常な体重の回復には1年，精神病理の改善には2年近く要すると報告されており[5]，概ね臨床的な印象と一致する．病歴が10年以上におよぶ患者では，精神病理の回復にはさらに時間がかか

る．また，体重増加直後1年間は，再発率（体重の再減少）が最も高いこともわかっており，体重が増加した後に食事や体重を維持する重要性を治療導入の時点で伝える．このようにして，病歴聴取を行いながら治療の見通しを話すと，患者は体重を増やすことの重要性・必要性についてある程度理解を示すことが多い．

　BMI 12～13を下回るような低体重の場合，入院治療は必須であるが，実際の食事摂取の話になると入院には抵抗を示すことも多い．患者は「治さなければいけないのはわかっているが，入院治療も怖い」ため，「自分1人でも治せる」と入院を避けることもある．このような場合，試しに自分で食事に取り組ませる．1週間当たりの必要な体重増加量（0.3～0.5 kg/週）（APA 2003[6]，NICE 2004[7]）を決めて，家族には食事に関して口出しをしたり，喧嘩をしないように教える．低体重の患者は病前の食事量だけでも十分体重が増えることを教える．もし，患者が病前の食事量を思い出せなければ，母親や兄弟（姉妹）の食事量と同量を食べるように指導する．さらに「自分で取り組んでみて食事の恐怖が拭えず，十分な食事が摂れずに体重が増えない際には，あなたに憑（と）りついている摂食障害の病気の方が勝っている．入院治療でそれを追い出すためのお手伝いをしましょう」などの表現で治療契約を結ぶ．そして，患者・家族双方から，患者が自分で取り組んでみてうまくいかない（体重が増えない）ときの約束として入院の同意を得ておく．このように，患者自身に目標を決めさせ，できない場合の治療の道筋を『自己決定』させる．多くの場合，患者自身に食事を取り組ませても，数週のうちに体重が伸びなくなるため，最初の約束通り入院する方向へと話が進む．
　まとめると，治療者や親の意見ですぐに入院させたり，無理に食事を食べさせるのではなく，『外在化』の話と併せて，患者自身に食事摂取と体重観察の猶予期間を与える（1週～1ヵ月程度）．このようにして『自己決定の感覚』を持たせる．これにより治療への不安を軽減し，治療関係を構築して入院治療への導入がしやすくなる．むろん，これらは患者が「自分には医療の関与（入院）が必要だ」と思わせるための過程であることは言うまでもない．

2) 入院治療での精神療法

　入院治療では栄養状態の回復が第一の目標となる．飢餓状態ではリフィーディング症候群など栄養状態の回復に伴う合併症に注意が必要である．従来はその予防・治療に難渋してきたが，我々の施設では身体治療マニュアルを作成し，精神科の病棟でも身体の治療が安全に効率よくできるようになった[8]．10日前後の急性期治療により全身状態は概ね安定するため，この時点で行動制限療法を導入する．行動制限療法とは安静度や行動範囲に一定の制限を設け，設定された目標体重を超過するごとに行動制限を緩和するという行動療法の一種である．

　低体重からの回復期は食事や体型に関する偏った認知は修正され難いため，支持的精神療法を中心とし，洞察指向型精神療法は避ける．すなわち，低体重の時期に痩せていることのデメリットや体重を増やすことのメリットを理解させようとしたり，ボディ・イメージの歪みを修正しようとしても無理だということである．

　一方，入院で患者が食餌療法を行っている間に外来治療への移行を想定して退院後の支援体制や家庭環境の調整を図る．家族に必ずしも問題があるわけではないが，食事を食べる・食べないで患者と家族が対立関係になっていることが少なくない．このため，家族に対しての疾病教育を行う．家族教育は効果・効率の両面からグループワークで行うと良い．3～4家族に対し，1回2～3時間のセッションを2～3回のシリーズで行う．患者が児童・思春期の場合は，両親がともに参加することが望ましい．我々の施設では1回2時間のセッションを3回行っている．

　家族教室の内容は摂食障害の一般的な知識に加え，前述の『飢餓の生物学』『外在化』『自己決定の感覚』などについて扱う．グループワークの中でそれぞれの家族の経験や対応方法を話し合うことで家族の孤立感が減り，自己効力感が生じる．

3) 回復期（退院後）の精神療法

　ここでいう"回復期"とは，身体的な回復，すなわちいったん減った体重が治療（再栄養・食餌療法）によって増加し，安全に生活できる時期のことを指すこととする．よって，必ずしも精神病理が改善する時期

を指すわけではない．精神病理が改善する時期は患者によってさまざまである．

　回復期の患者に対する精神療法でも，『飢餓の生物学』の知識が役に立つ．低体重から体重が増加した回復期に，AN患者の約半数が過食を経験する．通常であれば満腹になる食事量を食べても，さらにそれ以上食べてしまうという，反調節としての過食を経験する．これは生理的に起こるべくして起こるものである．しかし，たとえ過食が起こっても，毎食きちんとした食事量を摂り続ければ，体重増加と時間経過とともに過食は減り，やがて一定の体重に収束し，過食衝動も減っていく．ところが，自分の食事のコントロールができない過食は，患者にとって大変恐ろしく，苦痛なものである．患者は，自分の体重がどこまでも増えるのではないかと考え，過食の代償として嘔吐をしたり，過食後の食事を制限することが多い．このため，回復期に差し掛かる患者には，生理的な現象としての反調節について予め説明し，このような時期に食事摂取のパターンや食事量を変えないこと，嘔吐や下剤使用などの排出行動を行わないよう患者に指導する．

4) 児童・思春期の症例への対応

　児童思春期例では成人期の発症の症例に比べ，家庭内不和や学校でのいじめなど，身近な環境の変化やストレスが発症機転になりやすい．言葉で表現する能力や問題解決能力が成人よりも低いため食事以外の部分で手厚い支援や環境調整が必要になる．家庭内や学校での葛藤を解決すべく，保護者や教員と協力し，本人が安心して過ごせる環境を作るよう配慮する．どの年代の患者もそうであるが，特に児童・思春期のANの場合は家族への面談に多くの時間を割いて診療時間を配分するとよい．児童・思春期のANに対する治療として，ロンドン大学で開発されたfamily based treatment（FBT, Maudsley approach）が知られている．この治療法は，特に親に対する援助や教育，家族が治療者として機能するためのスキルを重点的に取り扱う．我が国でも訳本が出版されており，参考にされたい．なお，過去には不適切な養育がAN発症に関与するという説があったが，現在は否定されているため，養育者を非難するよ

うな指導を行ってはならない．

5) その他

　前思春期例や自閉スペクトラム症（ASD）の併発例では味覚，舌触りなどの食事に関わる感覚の問題や，嘔吐，窒息など食事に関連した体験が食事摂取困難の契機になることがある．また，ASDによる対人コミュニケーションの苦手さが対人ストレスを引き起こし，ひいては食事を摂れないことの誘因になっていることもある．明確な肥満恐怖ややせ願望が聴取されない場合はこれらの鑑別が必要である．さらに，ASDを有する場合，摂食障害よりも発達障害に対する心理教育が奏効することがある．しかし，その場合でも体重の増加は最優先の課題であることは変わらない．

　近年は病歴が長い高齢の患者や，高齢発症のケースも増えてきている．すでに離婚や失業などの社会機能の障害や，家族機能に問題を持っていることも多く，自己不全感や自己評価の低さがしばしばみられる．問題が多岐にわたるため，解決の優先順位を設定するなど，年齢に見合った目標設定が求められる．

3) 神経性過食症 bulimia nervosa

　神経性過食症（BN）の治療では，神経性やせ症（AN）に比べてより多くの問題を取り扱うことが多い．

　患者は**表1**のような問題をごちゃごちゃに混ざったまま抱えており，医療機関に相談に来るときには何から手を付けていいのかわからない状態である．そのため，BNの治療はこれらの問題を治療者が整理するところから始まる．

　ところで，BNに対する有効性が報告されている精神療法は，認知行動療法（cognitive behavioral therapy: CBT）と対人関係療法（interpersonal psychotherapy: IPT）である．アメリカ精神医学会（APA）のガイドラインでは，CBTに反応しない場合にIPTを順次行うように

表1 神経性過食症で扱う問題（代表的なもの）

- 食行動に関連する問題
  (1) 中核の精神病理：やせ願望，肥満恐怖
  (2) 食行動異常：過食，嘔吐，下剤・利尿剤乱用，過剰な運動など
- 食行動以外のしばしばみられる問題
  (3) 中核以外の精神病理：完全主義，自己評価の低さ，対人関係の問題
  (4) (3)に基づく誤った行動パターン
- その他の問題
  (5) 家族内の精神病理：家族側の対応の問題，互いの凝り固まった悪い関係
  (6) 精神症状や精神疾患の併存：不安，抑うつ，衝動性，自傷，アルコール乱用，過量服薬

推奨している．CBTまたはIPTにより過食・嘔吐は40～50%程度減少する．それぞれの治療の効果は同程度であるが，効果の発現はIPTの方がゆっくりであることが知られている[9]．また，CBT，IPTをベースにアレンジを加えた手法がいくつかあり，個別療法，グループ療法，セルフヘルプなどがある．しかしながら，BNに対する精神療法の治療アルゴリズムで確立したものはなく，現在でも多くの精神療法がCBTやIPTと比較検討されている．では，BNにはどのような精神療法を行えばよいだろうか？　絶対的なものではないが，以下のような手順を踏むと治療を進めやすい．

(1) 生活歴，病歴の聴取

上記（**表1**）の神経性過食症で扱う問題を取り上げながら，情報を得る．ANと同様に，病歴聴取は精神療法としての効果がある．神経性過食症で扱う問題を詳細に聞いていくと，患者は自分の食行動の以外の問題に気付く．これらの聴取は治療関係の構築にも役立つ．

(2) 問題の整理と治療の順序

重篤な身体症状や生活を著しく障害するような精神症状（抑うつや自傷，物質乱用）は入院治療が必要な場合があるが，それらを除けば，BN は外来での治療が中心となる．

神経性過食症で扱う問題は多岐にわたるが，多くの場合，最初に扱うべき問題は食行動に関する問題である．なぜなら食行動は栄養的にも精神的にも患者の生活を大きく乱すからである．そして，食行動や栄養が安定しないとその他の問題にまで考えが回らないことが多いからである．親や夫婦間の問題など食行動以外の問題を扱うことを希望する患者もいるが，食行動の問題を最初に改善する必要があることを伝える．その上で，食行動以外の問題を同時もしくは次に扱っていくのが良いであろう[10]．

(3) CBT と IPT の概要

CBT と IPT は BN に対する有効性が数多く報告されている精神療法である．CBT は食行動の問題を中心に扱い，IPT では主に対人面の問題を扱う．BN に対する CBT は 20 週（50 分×20 セッション），IPT も同程度の期間が必要であり，どちらも定型通り施行するように推奨されている．しかし，忙しい臨床家が通常の診療の時間内でこれらの精神療法を定型通り行うのは実際には難しい．そこで，CBT や IPT をベースとした精神療法を患者の状態や治療の進行状況に応じてうまく使い分けるとよい．以下に CBT と IPT の概要を述べる．

認知行動療法 cognitive behavioral therapy（CBT）

CBT の歴史についての詳細は割愛するが，CBT はもともとうつ病のために開発されたものである．これを BN に適応する際にさまざまな改善がなされ，enhanced cognitive behavioral therapy（CBT-E）と称される手法が作られた．うつ病に対する CBT をご存知の方も多いと思うが，CBT-E ではうつ病に対する CBT のように "カラム法" などの認知再構成法は用いない．CBT-E では中核の精神病理である肥満恐怖ややせ願望という思考面の問題（精神病理）を最初から変えようとせず，

まず食生活の習慣を戻すという行動面の変化を促す．これによる体調・情動・生活面の変化（改善）を経験させ，この経験を基に認知面の修正を促す．すなわち，症状の変化は"行動→認知（考え）"の順で改善する．治療を開始する際には，このような治療の見通しをあらかじめ患者に説明し，治療意欲の向上と治療関係の構築を図ることが重要である．

対人関係療法 interpersonal psychotherapy（IPT）

IPT もまたうつ病の治療として発展してきた治療法であり，その後，BN に応用されるようになった．IPT の考え方の基本は，「対人関係の問題が疾患（BN）の発症および維持に寄与している」ということである．IPT の特徴は患者の摂食障害の問題についてあまり重点を置かないことである．そのかわり，患者の対人関係の問題に焦点を置く．その際，「悲哀」「対人関係における役割をめぐる不和」「役割の移行（変化）」「対人関係の欠如」の四つの問題領域のうち一つないし二つを取り扱う．しかしながら，「悲哀」の問題と BN との関与は少ないことがわかっており，この問題を BN で扱うことはまれである．治療の初期に対人関係上の問題と BN の症状との関係について説明し，対人関係の問題を改善することで食行動異常が改善することを理解させる．その後のセッションでは，対人関係上の問題点について患者自身が変わろうとすることを促す．

4 まとめ

本項では摂食障害に対する精神療法について解説した．冒頭でも述べたように，摂食障害の治療はまだ確立した手法がない．現在も世界で数多くの精神療法が開発，比較・検討されている．児童・思春期の患者に対する family based treatment（FBT, Maudsley approach）[11] や，成人の AN に対する Maudsley model of AN treatment for adults（MANTRA）[12]，specialist supportive clinical management（SSCM）[13]，認知機能改善療法 cognitive remediation therapy（CRT）[14] などの新たな治療法のエビデンスが蓄積されつつあり，今後，生物学的な治療と

合わせ，摂食障害の精神療法の治療アルゴリズムの確立が待たれる．

引用・参考文献

1) Accurso EC, et al: Is weight gain really a catalyst for broader recovery?: The impact of weight gain on psychological symptoms in the treatment of adolescent anorexia nervosa. Behav Res Ther 56:1-6, 2014.
2) Minnesota Starvation Experiment: http://en.wikipedia.org/wiki/Minnesota_Starvation_Experiment（Wikipedia より）
3) Campbell K, Peebles R: Eating Disorders in Children and Adolescents: State of the Art. Pediatrics 134: 582-592, 2014.
4) 鈴木眞里，小原千郷：拒食症の家族教室［DVD 資料］http://www3.grips.ac.jp/~eatfamily/dvd1.html
5) Couturier J, Lock J: What is recovery in adolescent anorexia nervosa? Int J Eat Disord 39: 550-555, 2006.
6) American Psychiatric Association(APA): Practice guideline for the treatment of patients with eating disorders. 3rd ed, Washington(DC), 2006.
7) National Institute for Clinical Excellence[NICE]: Eating Disorders: Core Interventions in the treatment and management of anorexia nervosa, bulimia nervosa and related eating disorders. London, 2004.
8) 栗田大輔，森則夫：精神科医もできる！―拒食症身体治療マニュアル．金芳堂，2014．
9) Agras WS, et al: A multicenter comparison of cognitive-behavioral therapy and interpersonal psychotherapy for bulimia nervosa. Arch Gen Psychiatry 57: 459-466, 2000.
10) Robert L. Palmer（原著），佐藤裕史（翻訳）：摂食障害者への援助―見立てと治療の手引き．金剛出版，2002．
11) LE Grange D: The Maudsley family-based treatment for adolescent anorexia nervosa. World Psychiatry 4: 142-146, 2005.
12) Schmidt U, Treasure J: Anorexia nervosa: valued and visible. A cognitive-interpersonal maintenance model and its implications for research and practice. Br J Clin Psychol 45: 343-366, 2006.
13) McIntosh VV, et al: Specialist supportive clinical management for anorexia nervosa. Int J Eat Disord 39: 625-633, 2006.
14) Tchanturia K, et al: Cognitive remediation therapy for anorexia nervosa: current evidence and future research directions. Int J Eat Disord 46: 492-495, 2013.

7章 境界性パーソナリティ障害

1 borderline personality disorder (BPD)

境界性パーソナリティ障害に対して認知行動療法とEMDRを併用した症例

1) 症例の概要

症例 Nさん，30代前半，女性，会社員（休職中）
診断 境界性パーソナリティ障害
主訴 イライラする，不眠
家族構成 本人，夫
生活歴 A県内で2人同胞長女として出生．地元の小中学校，高校卒業後，B県の大学に進学．X-7年大学卒業後，実家に戻り，医療系の専門学校に入学．卒業後，X-5年就職と同時に実家を出る．X-2年，就職して3年目に結婚．同年，職場を休職．
現病歴 X-8年，大学3年生時，付き合っていた男性に責められるようになり，不眠，食思不振，体重減少，リストカット，過度の飲酒がみられるようになった．そのため，B県内のC精神科クリニックを受診し，スルピリド，ロラゼパム，ゾルピデムを処方され，眠れるようになり，食欲も改善，飲酒もやめた．しかし，二月後，再び，食欲低下，抑うつ状態となり，上記処方に加え，パロキセチンが処方され，徐々に量が増えていった．一月ほどしても症状が良くならず，「どうでもよい」と感じて，大量服薬をし，B県の総合病院に入院した．X-7年，大学4年生時には「死んですべてを終わりにすればよい」と感じており，大量服薬，リストカットを繰り返し，首つりを試みたこともあり，2度ほど短期の入院をした．X-6年，大学卒業し，実家に戻ってからは，地元の単科精神科を受診したが数回で中断．その後，精神科

クリニックを受診し，カウンセリングを受けたが，合わないと感じ，再び中断．別のクリニックを受診し，「うつ病」「境界性人格障害」と診断され，薬物療法を受けた．X-4年，職場のストレスを機に身体症状が悪化し，2度ほど短期入院．X-2年，病欠を繰り返し，職場で被害的な不安が強まり半年休職．その後，復職するが，3ヵ月後，再度休職．X-1年，夫に対し「死にたい」と言ったり，夫の仕事中に電話して「助けてくれ」と言い，夫に拒否されると暴言を吐く，大声を出すなど不安定になっていった．以後，軽快増悪を繰り返し，X年4月通院中のクリニックでの治療に不安を抱き，当院紹介となった．同時に2週間に1回50分の心理療法を開始した．

処方 マプロチリン，ブロチゾラム，フルニトラゼパム，ゾルピデム，トラゾドン

2) 治療経過

3年程の治療経過を下記の6期に分けて紹介する．
1) 問題点の整理とCBTへの導入（#1～10）
2) 認知再構成法による介入（#11～17）
3) 夫との関係の改善への努力と自己受容的な感覚の芽生え（#18～29）
4) トラウマ記憶の想起とBPDの診断をめぐる対話（#30～42）
5) EMDRへの準備とEMDRによる治療（#43～69）
6) 症状の再燃と治療者（CP）への怒りの表出：怒りの処理（#70～87）

1) 問題点の整理とCBTへの導入（#1～10）

吐き気があり，食事がとれず，体重が減少しており，36 kgとなっていた．初回では，顔つきは暗く，蒼白で，全体的に弱々しい印象であった．外出すると吐き気やせきが止まらなくなるため，家に閉じこもって生活をしていた．過去のことをぐるぐると考え，悪夢も見，夢と現実の区別がつかなくなったり，自殺した友人のことなどを考えてしまうということであった．また母が不定期に電話をしてきて罵声を浴びせられ，

「頭の中がぐちゃぐちゃになる」と語った．過去のことを鮮明に映像として思い出すと語るため，とりあえずの対処としてイメージを操作する方法を教示した．具体的には，映像をTVのような枠に入れてみること，枠をつけたら，映像の鮮明度を落とすイメージをすること，画像を荒くしてみること，TVを遠ざけるイメージをすること，音声があれば，ボリュームを落とす動作をイメージしてみること，などを面接中に練習し，生活の中でも試みてもらうこととした（#1）．

しかし，その後の受診でも，過去のことを思い出し，自責的になり，抑うつ状態となることが続き，嘔気・嘔吐，頭痛を繰り返し訴えた．嘔気・嘔吐のため食事が食べられない状態となり，体重減少が見られたため，身体管理目的で他病院に3週間ほど入院した．退院後も情緒的に不安定な毎日が続き，「毎日生活していて自分の問題点に気が付く」「自分の性格の問題をどうにかしたい」と流涙しながら話した．「夫に自分の過去のことばかり話をしてしまう」と夫への依存を語り，夫は同じ話を繰り返し聞かされ，怒ってしまうこともあるようであった．夫に不満もあったが，見捨てられる不安から不満は抑えて言うことができず，夫に対し，「今話しかけていいのだろうかと子どものときのように様子をうかがってしまう」と抑制的な態度を示した．一方で，「夫に対して些細なことで急に怒り出すこともある」と述べ，喧嘩を繰り返していた．「人と自分との境界がわからない」，「社会に出て，人と距離をとって付き合っていたが，一部の人と密になりすぎて，依存してしまう」，「これまでの対人関係での嫌な体験について，自分の悪い点を探してしまう」，「家族の間でも父，母，弟の問題を一人で勝手に背負い，誰の問題なのかわからなくなっていった．母の母役や夫役をやってきた」，「母の思い通りに動かないと見捨てられる」，「共依存の関係を母と作り，夫とも同じ関係を作るようになった」と語った．過去のことを詳細に聞いていくと以下のような話が語られた．

幼少期より父親が粗暴で母親を殴っていた．患者（Pt）自身が殴られることはなかったが，乱暴な言葉使いをされることが多かった．幼稚園時から「自分は悪い子であるから人生をやり直すしかない」「もう一度やり直して母に好かれるいい子になりたい」と考えていたが，小学校

に入ると，生まれ変わってやり直すことはできないということに気がつき，母も「一緒に死のう」と頻繁に言っていたため，「死ぬしかない」と考えていた．物ごころついた頃より母の父に対する愚痴を聞いており，「母を助けてあげなくては」と考えていた．母の言うとおりにしないと，母親は家から出て行ってしまうため，その間，弟の面倒をみたり，食事の準備をしたりしていた．「自分は悪い子である」「自分には価値がない，生きている意味がない」「悪いところを直し，完璧でなければ母に受け入れられない」と考えていた．小学校1年生頃から慢性的な希死念慮を抱いていた．小学校高学年から中学校3年生までいじめられ，自分は周囲の子どもたちとはなんとなく違うと思うことも多かった．中学2年生時には空虚感からリストカットを行った．高校では進学校に進み，中学のクラスとはメンバーが大幅に変わって，友人もでき，いじめられることもなくなった．その後，大学入学後リストカットを繰り返すようになった．

　過去には父母の問題を背負わざるを得ない状況にあったこと，そのために，自分を否定せざるを得なかったこと，夫を含め，依存できる人がいると近づきすぎてしまうと同時に見捨てられ不安が喚起されるため，不満は抑えて我慢するが，結局は怒りを爆発させてしまうことがあることを共有した（#2～6）．

　生育歴を聴取する過程で「自分の考え方をどうにかしたい」と語られたため，CBTへ導入することとした．#7で，BDI-Ⅱを施行したところ，34点と高得点であった．

　CBTについて，心理教育を行い，アセスメントシートの記載から始めていった．些細な出来事から，「自分はろくでもない人間だ」「自分は価値がない」「当たり前のことができないダメ人間だ」「社会不適格者だ」「私は普通の人とは違う．普通ではない自分は周りに迷惑をかける」「人を怒らせる．嫌われる」「自分はいない方がいい．存在している意味がない」などの非機能的な思考を抱き，悲しく，苦しい気持ちになり，息苦しさや吐き気が生じる過程が共有された．感想を尋ねると「自分がここまで考えてしまうんだと笑ってしまう」と自分の思考が悲観的に発展していくことに気づきが得られ，自身の思考パターンを距離をとって眺

めることができた様子であった．これらの非機能的な思考の反すうを止めることができ，思考の幅を広げていくことが最初の目標として共有された．また，過去のイメージが生じることも頻繁にあるようなので，初回に提示したイメージ操作を再度提示した．その後，イメージ操作を試し，多少は落ち着く体験も得られた（#7〜10）．

2）認知再構成法による介入（#11〜17）

　#11から認知再構成法に取り組んだ．例えば，夫と買い物に行き，途中から夫が無口になったことに対して，「私が普通の人間でないから，嫌われるのだ」という自動思考が生じていたが，「私のせいだけで夫が無口になっているわけではない．夫も疲れていたのだ．疲れているのに「疲れていない」と言うのは，夫も私に気を遣っているからだ」と再構成された．この再構成の後，似たような状況が起き，その際に夫にいろいろと聞いてみたところ，夫も休みが週1になっており，疲れているが，疲れていると言うのもよくないと思ったこと，せっかくの休みだから出かけたら気分が変わるかもしれないと思って出かけるが，やはり出かけると疲れて，無口になってしまうことが確認できたと語った．夫に対し「私は疲れていると言ってくれた方がわかりやすくていいよ．そういう雰囲気になると私が悪いと思ってしまうから」と伝えることができ，すっきりしたと語られた．また，自分と似たような家庭環境で育った友人（Kさん）が実家で暮らすようになったと人づてで聞き，「私は親子関係を克服できず，精神を病んで，恥ずかしい，みっともない，だめだ．自分は取り残された」という自動思考が生じたことが語られた．この思考を再構成する過程でCPより，＜何が克服なのか＞と問うと，「母と会っても気持ちが動揺せず，安定して仲良くできること」と述べたため，＜気持ちが安定して，親と距離がとれることも克服なのでは＞と問うと，「用があるときに連絡できればいいですよね…」と述べた．また，「自分はだめだ」という思考に反する根拠を問い，実家から出るために大学受験や専門学校入学，就職のために頑張ったこと，お酒やたばこ，リストカットなどは空虚感を埋める手段にすぎず，自立していくためには，この方法はよくないと考え，今はやめていること，実家の問題は自分一人

ではどうにもできない問題であり，自分一人で努力して解決できることではないこと，自分なりに逆境の中でもここまで生きてきたことなどを確認した．その結果，「Kさんの人生はKさんの人生．Kさんと私の人生は直接関係がない．生き方は人それぞれだ．失敗やつまずきが多くても，人生の全部がだめなわけではない」と再構成することが可能となった．感想を聞くと，「親と距離をとるのは勝手によくないと思っていた．どういう距離の取り方がいいのかはこれからゆっくり自分で作っていくことかな」と述べた．その後，「小さなストレスがちょこちょことあったが，うまく考え直せたりした」と自身で認知再構成法を実施できるようになり，加えて「母からメールが来たが流した．前なら動揺したが，携帯を閉じて終わりにしてしまった」と母への対応も可能となっていった（#11〜17）．

3）夫との関係の改善への努力と自己受容的な感覚の芽生え（#18〜29）

次第に，夫に対し，不満に思っていたが，見捨てられ不安からこれまで話し合いができなかったことを話し合うようになり，喧嘩となることが増えていった．給料や貯金のことを知らされていないこと，義母と生計がしっかりと分けられていないことなどお金の面での問題を明らかにしようとし，夫に「関係ないだろ」と一方的に怒鳴られることがあるとのことであった．「喧嘩をしないことがよいことだと思っていたけど，自分たちの生活に関係のあることだし，自分も迷惑するので関係ないではすまされない．私がだめなんだと思っていたが，夫にも問題があると思う．ちゃんと話してお互いに納得していくことが必要と思うが，だいぶ辛い」と述べ，流涙した．「自分は普通じゃないと思い込んでいたが，ちゃんと自分なりにがんばって働いていて，誰にも迷惑をかけなかった．今思えばそんなにだめじゃなかった．こんなんなら別々にやったほうがいいのかもしれない．離婚も考えている」と述べるため，＜自分のことを認められるようになってきているのですね＞と返した（#18）．夫への要求はまとめてから行うこととしたが，状態は安定せず，流涙して話すなど，抑うつ状態が悪化したため，デュロキセチンが追加された

(#19). これにより，イライラや不安が減少し，落ち着きを取り戻してきたが，日中の眠気が強く，寝て過ごす日々が増えた．薬剤の減量を行ったが，日中の眠気は続いた．急に「自分はゴミだ」などの思考を反すうすることが生じ，泣いてしまうことがあった．これに対し，思考の反すうに気がついたら，呼吸に意識を向けるようにし，思考の反すうに巻き込まれないよう，距離をとるようにして，思考を眺める，という呼吸法の練習[*1]を行った（#22）．

　#25 から，眠気は強いものの精神的には落ち込んでいないことが確認され，徐々に夫のことも冷静に見るようになった．「不満はあるが，どうでもいいときは流し，これはと思うことは話すようにして，相手の反応をみている」，「お金のことも自分なりにまとめ，夫にこうしてほしいと伝えた」，夫に不満を伝えた際に，「夫は『自分は結婚にはむかない．もう手を引いてくれ』と目つきを変えて言ったが，『私も努力していきたいと思っているんだよ』と伝えたら，しょぼんとなって『俺も苦しい』と言った」「夫のことは大変だが，自分の幸せのためにはどう生きたらいいかと考えるようになった」と述べた．

　自然の写真を撮る趣味や料理をしたいと思っていることも語られた．「料理も以前は完璧にしなければだめと考えていたが，冷凍食品やインスタントでもいいと思えるようになった」「母がちゃんとしていなかったから反動で完璧を求めていたのかも」「苦手なことを倒れるまでやる必要ないってやっとわかるようになった」と自身の完璧主義への洞察が見られ，「母は病気かもしれない．昔から「隠しカメラがある」とか変なことを言っていた．父もアルコール依存の可能性がある．こういう二人に育てられたから私も変になるだろうなと．でも私が悪いわけじゃない．今まで主観的に親のことをみていたが，客観的にみると親は病気なのかなと」「私が選べることじゃないから仕方がない．サバイバルな暮らしの中で変になっても仕方なかったなって」と語った．自分自身のことについても，「自分のこと変わっているなと思うけどおかしいとは思

[*1]：この呼吸法は，DBT で習得が目指されるマインドフルネス・スキルを意識し，取り入れた．詳しくは，マッケイ（2007）[2]などを参照のこと．

わない」「人とずれて，皆と違うなと思うけど，そういう人なんだと思っている」「普通になろうとするから，からまる．これでいいじゃんと開き直った」「母のこと怖かったのに，好きなふりをしていないといけなかった．自分の気持ちがわからなくなった．最近やっとこれが好きでこれが嫌いとかわかるようになった」と述べ，自己受容的な発言がみられるようになった．「過去のことは思い出すが，映像をセピア色にして，過去の写真を見ている気分となり，楽になった」とイメージの操作も可能となっていた（#25～30）．

4) トラウマ記憶の想起と BPD の診断をめぐる対話（#31～42）

このようにしばらく安定していたが，#31 では，4歳～小4時にいとこに性的虐待をされたこと，小3時に父から性的虐待をされたことを想起し，不安定になった．「自分にも落ち度があったのではないか」，「怒りやどうしようもない感じをぶつける場所がない」「自分のことを気持ち悪いと思ってしまう」「私の脳が焼けてしまえばいいと思う」「私は愚かな人間．汚れもの」と述べた．トラウマについて心理教育を行い，怒りや憎しみを持つことは自然なことであること，トラウマ体験が自己概念を歪ませてしまうことを伝えると，「許さなければいけないと思っていた．全部許してしまえば楽になるのではと．無理に親と仲良くしようとして，結局余計つらくなった．CBT で親と距離をとる方法もあるのだと思って楽になった」と述べた．今後の治療の選択肢として，EMDR について説明を行い，不安定な状態を安定させるために，呼吸法や安全な場所のエクササイズ[*2]を施行した（#32）．「日中自分だけ違う世界にいる感じがし，空虚でさびしいと感じる」「周りの世の中は動いていて，自分はその世界にいない．取り残されている感じ」「もやがかかっている」「自分の手なのに遠くに見える」と離人感も生じていた．夫とけんかとなって殴られそうになり，「やれよ」「蹴ればいいじゃん」「好きな

[*2]：安全な場所のエクササイズとは，安全で安心できる場所，落ち着く場所のイメージを見つけてもらい，眼球運動などの両側性刺激を加えることで，安心感を強化していく方法である．詳しくは，シャピロ（2004）[1]を参照のこと．

ようにめちゃくちゃにしてくれよ」と言ったら，夫は出て行ったと述べ，トラウマ記憶の想起に影響され，夫婦関係も不安定になっていったが，離婚はしたくないと語った．夫から離婚話が出たり，その後，離婚したくないと述べたりと夫も不安定となった（#33）．

　20代のときに弟に「お前はBPDだ．生きていても死んでも迷惑だ．いなくなれ」と言われ，2週間，ネットカフェや公園でウロウロする生活を送ったこと，大学生のときに自殺未遂したときのことなどを思い出し，流涙した．人に迷惑をかけ，さまざまな医療機関で「性格の問題」と言われたことを想起し，自分の性格が変だから不安定になるのだと自分を責めた．これに対し，家族関係の中でつらい思いをしてきたこと，抱えているつらさに対処するために行ってきたことがBPDと言われる行動となっていったこと，そんな自分を"変な自分"と自分で思い，自分を責め，さらに苦しんでいるが，こうした行動は懸命に生きようとした最大限の努力だったのではないかと伝えた．これに対しPt自身も「頑張っていました，自分でもよく生きていたなと思う」と流涙した（#36）．#37では，「ちょっとくらい楽しんでいいのかなと思って，雑誌を買うなど小さい楽しみを探している」と述べたが，不安定な状態が続き，希死念慮も強くなっていった（#38〜42）．

5）EMDRへの準備とEMDRによる治療（#43〜69）

　#43，44でも夫と激しく喧嘩となり，暴力を振るわれていたため，しばらく安定するまでは夫との話し合いは控えてもらうこととした．#43〜59までは資源の開発と植え付け（resource development and installation: RDI[*3]）や安全な場所のイメージなど安定化の技法を繰り返し練習した．RDIでは，大学に合格した体験，小学校低学年のときに積極的に発表し，ほめられた体験，放送員や児童会をやっていた体

[*3]：RDIとは，肯定的な感情や適応的な行動と結びついた記憶を想起してもらい，眼球運動などの両側性刺激を加えることによって，Ptの肯定的な資源を強化していく方法である．達成の資源，関係の資源，シンボル的な資源の3領域から本人の資源を見つけていく．詳しくは，シャピロ（2004）[1]を参照のこと．

験など肯定的な体験を連鎖的に思い出したようであった．こうした肯定的な体験の想起に支えられたこともあり，#48では，Ptが夫に泣きながらお金のことについて話をし，夫が生活費を入れるようになり，Ptが生活費をやりくりするようにもなった．また，義母とも生計をしっかりと分けるように夫が動いた．

　EMDRにて性的虐待について振り返ることには抵抗を感じていること，子どもを見ると不快な気分になること，自分が母親にはなれる感じがしないこと，自分の子どもはろくでもない子どもになると確信していること，鎖をここで断ち切らないといけないと感じていることなどを語り，「過去が終わっていないと感じる」「変な体験をして，変な考え方をした自分が変な人と結婚して，変な人生を送っている．変な血が流れている」との考えを述べた．つらい体験が自己概念を否定的な方向に歪めていること，EMDRによって，そのような自己概念が変化する可能性はあるが，抵抗が強いうちは無理にはEMDRには導入しないことを伝えた（#49）．夫との関係は改善しており，一緒に旅行や遊びに出かけることが増えた．過去のことを思い出し，泣くことはあるものの，体力もついてきており，生活は徐々に安定していった．つらい過去を思い出しても，安全な場所のイメージや呼吸法などを用いて，対処もできるようになり，人生の中で今が一番落ち着いていると述べるようになった（#51）．#52〜59まで，生育歴を再度詳しく聴取した．生育歴の聴取後は，面接を終える前に，過去を箱にしまうイメージや安全な場所のイメージを行い，気持ちを落ち着かせるようにした．生育歴聴取の過程で，過去の記憶が賦活され，悪夢が続き，つらくなることもあったが，ある程度の距離をとりながら過去を回想することが可能となっていった．#60では，一方的にやられる夢ではなく，父を刺し殺す夢を見たことを語り，「父親とは関わりたくない，葬式にも行くつもりはない」「昔の話を整理してだいぶ楽になった」「家事も気を抜いてやっている」「子どもをほしいと思っている」「虐待まがいの母にならないためにEMDRをしたいと思っている」と語った．仕事はやめることを決めた．

　#61〜EMDRを開始した．父親からの性的虐待の記憶や暴力をふるわれた記憶，いとこからの性的虐待の記憶，母親がいとこからの虐待に

気が付いたにもかかわらず，Ptを叱責した記憶，小学校高学年～中学時にいじめられた記憶を順次処理していった．その結果，徐々に悪夢も減少し，内容も軽いものや象徴的なものとなっていった．母親とも普通に会話できるようになり，「腹が立つことも山のようにあったがあの人はあの人なりに精いっぱいだったのかな．そんなに責められないな」と述べ，父については，「ひどいことをされたのだから，憎んでいていいのではないかと思う」と述べた．「自分が悪い」という自己概念は修正され，過去の記憶の想起の生々しさも減少したため，EMDRを終了することとした（#61～69）．

6) 症状の再燃とCPへの怒りの表出：怒りの処理（#70～87）

しかし，#70で再度フラッシュバックが生じたことから，「自分は一生薬を飲み続け，病院通い」と絶望し，希死念慮が高まった．#71では，「普通の人が普通に手に入る幸せが手に入らない人生だ．未来もつぶされている」と述べた．CPは＜話を聞いて混乱している．よくなった時期があるはず．極端に考えてしまっているように感じる＞と伝えると，自分が考えていることが間違っているとは思わないと述べた．＜希望を持つことが怖いと感じるのでは＞と聞くと，「希望は持ってはいけない．夢を持つと落ち込んだときにつらいから，持たない方が楽」と述べた．CPはPtの投げやりとも取れる急激な態度の変化から，これまでの治療を台無しにされてしまうと感じ，あきらめてほしくないという旨を伝えた．#72で，Ptは「特に何もないです」「いろいろ考えたけど落ち込んでいない，すっきりした」「自分の人生を好きになろうと思います」とそっけない態度で話をした．CPが何か腹を立てているのかと聞いたところ，「先生が前回切れたことに怒っています」と述べ，CPへの強い怒りを抱えて2週間過ごしたことを怒気を込めながらも，なおかつ冷静に述べた．CPは前回の自身の対応がそのように受け取られてしまったのは申し訳なかった，あきらめているように見えてしまい，あきらめてほしくないという気持ちが強く出てしまったかもしれないと伝えた．その上で＜それにしてもどのように落ち込まずに過ごしたのですか？＞と聞くと，Ptは，この2週間，音楽を大音量で聞いたり，「怒り

一人カラオケ」をしたり，友達に病院の不満を言いまくったりして，外に怒りを向けたら落ち込まなかった，こうやって怒りって発散すればいいんだとわかったと述べた．これに対し，＜自分を責めずに，怒れたのはすごいことですね．変な話ですが，だいぶよくなったんだと思います＞と伝えると，「むかつくことがあれば，怒ればいいんじゃないか．新しい方法を掴んだ感じ．もしかして，怒りにどう対処したらいいか掴んだかもと」と笑って述べた．＜また納得いかないことがあれば，ぜひその場で教えてほしい＞と伝えた．このことを呼び水として，#73, 74と夫への怒りと過去のことへの怒りが賦活され，調子を崩し，その後，抑うつ的となったが，#75 に急激に回復し，以後，安定してさまざまな活動に意欲的に取り組めるようになった．希死念慮もなくなり，安定した精神状態を保てるようになった．また夫との関係も安定したため，1～2月に1回の面接でフォローし，1年以上にわたって，BDI-Ⅱで1桁台の得点を維持できたため（#76～87），心理療法を終結した．BDI-Ⅱの推移を図1に示す．

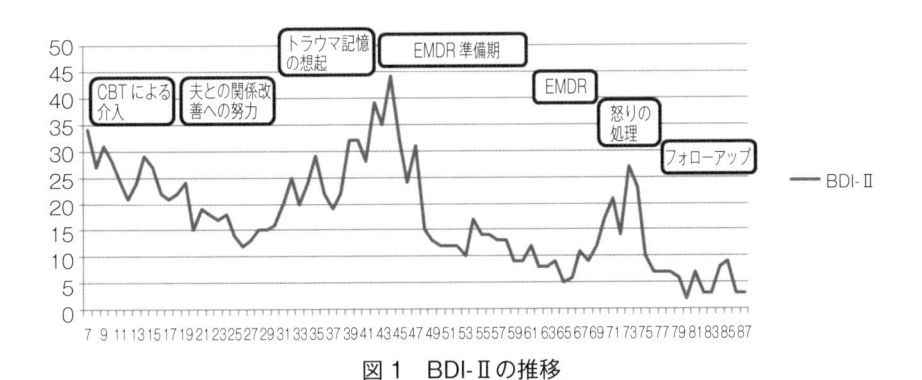

図1　BDI-Ⅱの推移

3） 考　察

本症例は，20 代の頃は非常に不安定で，BPD の診断がついていたものの，筆者との治療を開始したときには，すでに自傷行為は行っていなかった．治療者への陰性反応も治療の終盤まではみられず，主に夫との関係で不安定となり，衝動的な言動を取ってしまうことが多かった．そ

の背景には，虐待的な環境に育ったための否定的な方向への自己概念の歪みがあり，対人関係での距離の取り方にも混乱がみられていた．認知再構成法による介入で，「親と仲良くしなければいけない」という考えから，「親と距離をとってよい」という考えが生じ，その後，夫との関係についても見直すようになった．夫とのやり取りはつらさを増すものであったが，Ptの態度の変化に夫も態度を変容させ，自己受容的な感覚を徐々に育てていくことが可能となっていった．このように夫婦関係が安定し，自分自身についての考え方にも変化が生じた後に，Pt自身が過去に目を向けるようになり，トラウマ記憶に直面するようになった．トラウマ体験の想起により，一度は肯定的な方向に変化しかけていたPtの自己概念は再度，自己否定的なものへと揺り戻された．

　トラウマ体験により否定的になっていたPtの自己概念は，さまざまな医療機関で「性格の問題です」などと説明をされ，BPDと診断されたことによって，「自分は変な性格．性格の問題だから治らない」とさらに否定的な意味づけを強化されていた．本症例では，BPDの診断が本人にとって，「治療不能」との意味づけを持つこととなり，非治療的に働いていたといえる．これに対し，CPは，BPDの診断がなされる元となった行動は，トラウマ体験に由来するつらさに対する自分なりの対処方法であったとの意味づけを行い，トラウマ治療により，否定的な自己概念にも変化が生じる可能性を指摘した．その後，EMDRによるトラウマ処理を行い，「自分が悪い」という自己概念に変化が生じた．

　しかし，EMDR終了後の面接で，再度フラッシュバックが生じ，絶望を感じたPtにCPが十分に共感しきれなかったことに対して，Ptは怒りを抱いた．CPは，怒りを抱くことの正当性を認めた上で，Ptが衝動的になることもなく，また，自分を責めることもなく，この事態に対処することができたことを確認し，自身の怒りを適切な形で処理できたことをフィードバックした．この体験の影響もあってか，夫や過去のことについて再度，怒りが賦活されたが，その後，急激な回復が生じ，安定した．

　このように，本症例では，親との適度な距離の確立，否定的な自己概念の回復，夫との関係の安定化，および怒りを適切に処理できたという

体験を行っていったことが治療上,重要なポイントとなったと考えられる.

引用・参考文献

1) フランシーヌ・シャピロ(市井雅哉監訳):EMDR 外傷記憶を処理する心理療法.二弊社,大阪,2004.
2) マシュー・マッケイ,他(遊佐安一郎,荒井まゆみ訳):弁証法的行動療法実践トレーニングブック.星和書店,東京,2011.

解説

境界性パーソナリティ障害の精神療法

　境界性パーソナリティ障害は，感情の不安定さや衝動コントロールの問題を背景に，深刻な社会機能障害を来す最も深刻な精神疾患の一つである[1]．アメリカの一般人口における有病率は約 0.5～5.9％，精神科外来患者においては 10％ と報告されている．双極性障害，うつ病性障害，不安症，解離症，PTSD などの精神科併存症も高率であり，男性では物質乱用，女性では摂食障害の合併も多い．自殺の完遂率も 8～10％ と高率である．近年，統合失調症の早期診断・早期介入の重要性が謳われているが，精神病症状を呈した若年者の中で境界性パーソナリティ障害の診断基準を満たした割合は約 20％ と報告されている[2]．また，対人関係の不安定さや衝動制御が困難な点は，自閉スペクトラム症や注意欠如多動症の症状に似ていることから，広汎性発達障害との鑑別を十分に行う必要がある．特に自閉スペクトラム症に，いじめや被虐待体験が加わると，境界性パーソナリティ障害に似た症状を呈することが多い．被虐待体験が存在する症例では眼球運動による脱感作および再処理法（eye movement desensitization and reprocessing: EMDR）が有効である．

1） 境界性パーソナリティ障害の症状について

　DSM-5 の項目を参照とし，感情・認知・行動の 3 つに分けると理解しやすい．
（1）**感情**：不安定で爆発的な感情を取りやすく，感情のコントロールができなくなる「診断基準（8）」．そのときそのときで感情が変わり

やすく，ついさっきまでにこにこしていたのに，急に不機嫌になる「診断基準(6)」．少し相手から批判的な言葉をかけられると，相手に見捨てられてしまうのではと考えてしまう．これを「見捨てられ不安」と呼ぶ「診断基準(1)」．

(2) **認知**：両極端な考えを取りやすい．二極思考のため，「良い人」と「悪い人」としか人を評価できない．理想化とこき下ろしと呼ばれる「診断基準(2)」．別の例では，悪いことが起これば「他人が悪い（他罰傾向）」か「自分が悪い（自罰傾向）」と考え，相手を誹謗中傷し攻撃的に責める．自分を責めたときには自傷行為に至る．このようにグレーゾーンがないのが特徴である．さらに，思い込みも激しく，よく臨床場面においては，「相手は自分を嫌っている」，「私なんかいないほうがいい」という訴えが聞かれる．ひどい場合は被害妄想と区別がつかない「診断基準(9)」．また，不安定な自己像や空虚感を抱きやすいことも特徴である「診断基準(3), (7)」．

(3) **行動**：衝動コントロール不良に伴う問題行動が特徴的である．自罰的な考えや見捨てられ不安，孤独感から自傷行為に及んだり「診断基準(5)」，不安定な自己像や空虚感を紛らわすため快楽的・依存的な行為（性的逸脱行為，アルコール依存，浪費，過食，喧嘩など）に走る「診断基準(4)」．このような行動様式から対人関係は不安定であり，他者からは自分勝手で子供っぽい（未熟）行動と受け取られることが多い．

- 感情：爆発的でコントロール不能な感情，見捨てられ不安
- 認知：両極端な考え，不安定な自己像，空虚感，思い込みが激しい，妄想様観念
- 行動：自傷行為，快楽的・依存的な行動，対人関係が不安定

2） 境界性パーソナリティ障害の治療について

アメリカ精神医学会（American Psychiatric Association）のガイドラインによると，主な治療法は精神療法で，薬物療法（感情障害に対し

てはSSRI，衝動コントロールの障害に対しては少量の抗精神病薬）を補助的に行うことを推奨している．境界性パーソナリティ障害の薬物療法はエビデンスが乏しいのが現状である．そこで，アメリカでは境界性パーソナリティ障害の精神療法として，弁証法的行動療法（dialectical behavior therapy: DBT）が主流となっている．通常 DBT は週1～2回のセッションを約1年間かけて行うため，日本でそのまま行うことには限界があり，あまり行われていないのが実情である．DBT の本質はマインドフルネスという心の状態を達成することであり，言い換えれば，自分の感情や苦痛をありのままに受け入れ，正しい行動を選び行うことができるようになることである．このような治療の本質は，森田療法に類似していることが指摘されている[3]．

境界性パーソナリティ障害の精神療法の注意点は二つ．一つは，確かな枠組みと明確で具体的なルール設定を行うこと．つまり，できることとできないことを明確にすること．DBT では，理由もなく精神療法を休まない，ある回数以上休んだら精神療法は受けられない，などの約束事を，セッションの最初に説明する．もう一つは，可能な限り面接時間を設定し，一定の距離感で話を聞くこと．よくある状況として，最初のうちは時間をかけて熱心に話を聴くが，次第に途中で投げ出してしまったり，突き放してしまうことがあるので注意する．この二つの原則の下，感情面では感情のコントロールの練習を行い，認知面ではグレーゾーンの考えができるように働きかけ，行動面では衝動行為や自傷行為を起こした場合，本人に責任をもたせるような指導を行う．

アメリカでの10年間の追跡調査研究結果から，10年後の境界性パーソナリティ障害の長期予後は考えられていたものよりも良いことが報告されている[4]．決して投げ出さず，根気強く精神療法を行っていくことが何より重要であることを最後に付け加える．

引用・参考文献

1) Leichsenring, et al: Borderline personality disorder. Lancet 377: 74-84, 2011.
2) Francey, et al: Comorbid borderline personality disorder and first episode psychosis: how many and what happens? Schizophr Res 86 (Suppl): 113, 2006.

3) 内村英幸, 他：マインドフルネス / アクセプタンス認知行動療法と森田療法　弁証法的行動療法と森田療法の治療観と戦略. 精神医学 54：366-368, 2012.
4) Zanarini, et al: Prediction of the 10-year course of borderline personality disorder. Am J Psychiatry 163: 827-832, 2006.

8章　解離性同一症/解離性同一性障害

dissociative identity disorder

1

自我状態療法—多重人格のための精神療法

1) 自我状態療法とは何か

　筆者（杉山）は2001年に開設された子ども病院，あいち小児保健医療総合センターに，子ども虐待の専門外来を開設し，数多くの子ども虐待の子どもと，その親の治療を経験した．その中で，子ども・親を問わず，重症な子ども虐待の症例において，従来の力動的精神療法では歯が立たないという経験をした[1]．

　筆者は児童精神科医として働いて来たため，精神療法においても非言語的なアプローチを用いることが多く，プレイセラピー，家族画やバウム，スクウィグルゲームなどの描画，箱庭，自律訓練法，夢を用いた精神療法などに親しんできた．特にユング派分析家シュピーゲルマン博士から夢を用いた教育分析を受ける機会を得て，その後，重症症例に対して，夢をはじめとするイメージを用いた精神療法を多用してきた．

　チーム医療が必要な子ども虐待の症例において，筆者は親の側の精神療法を受け持つことが多かった．そこで，元被虐待児で現在は加虐側になっている親への治療においてしばしば次のような体験をした．夢を用いた治療の中で，過去の被虐待と現在の家族状況とにつながる夢が現れ，その夢を話し合う中で，治療が進んだと筆者には感じられた．ところが次の面接のときに，子どもへの加虐は続いており，同じテーマの夢が登場し，そして前回の面接の記憶が飛んでいる．

　なぜこのようなことが起きるのであろうか．治療の経過の中で，この

8章　解離性同一症/解離性同一性障害　**217**

ような深い介入を行うと，患者の側に強烈なフラッシュバックが起き，治療体験そのものを吹き飛ばしてしまうことにやがて気付いた．そのため，精神療法による治療は悪夢のような堂々巡りに陥るのである．長い長い時間を掛ければ，それなりに少しずつ進展して行くには違いない．だがその間に子どもの側は虐待を受け続けてしまう．フロイトが「快原則の彼岸」[2]で述べていた反復強迫とはこのことを述べていたのではないかと思い当たった．フロイトのタナトス理論は，第一次大戦の衝撃を背景に持つ．トラウマが中核にある症例の場合，トラウマそのものに直面化する必要があることをこうして実地に知ることになった．

　トラウマ処理技法の中で，科学的判定で有効というエビデンスを有するものは二つしかなく，一つは認知行動療法に基づく遷延暴露法であり，もう一つはEMDR（eye movement desensitization and reprocessing）[3]であった．筆者はEMDR（眼球運動による脱感作と再処理療法）の研修を受けた．遷延暴露を行うとなると，トラウマの焦点化が必要である．しかし主に治療を行っている子どもや発達障害の場合，トラウマの焦点化自体が非常に困難なので，やむを得ざる選択であった．

　EMDRの研修を受けて後，直ちにさまざまなレベルのトラウマの症例に用いてみて，その効果に驚嘆した．さらに自閉症のタイムスリップ現象に有効という，筆者にとって長年の宿題に対する突破口が開かれたという大発見があったが，本書ではこの問題を掘り下げることはしない．

　EMDRを用いた治療をさまざまな子ども虐待の症例に実施している中で，今度は，EMDRの一般的な技法だけでは進展が困難な症例に出会った．それは解離レベルが非常に重症な症例であり，その多くは解離性同一性障害，つまり多重人格の症例であった．EMDRで容易に解離性の除反応が起き，その前後ですっかり人格が入れ替わったりするのである．当然，治療は堂々巡りをすることになる．

　多重人格症例への治療に苦労しているその最中に，解離性同一性障害に対するEMDRのワークショップが開かれた．そこで初めて自我状態療法を学んだ．筆者は早速治療中の患者に用いてみた．するとこれまで治療困難と感じられていた解離性同一性障害の治療が，安全に確実に進むことに再度驚嘆した．

2 自我状態療法の概要

　自我状態療法は，多重人格のために考案された精神療法技法である．しかし EMDR というトラウマ処理の技法が一緒でないと，それだけでは多重人格の治療は困難である．自我状態療法の創始者はワトキンス夫妻[4]である．自我状態療法そのものについては，白川[5]によるコンパクトな解説があり，こちらを参照していただけると良い．また実践的なテキストとして，ポールセンによる「トラウマと解離症状の治療—EMDR を活用した新しい自我状態療法」[6]が出版されている．当初，自我状態療法は催眠によって行われてきた．しかしその後，トラウマ処理の技法が進展するにつれて，特に EMDR の治療技法との連結によって，催眠によるトランス状態をできるだけ排除した形で治療が可能になった．これまで，自我状態療法で扱われていたのは成人の多重人格であった．そのために，多重人格の成立過程が良くみえていないところがあった．われわれの経験を加えて，自我状態療法の概要について解説を試みる．

　多重人格は 1 人の人間の中に，複数の部分人格（ここではパーツと記す）が存在するという病理である．なぜこのようなことが起きるのか．子ども虐待（特に性的虐待が多い）などにより，繰り返しトラウマに晒されたとき，自分の中に統合できない辛い体験に対して，解離による防衛が働き，その記憶を意識から切り離す．この切り離された記憶は，通常の記憶とは異なった蓄積のされ方をしている．また切り離したところで，類似の状況が引き金となって，強烈なフラッシュバックが生じるのであるから，通常の想起でアクセスができないだけで，記憶から消えているわけではない．反復するトラウマの過程で，徐々に独立した別の意識モードでこのトラウマに個体は向かい合うことになる．例えば性的虐待の場面など，モードを切り替え，主人格は外からその様子を見ていたりする．つまりここで人格の切り離しが生じる．そして，この切り離された記憶・人格が核になって，主人格とは異なった人格がそだち始めるのである．

　ここで強調しておきたいのは，状況に応じて自分の中にいくつかの

パーツが存在すること自体は，健常人において全く普通であることだ．われわれ自身，仕事のとき，家庭でくつろいでいるとき，それも家族と一緒のときと一人のときとでは，全く別人とまでいかなくとも，異なったモードで過ごしている．パットナム[7]は，パーツに関するトラウマ以外のもう一つの起源は，乳児期に遡る環境状況と生理学的状況がワンセットになった，意識と気分のモードであると指摘する．しかし通常のこのような解離において，記憶の不連続は生じないし，人格の統合が崩れることもない．それに対し，病理現象としての多重人格の場合，しばしば各パーツの行動が，主人格を含む他のパーツから隔絶されていて，記憶されていないことが多い．

このような病理を想定した上で，治療という側面から多重人格をみたとき，行わなくてはならないことは次の二つである．

一つは，各パーツの記憶をつなぐこと．もう一つは，それぞれのパーツが抱えるトラウマを処理することである．

次に，児童青年期の症例と成人の症例の2例を提示する．提示する症例は，主人格を含む全パーツに報告の許可を取っているが，虐待の事例であるので，匿名性を守るために大幅な変更を行っている．自我状態療法の実際は行きつ戻りつしながら進むことが多く，この症例においてはその細部の全てを取り上げていない．自我状態療法の基本を示す一つの理念型としてお読み頂ければと思う．

3 児童青年期の症例　サクラ

中学生女子サクラへの面接依頼は，彼女の主治医からであった．サクラは中学生になってから幻聴に悩まされており，学校での著しい不適応が続いていた．

生育歴としては，幼児期に両親が別離し，その後，母親と暮らしているが，母親は何人かの男性と結婚あるいは同棲し，今日に至るという．母親自身非常に不安定で，他の精神科医に受診し，服薬治療を受けている．中学になって最近，学校で「友人の顔が急に（2番目の）父親の顔に見える」，その父親の声で「死ね」「こっちへ来い」などの声が聞こえるという．また全てのこと

を忘れがちで，集中ができない．さらに悪口をいつも言われている感じがして，見られている感じがいつもする，特に入浴が怖い，などの訴えがあった．学校でパニックになったり倒れたりするのでスクールカウンセラーから紹介されて受診したという．主治医は外来でサクラの治療を行ったが症状は軽快せず，入院治療になった．当初，統合失調症の診断で，抗精神病薬を増量したが幻聴は改善しない．自分の隣に別の人間がいるような感じがするという訴えがあり，ひょっとして多重人格ではないかと主治医は疑って，筆者への面接依頼になった．

　サクラに面接し，まず安全なイメージを尋ねると「友人と歌を歌っている」という場面を挙げたので，それを安全な場所として用いることにした．

　続いて，体の中の安全感のある場所を尋ねるとおなかのあたりを示したので次のように指示を出した．「おなかのあたりに芝生の公園があると想って」サクラがうなずくのを待って「芝生の上に小さいおうちがある」「おうちのドアを開けるとそこに小さな部屋がある」「部屋には大きなテーブルがあってその上に大きなスクリーンがある．そのスクリーンに皆の記憶を映してもらう」「サクラさんの中の皆に「出てきて」と呼びかけて」サクラが小さい声で「出てきて」とつぶやいたので，「何人いる？」と尋ねると「5人」と述べた．

　性別と年齢を尋ねると「10代から20代の男性が3人，女性が2人，自分以外の女の子は幼い子」という．

　それぞれに名前を付けてもらった．小さい子はミミ，めんどくさがりやの男の子ケン，無口な子シン，出てきてはダメな男子コースケと命名した．

　小さい子に前に出てこられるかどうかサクラから聞いてもらったが，ダメとのことであったので，この日はこれまでとし，次の説明を行った．「皆辛い体験の中で産まれた，皆大事な仲間，お互いにありがとうと言い合おう．1人で勝手に動かないで，皆の記憶をつなげよう」そして，安全な場所のEMDRで終了した．主治医に解離性同一性障害であることを告げ，抗精神病薬の減薬をお願いした．

　翌日になって，サクラは突然に幼い人格にスイッチし「出てきてと言

われたから出てきたんだけど，おじさんは？」と主治医に尋ねたという．「今日はいないよ」と，次に来る日を告げると「ふーん」と言ってサクラに戻ったという．

　次週，2回目の自我状態療法を行った．主人格を通してミミにアクセスし，辛い記憶を尋ねると，小学校に上がるか上がらないかの頃，1人ぼっちにされたという記憶を述べた．母親が大量服薬によって救急搬送され，そのまま入院し，どうやら1人で数日間，取り残されたらしい．だがその前後も，夜に両親とも外へ出ていて，1人部屋で座っていることが多かったという．EMDRによってこの記憶を扱った．自我状態療法の治療の中でトラウマ記憶を扱うときは，否定的自己認知，肯定的自己認知，それぞれの強さの測定，身体的な感覚の聞き取り，その後に眼球運動を行うというEMDRによる標準的な治療手技を用いている[1]．ミミの孤独に対して，それだけでは修復が困難と感じられたので，パーツの中で子どもに優しい人を聞くとケンが子ども好きだという．ケンにミミを膝に抱いてもらうようにお願いをし，その上でEMDRを行い，ミミの「私はいつも1人」という否定的自己イメージは軽減させることができた．

　次のセッションでは暴力人格として嫌われているコースケの記憶を扱った．コースケが語る2番目の父から激しく殴られた記憶を扱ったのであるが，イメージの中でその場面を想起してもらい，他のパーツの協力も得て父親をボコボコにしてもらった．するとそれに引き続いて，サクラがその義父から性的被害を受けていたことが明らかになった．母親にそれを言っても母親が取り合ってくれなかったという．イメージの中で義父をボコボコにするだけでなく，「お母さんは絶対悪い，なぜ子どもを守らず男にだまされる」という母親への怒りのワークを，コースケ，サクラ共同で行った．このセッションの後，これまで記憶をつなぐことが難しかったコースケは，他のパーツと記憶をつなぐようになった．

　次回ではケンの記憶を扱った．そこでケンは，サクラが小学校高学年のときに友人に手酷く騙され，また男児に騙されて性的被害を受けそうになった記憶を持っていることが分かった．「サクラが寂しがってすぐに人に近づくのでこうなる．ケンはいつも止めてきたがミミとサクラが

言うことを聞かない」という．サクラに自分の知っているキャラクターの中で，しっかり者はいないか問うと，ある漫画のキャラクターを挙げた．そこでケンとその漫画のキャラクターにドッキングしてもらい，新たにリンと命名し，サクラの中で守り役を果たしてもらうようにお願いした．サクラを含む他のパーツには，リンの言うことをきちんと聞くようにお願いをした．次回にリンの様子を聞くと，サクラが男の子にむやみに接近しそうになるとき，ちゃんと止めに入っているという．EMDRの認知の編み込みの技法を使ってリンをエンパワーし，他のパーツにもリンへの協力をお願いした．

　次の週において，サクラが突然に暴れるということが起きた．尋ねると，今まで知らないパーツがしばしば顔を出し，コースケと口論になることもあるという．自我状態療法の中でそのパーツにアクセスすると，クラガリと名乗った．20代後半の男性という．その記憶を尋ねると，サクラが可愛がっていたネコのしっぽを切る，スズメを捕まえて分解するなど残酷行為をこのクラガリが楽しんでやっていたことが明らかになった．だからこそコースケはクラガリを常に抑え，表に出てこなくさせていたのだ．このセッションの後，サクラは初めてこの記憶がつながり，「大切なネコちゃんが突然にいなくなったのは，私がしっぽを切ったからなんだ」と大層ショックを受け，大泣きになった．筆者はクラガリとコースケとが相互に敵対しないように説得を行い，クラガリが産まれたときの記憶を尋ねたところ，何度目かの母親の大量服薬のときに，小学生のサクラが救急車を呼んだことがあり，このとき，怒りから「母親は死んでしまえ」と思ったという事件につながることが明らかになった．数回のセッションの中で，クラガリとコースケは敵対をせず，徐々に共存ができるようになった．

　残るはシンである．サクラはこれまでも不必要なものまで買い込んで無駄遣いをしてしまうことがあり，この行動はシンがやっているらしいという．シンにアクセスし，いくつ欲しいのか尋ねると「何でも10個以上欲しい」という．案の定，我慢を強いられた体験が核になっているのである．気持ちは分かるが，お金の浪費はサクラを困らせることになるので，両手に一つずつ，計2個で我慢して欲しいと説得をすると，シ

ンはしぶしぶ了解してくれた．このセッションの後，無茶買いは収まったと報告があった．シンは面白くなさそうだが，2個で「我慢するか」と言ってくれているとのことである．

　パーツ相互のコミュニケーションは次第に良くなった．サクラは幻聴に悩まされることはなくなり，記憶の断裂も無くなったので，自我状態療法を終了にした．自我状態療法に並行して行っていた，サクラに対する性被害を起こさないための性教育は難航しており，また学習の成果も伸びていないが，適応状態は著しく向上し，サクラは退院した．

　この症例では母親への並行治療を行っておらず，今後のサクラの状況は予断を許さない．しかし全ての治療を一度に行うことは不可能であり，その折のニードに応じて次の機会に新たに起きてくる問題への介入とトラウマの治療を行う約束をしている．

4) 症例サクラの解説

　サクラの生育歴は，子ども虐待の臨床に従事した経験がある者なら，これだけで直ちに性的虐待の既往と重症の解離性障害を強く疑う所見に満ちている．脱線であるが，このような症例が子どもも大人も「統合失調症」「双極性障害」「境界性人格障害」などと誤診をされ，延々と無効などころか有害な精神科の治療を受けていることが稀ではない．

　さて他のトラウマ処理と同様に，「安全な場所」のワークが出来ないと，トラウマ処理は出来ない．ところが多重人格を作るまでに重い解離を伴う症例は，そもそもこの安全な場所のイメージが極めて困難であることが多い．

　自我状態療法では，架空の家の架空の部屋にパーツの全員を呼び集めてもらう．もちろんここで全員が出てこない場合もしばしばあるが，それはそれで良いとする．皆大事な仲間であることを告げ，辛い記憶を抱えて，それぞれのパーツが産まれたことを説明する．どのパーツも産まれることが必要であったからこそ産まれたのである．皆，平和共存，いらないパーツなど1人もいないことを説得する．その上で，パーツの性別と年齢を尋ね，それぞれに名前を付けてもらう．もし主人格では各

パーツに名前を付けることが難しければ，治療者の方で名前を提案して命名することもよくある．

　成人の場合には，最も有力なパーツに対して最初にアクセスを行うことが勧められている．有力なパーツとのコミュニケーションが取れれば，その後の治療が容易になるからである．しかしサクラの場合には，最も幼い人格に最初にアクセスを行った．パーツが産まれる病理を思い出して欲しい．それぞれの人格は，それぞれのトラウマを抱えており，最も幼い人格とは，その年齢において，統合が不可能な強いトラウマに，患者が最初に晒されたことを意味しているからである．幼い人格の場合には，加虐もあれば放置もあるが，この症例のように放置の場合には，パーツの中で受容的で母親的な人格を選び，幼児人格のお守りやお世話をお願いすることがある．もちろんこれは一時しのぎ的な対応であるが，焼け付くような孤独感や孤立感から一時的にでも和らげる効果があると感じられ，またパーツ相互間が助け合う第一歩になる．

　何よりも処理が必要なのは，暴力人格である．これは十中八九，性暴力を含む激しい暴力被害を契機として産まれており，この暴力に立ち向かうために暴力的になった主人格のいわば守り手である．しかしその暴力性のために，他のパーツからは忌避されていることが多い．この処理の過程で，加虐者との対決が必要となることが一般的であるが，圧倒的な加虐者を前に，この対決を行っていくことは実は極めて困難である．筆者は最近，誰でも良いから周りの頼りになりそうな人を助っ人として連れて行って良いし，武器は何を持って行っても良いのでしっかり戦おうと伝えている．他のパーツにも協力をお願いし，イメージの中で，加虐場面において主人格をしっかり守り，加虐者と戦うことを実行してもらう．圧倒的な加虐者の前に「怖い」と出来なくなってしまうこともあるが，武器や助っ人の活用によって，生まれて初めて虐待者とイメージの中で対決することが出来ると治療は大きく進展する．その後で，他のパーツには，この暴力人格こそ主人格の守り手であったことを告げ，皆に「ありがとう」と感謝を述べてもらう．それによって，忌避されていた暴力人格は，他の人格と記憶をつなげることが出来るようになってくる．

　成人の重症な多重人格の症例で，暴れまくる暴力人格の扱いに非常に

悩まされた経験がある．だが最終的には，その人格は，患者が夫をナイフで刺したときに生まれた人格であることが明らかになった．幸いに服が厚く，刃は届かなかったのであるという．そうして明らかになってみると，それまでこのパーツは患者の夢の中で真っ黒で，他のパーツと壮絶な殺し合いをしていたはずが，同じく患者の夢の中で，飲み屋の片隅でひっそりと酒を飲んでいる無口な中年のおっさんであることが明らかになった．つまり全く怖い存在ではなくなった．ポールセン[6]は先の本の中で，「モンスターはそのコスチュームを脱ぐと，中から傷ついた子どもが出てくる」と記している．本当にその通りなのだ．

　暴力人格以上に対応が困難であるのが性化行動を含む反社会的人格である．この起源は，加虐者そのものを取り込んだ人格である．あるいは性化行動を繰り返す場合には，加虐者に吹き込まれた「性的快感を求める」人格であることもある．症例に示されたように，コースケがクラガリを押さえることが出来るというこの一点によって，この両者が双生児であることが分かる．性被害を含む激しい暴力的な被害の中で，被虐待児の中に，加虐者への同一化が必ず生じ，その一方で，加虐者からの暴力的な守り手が同時に産まれる．主人格や他のパーツ，特に双生児である守り手の暴力人格に，反社会的人格が産まれるに至った経緯を説明し，残酷な体験をした子どもが残酷な行動を取ることがあること，それは仕方がないこと，しかし，それが良くない行動であることを説明し，パーツ相互間の中での居場所を空けてもらう．筆者の経験では，たとえ子どもの多重人格でも，反社会的人格が加虐者から取り込んだコスチュームを脱ぐことが可能であれば，守り手の暴力人格と徐々に一体になって次第に同居が出来るようになってくる．

　さて5人格あれば5つの主なトラウマがあり，20人格であれば20のトラウマを抱える．それぞれ処理を行う必要があり，一度に処理を行うのは，一つの人格に限られる．しかし年季の入った多重人格の場合，例えば主人格の記憶を隠して，こっそり売春をしているなど，記憶を疾病利得のように使い分け，結果としてはトラウマの種になることを現在進行形で繰り返していることもよくある．

　いずれにせよ，パーツ間の記憶がつながれば，特に統合は必要ない．

皆で助け合って生きてもらえばよい．必要に応じて，最も適切な対応が可能になるパーツがその都度活躍をしてもらえば良く，そうなるとむしろ高い能力を発揮したりもする．しかし筆者の経験では，主人格から余りに隔絶したパーツはやはり長持ちがしない．もともと怠惰なのに，ばりばりのキャリアウーマンのパーツが前面に出て働くことができる期間はせいぜい数ヵ月であろう．

サクラの場合，守り手を送り込むという曲芸のようなことをしている．これはパーツがどれをとっても余り頼りになりそうもないときに行う窮余の一手であるが，他のパーツの承認を得られれば，案外長持ちする．人格数を人工的に増やしてどうするのだという意見もあるだろうが，よいモデルとしてしばらくの間だけ働いてくれれば良く，いずれ他のパーツと一緒になって，もっと永続的な仲間へと転じてくれる．

パーツは特に若いほど固定的ではない．小学生年齢の症例など，比較的若い多重人格症例の場合，幼児人格が治療の中で徐々に年齢が上がり，主人格と最終的に一緒になったという例を経験している[8]．また同じく子どもの多重人格ではパーツが人間とは限らない．イヌやネコということもある（念の入ったことによい子のイヌと悪い子のイヌがいた例もあった）．元々優しい性格の女の子の場合，環境が落ち着き，彼女を守る必要がなくなると，守り手であった暴力人格はそっと消えてゆく．主人格は守り手を失って一時期混乱するが，筆者はこれまでの暴力人格の活躍に対し，パーツ全員で感謝とともに「さよなら」をするように勧め，これからの長い人生において現実の世界の中で，暴力をふるわない守り手にきっと出会えるからと慰めるのが常である．

5）成人の症例　タマミ

1）入院まで

タマミは20代後半の会社員として働く女性である．夫と二人暮らしをしている．

生育歴を聞くと，幼少期より両親が不仲なため，母親が父親を叱る場面をよく見ていた．父親は存在感がなく，母親から叱られても黙って我慢してい

ることが多かったという．またタマミは幼少期から，度々，母親の不満や愚痴を聞かされており，誉められた憶えがない．さらに幼稚園の頃から漠然とした希死念慮を感じていた．小学校・中学校を通して友だちからいじめられていたが，記憶がほとんどないという．小学校高学年では，バレー部の顧問から暴力を受けていたが，この記憶もない．小学生時代の記憶は人から聞いた話としてしか覚えていない．中学校では母親から，友人関係や進路のことについて干渉され，言い争いが増え，胃の痛みを感じることもあったという．

　大学で一人暮らしを始めると胃の痛みは消失した．大学卒業後，就職を機に実家に戻った．深夜まで働くが上司と関係悪化し，胃の痛みを再び感じ始めた．その痛みを紛らわすために，自分の腕を搔爬し始めたという．また就職後，バスケットボールを新たに始め，体重は5kg減少し，これを契機に過食嘔吐が始まった．この前後に夫と知り合い，休みの日は現夫の一人暮らしの家に行くようにし，なるべく自宅にいないようにしていた．その後，夫と結婚し，二人暮らしが始まった．人目を気にしないようになり，過食嘔吐を繰り返すようになった．これに悩み，近医を経て当院に受診した．初診時診断は摂食障害である．認知行動療法による精神療法を開始した．

　その後，2週間に1回の外来診療を行ったが，タマミは夕食を食べた後に菓子パンを3～4個，スナック菓子など3～4袋を1～2時間で食べ，嘔吐を繰り返していた．仕事は遅くまで働き，周囲の期待に応えようと過度に気を遣っており，加えて，バスケットボールの監督からも意見を押し付けられると感じていて，一人になると考え込む状況が続いた．考えるのを止めるために過食を行うとタマミは説明し，この折りに腕を搔きむしる自傷も生じると述べた．「苦しみながら死にたい」と述べ，「過食の症状が悪い方が『今日もダメな自分だった』と確認できて，安心する」と述べていた．その一方，嫌なことも何もかも次々に忘れてしまうことが多いと述べ，話す内容はまとまらず，話すペースもゆっくりで，なにがどのように起きたのか治療者が把握することすら困難であった．

　このような自責的な思考の反すうは幼少期から続いていることが徐々に明らかになった．そこで無理をしないでいられることを治療目標とし，「自分が無理をしなかったこと，そのときの気持ち」について日記をつけてもらった．すると過食嘔吐の減少を得た．ところが抑うつが著しく強くなり「死にたい」

という気持ちが抑えられなくなった．そのため入院治療に切り替えざるを得なくなった．入院時に施行したHAM-Dは33/50，MDRASは44/60といずれも強度の抑うつを示していた．

2) 入院治療の経過

　入院後は週1回の治療者による面接を継続した．外来時より表情は明らかに良くなり，話すテンポも改善した．しかし病棟では，タオルで首を絞めたり，ベッド柵へタオルを吊るという行動が見られ，希死念慮は非常に強かった．希死念慮については，「今後のことは苦しいとしか思えないため，死にたい気持ちを減らしたいとははっきり言えない」と述べていた．しかし入院によって安心感は深まり，治療者から促されたこともあって，タマミは過去の記憶にアクセスすることを自発的に試み始めた．「昔のことを思い出そうと試みた．幼少期に，母方実家に数時間預けられていた．家に入っていった記憶があるが，その後の記憶だけない．真っ黒に塗りつぶされたように消えている」「小学校高学年時にバレー部で監督に叩かれていたという話を友人から聞いたが，記憶としては蹴られている足の裏のイメージ，投げつけられたボールなど断片的なイメージしかなく，ストーリーとしての記憶がない」と述べた．「実は夫との記憶はほとんどない．写真を見たりして，そういえばこんなことあったかな？　とは思うけど．覚えていないことが多い」さらに「入院中の記憶も抜けている．ストレスが強い記憶は沈むスピードが早い」と述べ，解離の防衛機制を過去から現在にわたり，頻繁に用いていることが報告された．

　タマミは自分の心の状態を図1のように書いて示した．タマミは，この図を示しながら，「心の中に押し込めているものに"潜って"意識を向けてみたら，怒り，悲しみ，無邪気な好奇心があった．イメージを具体化すると人になる．右から怒っている男の人（同年齢か少し若い），冷たくて暗い感じの男の子（小学校高学年の細くて小さい子．他の人をコントロール），悲しんでいる髪の長い女の人（20代），無邪気な女の子の順にいる．前にガラスがあり，ガラスの奥にいるので，表に出すことはできない」と述べた．

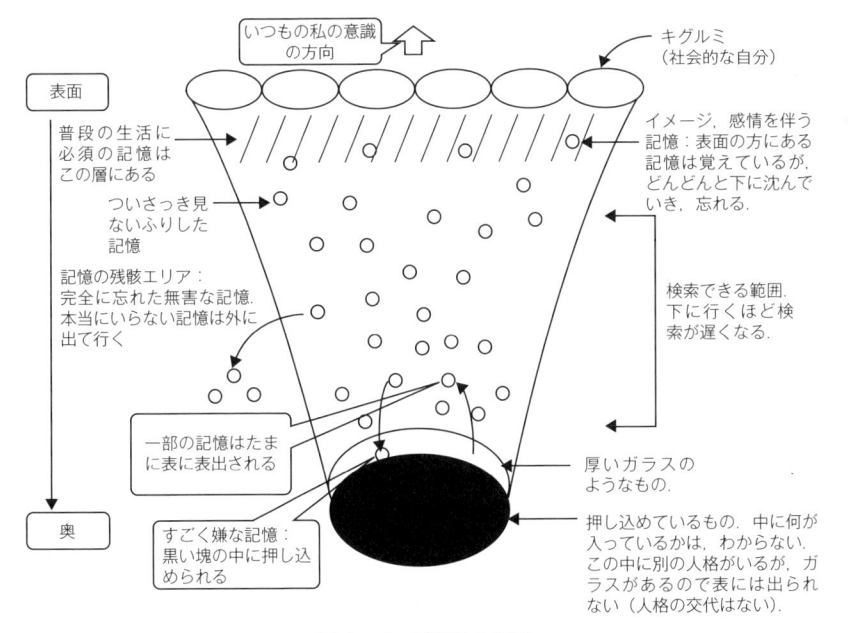

図1 心の状態の図示

この時点で治療者は多重人格の存在に気づき，自我状態療法が適切と判断し，次のような心理教育を行った．＜過去につらい体験がある場合，その苦痛を和らげるために，心の中に他の人格を作り出し，その人にその体験を肩代わりしてもらったり，その記憶を持ってもらったりして，自分を守るということが起こることがあります．ご自身の記憶がないところについて，心の中の別の人が記憶を持っている可能性があります．治療の場で心の中にアクセスし，それぞれの人と会話を試みたり，自分が忘れている記憶を尋ねるなどのことをし，記憶を共有し，つらい記憶を処理する治療を試みることができます＞と伝え，治療の中で扱っていくことに同意を得た．次に安全な場所のエクササイズを施行した．＜安心できる場所，安全な場所というとどういうところをイメージしますか？＞と尋ねると，「ここの病室．一人でいるイメージ．ベッドの上に丸まって横になっている」と述べた．ベッドで丸まって横になっているときの身体感覚を述べてもらうと，「暖かくゆったりする感じ」と述べたため，＜ゆっくり呼吸をしながら，その感覚を感じてください＞と伝

え，一人でベッドで丸まっている状態をイメージしてもらいながら，眼球運動を行ってもらった．4度程，眼球運動を加えると，「窓から日がさしてきて，暖かいイメージ．ホッとする感じです」と述べたので，治療者は＜普段から安全な場所のイメージをする練習をして下さい＞と伝えた．

　次いでパーツについて名前をつけてもらった．冷たくて暗い人はサトル（11〜12歳），無邪気な子どもはエリ（4〜5歳：小さい頃のタマミに似ている），怒っている人はケン（20代），悲しい人はトモミ（29歳）」とのことであった．ここまでが準備で，いよいよ自我状態療法へ導入した．タマミの場合，「心の中に潜る」という表現を用いていたため，導入に際しては，本人がやりやすい姿勢（椅子の隅に膝を抱えて丸まって座る姿勢．頭を垂れ，閉眼）を取ってもらい，＜心の中に潜ってみましょう…皆が見えたら教えてください＞と声をかけた．しばらく待つと「サトルとエリが前に，ケンとトモミが後ろにいます」と述べた．そこで，＜4人はタマミを支える必要があって生まれてきた．治療の目的は4人を消すことではなく，皆で協力して，少しでも楽に生きられるようになることです．4人に治療協力してもらいたい＞と伝えると，タマミは「サトルが意志に反することでなければと述べている．こいつが死ぬと自分たちも死ぬから，そうでない方向であるなら，協力すると．エリはわかっていない．ケンは，少しでも怒りが減るのなら目的は一緒だと．トモミは，いつも泣いているのが減るのならと．サトルとエリは私の知らない記憶を持っている」と述べた．治療者は＜4人それぞれに「これまでタマミのことを支えてくれてありがとう」という気持ちを伝えられますか？＞と述べると，「はい…ケンは，怒りを押し付けられたことを怒っている」と言うので，＜これまで，怒りを押し付けてしまい，悪かったこと，しかし，そのおかげでここまでやってこられたことを伝えられますか？＞と振り向けた．タマミは「はい…わかったならいいと．握手をしました」「トモミも『悲しいのを私に押し付けてずるい』と言っています」．そこで＜悲しい気持ちを押し付けてしまったことを謝り，抱きしめて慰めるなどのことができますか？＞と伝えると，「抱きしめました．嬉しがって，泣いています．サトルは他人事のように見

ています．サトルはまとめ役です．感謝を伝えたら，『お互い様でしょ』と．サトルは，『辛い感情を何もかも押しやらないで，取捨選択してほしい』と．その通りだと思うけど，自分が押しつけている自覚がなかったから，どうやったらいいのか」と述べた．＜方法を考えるよ，とサトルに伝えましょう＞と治療者が述べると，「サトルに伝えて，握手をしました」「エリを皆で抱きしめました．『嫌な記憶は言えそうになったら言う』と言っています．4人は今まで存在に気がついていなかったことに怒っていた．今回，ちゃんと見たから，許してくれました」と各々の人格とコミュニケーションを取ることができた．

　次のセッションでは，バレー部の監督から受けた暴力の記憶はサトルが保持していることがわかった．心の中にスクリーンを想像してもらい，サトルの記憶をスクリーンに写し出してもらった．「監督にたくさん暴力をふるわれて，怒鳴られた．練習試合で，親や他校の生徒もいる前で思いっきり殴られた」とのことであった．

　次のセッションにおいて，この記憶について，EMDRを施行した．10セットの両側性刺激（bilateral stimulation: BLS．本症例では，早い眼球運動が困難であったため，左右で音を鳴らす刺激を用いた）で喉の重みが軽くなり，最初の映像が遠くなっていった．しかし，恐怖が残るため，監督に言い返したいことを尋ね，イメージの中で監督に「叩かないで」「怒鳴らないで」とはっきり伝えるイメージを繰り返した．これにより，SUD10/10から，0/10へ減少した．

　しかし次回のセッションでは，「外泊中に嫌なことを以前のように詰め込んだため，サトルが奥にひっこんでしまった．奥にサトルが休む場所（青いりんごのなる木のうろの中）がある」と述べた．自我状態療法へ導入すると，サトル不在であった．「エリは母方伯父の怖い記憶を持っている．幼稚園時，実家に預けられたとき，母方祖母が買い物に一人で行ってしまい，伯父さんが怖いのに二人きりに．『お前がかわいくないから叱るし，叩く』と，何度も言われている．幼稚園から小学校4年生まで．かわいくないから怒られる」と言う．そこで，＜エリを見てかわいくないと思いますか？＞と問うと，「思わないです．普通です．なついてくれるからかわいいと思う」＜エリにそれを伝えましょう＞と

述べると「ニコニコ笑っています」とのことであった．＜エリにどう言ってあげたい？＞と問うと「もう怖い人は来ないから終わっちゃったよって言ってあげた．毎日会ったら必ず抱きしめてあげたい」と述べた．

　次回のセッションでサトルが戻ってきたことを確認した上で，エリが持っていた母方伯父の記憶についてEMDRを施行した．エリを膝の上にのせるイメージを行い，施行．伯父さんが手を振り上げ，平手で頭や背中，お尻を叩かれており，「お前がかわいくないから怒るんだ」と怒鳴っている映像をターゲットとした．13セットのBLSで映像が遠のき，母方祖母のイメージが生じて安心感が増し，「自分が悪いわけではない」という認知が生じた．さらに伯父さんに「近寄らないで」「嫌い，来ないで」と突き返すイメージをし，伯父さんが写っている映像を皆で真っ黒に塗りつぶすイメージをした．この記憶の処理の後，切迫した希死念慮は軽減した．

　この記憶の処理の後，「サトルが『もう一人の叔父さんは？』とエリに言っています．エリは，今は思い出したくないみたいで嫌と言っている．私には何のことかわかりません」と述べた．さらに別の虐待の記憶を持っている可能性が示唆されたため，安心感を高めるために，サトルが休む木のうろのような安全な場所のイメージを考えてもらった．すると「5人全員で手をつなぐというイメージをし，皆がいるところにコケモモの木が生えました」と述べた．

　次に自我状態療法へ導入すると，「エリは前回言っていた叔父さんの記憶を話すことを嫌がる．ちょっとだけなら教えてくれるって．叔父さんのお部屋に行っちゃダメと言われたけど，行った．留守番していてつまらなかったから，遊んで欲しかった．でも今話せるのはそこまで」と言う．エリの安心感を高めるため，安心感を象徴するイメージを尋ねると，「バラバラではなく，皆が周りに寄ってきて，私が真ん中に座っている．ひざの上にエリがのっている．この状態の形が安心するみたい．トモミが『悲しいのが変わらない』と言っています」と述べた．トモミのつらさを軽減するために，光の流れの技法をトモミに施行し，悲しい気持ちは減少した．それぞれの居場所として，エリにはコケモモの木についたブランコが，サトルには椅子があるため，トモミとケンにはクッ

ションを用意し，居場所を作成した．皆が真ん中に座るときの大きな敷物も用意した．

　次のセッションでは「本を読んでいたら，身体がうまく動かせなくなった．エリが本の何かに反応して，パニックを起こし，感情のコントロールが効かなくなって，「イヤ」と叫んだ勢いで「私」が身体からずれてしまったみたい．エリを敷物の上でなだめ，彼女を寝かしつけて，皆で囲んで丸くなって最後には落ち着きました」と述べた．自我状態療法へ導入し，エリに本の何が怖かったのか聞くと，幼児を性的対象とする怖いおじさんが本の中に出てくると述べ，加えて，「叔父さんの部屋に入ったのは1回じゃない．最初は遊んでくれて，怖くなかった．おばあちゃんがお買い物行っている間だけ内緒で入って遊んだ．今はそこまでかな…それ以上は嫌って」と述べ，叔父から性的虐待を受けていた可能性が示された．

　エリに父母への気持ちを尋ねると「母さんが大きな声で怒鳴る．父は最初は黙っているけど，そのうち壁や机を叩く．それを見て，また，母が怒鳴る．怖い．そういうシーンをたくさん見てきた」と述べたため，この記憶について EMDR を施行することにした．14 セットの BLS で映像が遠ざかった．エリに言ってあげたいことを尋ねると「夜，布団に入っていても起きていて，裏から喧嘩を見聞きして，ちょうどいいところで止めに入っていた．中に入っていって，話をして，おもしろいことをして止めたりしていたから…大人の機嫌をうかがうことを無理しなくていいよって．皆で言ってあげたい」と述べた．そこで＜言ってあげましょう＞と治療者が向けると「(BLS を加えながら，イメージ) 言えました．ほっとした気分になりました」と述べた．＜父親母親に言いたいことはない？＞と聞くと「喧嘩しないでと．子どもが小さいからってわかっていないと思っていたと思うが，ちゃんと全部知っていたし，わかっていた．やめてほしかった」と言った．＜父母に言うイメージをしてみましょう＞と向けると「(BLS を加えながらイメージ) 言えて，少しすっきりした」これにより，SUD10/10 から，0/10 に減少した．両親の喧嘩を仲裁していた自分の努力を認めることができるようになり，「両親の喧嘩は，両親の問題であり，自分とは関係のないこと，無理に

止めに入る必要もなかった」との認知が生じた．

次のセッションで自身の生育歴が初めてまとまった形で語られた．父母は結婚当初から，父方祖父の経営する建設会社で働いており，タマミが4～5歳頃までは父方祖父母と同居していた．父方祖母は怒り出すと手をつけられず，母親が何度も謝ることを要求されるなど，辛い扱いを受けた．父方祖父も母親につらくあたっていた．物心ついた頃には，母親からは父方祖父母について，繰り返し愚痴を聞かされた．タマミの兄は母親の話しを聞くのが上手くなく，タマミが話の聞き役となっていた．タマミが5歳頃，父母は父方実家を出て，アパートに暮らすようになったが，共働きだったために，母方実家に預けられた．そこで母方伯父・叔父からの暴力を受けた．母方伯父は幼少期から問題を起こすことが多く，母がしばしば尻ぬぐいをしていた．母親は伯父の犠牲になっていると幼少期から感じていた．母方伯父はしっかりものの母親に対して鬱屈した感情を持っていた．タマミは幼稚園の先生にも嫌われ，実家から家に帰宅すれば両親が喧嘩しており，休む暇がなかったという．この頃，「エリ」ができて，それと同時発生的に補助役として「トモミ」「ケン」ができた．最初の頃は押し込めていなくて，みんなで会話をしていたという．

小学校に入学した頃，父母は家を建てたため，アパートを出た．しかし，親族とのつき合いは続き，母親のストレスは非常に強く，タマミは母親の愚痴や不満を聞く役回りを続けた．

タマミの兄は幼少期から出来が悪く，すぐに落ち込むため，母親はわざとタマミを貶め，兄の自己評価を保っていた．母親自身が伯父の犠牲になったと感じてきたように，タマミを兄の犠牲にした．小学生のときは，ときどき，コケモモの木で一人でボーッとして，内側と話をしていた．完全に内側を忘れたのは小学校高学年でバレー部に入った頃で，この時期に「サトル」ができたという．

自我状態療法へ導入すると，エリが記憶を語り出した．「（母方）叔父さんの部屋に入って，遊ばせてもらったときにお洋服を脱がされたことがある．そのまま遊んでいなさいと言われ，（母方）祖母が帰ってくる前にもう一度服を着なさいと言われて着せられて．祖母には言ってはダ

メだよと言われた．何度かそういうことがあった．そこまでで今日は終わり」と述べた．

エリに父方祖父母の話を聞くと「好きではない」と述べた．そこで，父方祖父母からの迫害体験の記憶についてEMDRを施行した．「怒鳴りちらしている祖母の顔．それを見てニヤニヤ笑っている祖父」というイメージをターゲットとした．その結果，6セットのBLSで映像が遠ざかった．父方祖母に「怒鳴るのをやめてほしい」，父方祖父に「卑怯なことをして母親を傷つけるのはやめて」と言うイメージをし，父方祖母は，母親に八つ当たりしているだけだったと気がついた．この時点でタマミの仕事の都合で退院の日程が決まり，退院までには2セッションが可能であることを伝えた．

次回では病棟の男性患者につきまとわれ，調子を崩すというエピソードが生じた．自我状態療法へ導入し，安全な場所のイメージとして，内部を明るく暖かいイメージにし，疲れたエリを皆で囲み，優しさや愛情で包むイメージを施行した．すると，エリが母方叔父の記憶を話しだした．「叔父さんに服を脱がされ，布団の中に入れられて，一杯触られた．また，叔父さんの性器を見せられることもあった．怖かった」と述べた．身体が震えているため，深呼吸を促し，EMDRへ導入し，皆で映像を遠くに押していくイメージ．映像を白く塗りつぶすイメージ，コンクリートの板に映像を写し，粉々にするイメージなどによって処理を行い，SUDは10/10から0/10に低下した．内部の人は皆，笑顔になったというが，タマミ本人は健忘してきた記憶を取り戻し，大変に混乱した様子であった．

最後のセッションでは，「最後に思い出した叔父さんの記憶については今も混乱している．まだ向き合うことはできないので，見ないふりをしている．今は中の人が（外傷を）受けたんだと，あくまで他人事のような感覚で受け入れている．EMDR中はエリが，自身の記憶を処理したいという感じで，私はそれをお手伝いした感覚．だから（こちらに）戻ってきたときに混乱したし，動揺していた」と述べた．自我状態療法にて，タマミがどう記憶を扱っていくべきかパーツと相談することにした．自我状態療法に導入すると，タマミ自身の感情の揺れにより，パーツは疲

弊していた．皆で輪になり，日差しがふりそそぎ，暖かくなるイメージによってパーツの回復を試みた．アドバイスを求めると，サトルは，「しばらくは見なくて良い．安心できる場所ができたら，また考えれば良い」と述べた．エリはタマミがちゃんと受け入れないことを不満に感じたと述べた．エリに謝罪し，余裕が出てきたら自分の記憶として処理するという約束を行った．ケンとトモミは待ってくれると述べ，「整理が終わったら2人の感情を処理してほしい」と述べた．

　治療者から記憶を閉じ込め，置いておく場所を作成することを提案し，記憶を整頓するための木製のタンスを作成した．「まだぐちゃぐちゃでどこにどれをしまっていいのか，判断できないため，しまうのはまた今度がいい」と述べたため，とりあえず，植物の蔓で編んだカゴに置いておくこととした．また，サトル，ケン，トモミの意見により，小学校のときに大事にしていた「クマのぬいぐるみ」をそばに置いておくことで，そこがつらい場所にならないように工夫を行った．「ごちゃごちゃしていたのをカゴに入れて，分けただけでも安心しました．たぶん思い出すけど，とりあえずそこに入れておけばいいんだと．さっきまでは見ないふりをしているのはいけないことのような気がして罪悪感があり，つらかった．見ないでそこにとりあえず置いておけばいいとなったのでよかったです」とタマミは述べた．退院時のHAM-Dは33/50から16/50に，MDRASは44/60から17/60へと激減し，抑うつは軽快したことが覗えた．

6) 症例　タマミの解説

　この症例は，外来時では，日常的に解離があり，言語化が困難で，治療が十分に進展しなかった．タマミの場合，最初の症状として出てきたのは摂食障害である．しかしながら，この時点で幼児期からの記憶の欠落があり，解離性障害になれた治療者であれば直ちに重篤なトラウマの存在に気づくはずである．残念ながらこの症例において治療者が複雑性トラウマに気づいたのは入院した後であった．しかしよく見ると反省ノートをつけるだけで摂食障害が軽減した．我慢をしたときに過食をし

て吐くという病理そのものも，あたかも他者から詰め込まれた無理を吐き出すという代償行為として行われており，これは明らかに一般的な摂食障害の病理からは外れている．性的虐待の既往を持つ症例で摂食障害は非常に多いが，複雑性トラウマの場合，この症例のように，摂食障害は数多くの多彩多様な症状の一つに過ぎず，また容易に変動をする．過食嘔吐が消えると，強い抑うつが前面に出るようになり，多彩な症状の中核が自責そして自傷であることが分かった．

　入院をしたことにより，タマミは安心感が増し，強い希死念慮の一方で，別人格へのアクセスが自然に生じた．実はここが治療の分かれ目であった．われわれは多重人格の症例，および子ども虐待の既往を持つ複雑性トラウマの症例に日常的に接しており，また自我状態療法のトレーニングを積んでいたため，自然にこの症例を自我状態療法へ導入することが可能となった．自我状態療法の経験がない治療者がこの症例に対応したら何が起きていたであろうか．最後に触れるが，多重人格に取り合わない，あるいは蓋をする対応をした場合には，症状を巡って患者と治療者との綱引きのようなことが起き，症状の増悪，抑うつの増悪が生じ，患者は行動化を繰り返すといった悪性のサイクルに陥った可能性も少なくないであろう．

　しかしながら，トラウマ記憶へのアクセスは危険を孕んだ瞬間である．われわれは十分な時間と工夫を重ねて安全な場所のワークを実施した．安全な場所のワークとは，安全で安心できる場所，落ち着く場所のイメージを見つけてもらい，眼球運動などの両側性刺激を加えることで，安心感を強化していく方法である．サクラの症例でも同じであるが，複雑性トラウマの症例の場合，安全な場所がどこにもないと患者が述べることが少なくない．それほど，世界には安心出来る場所がない．安全なイメージを作れない場合には，安心感がある体の部分を取り出し，そこに架空の家を置くということが推奨されているが，これまた満身創痍で（背中には刃物の切り傷が，足はバットで殴られ骨折したことが，腹は蹴られて流産が…など），安心感のある場所を探すことすら困難という場合も多い．われわれはいささか突き抜けたイメージ操作をいろいろ行ってきた．比較的安定した時代に大事にしていた熊のぬいぐるみに自

分がすっぽり入っているというイメージ，夫が葬儀屋なので棺桶の中に入って外からは誰も入って来ないというイメージ，近所の占い師に尋ねたところ，妹が稲荷のキツネに生まれ変わっているとお告げを受けたので，豊川稲荷の鳥居と数匹のキツネをとっさに描き，稲荷神社の結界の中にいるというイメージなどなど．安全な場所のイメージで眼球運動をすると，本当にほっとするのかどうかすぐに確認が出来るので，それが使えるという確認を行った後，初めてトラウマ処理の治療に入ることができるのである．安全な場所に限らず，EMDR の眼球運動ですぐに除反応が起きてボーとなってしまう場合には，クッションテクニックと呼ばれる方法で，意識を，「今，ここに」戻す必要がある．これは元法では柔らかいクッションを投げ合うのであるが，筆者は，クッションは怖いのではないかと考え，ポケットに入れているタオルハンカチを患者と投げ合うようにしている．数回投げ合うと，除反応が解け，患者は治療を行っているこの場所に戻ってくるので，さらに処理を進めることができる．

　この症例では，安心感を深める工夫を重ね，本人が解離している外傷性の記憶を他人格から聞くことができ，タマミ本人と記憶を共有することが可能となった．この過程でタマミが幼少期の頃，複雑な家庭環境に置かれていたこと，さまざまな暴力的な体験に遭遇したことが明らかになった．さらに重要なことは，性的虐待の既往があることが徐々に開示されたことである．この開示の順番に注意して欲しい．暴力によるトラウマは決して軽いものではなく，また情緒的な虐待も数多くあったにも関わらず，性的虐待はきわめて受け入れることが困難で，主人格にとっても治療の最後まで十分に把握ができないものであった．むしろ記憶の回復過程での性虐待への主人格の取り扱いをみれば，多重人格の成立する過程や，その必然性が手に取るように分かる．また5歳頃にさまざまなパーツが一緒に生まれたのは，この頃から叔父からの性的虐待が始まったからである．性的虐待は正に侵襲性が高く，それ故に，高いレベルの解離を引き起こし，後年に至る深いトラウマを形成しているのである．また逆に，性的虐待に辿り着いてしまえば，あとは一気に失われていた生育史が蘇ってきたのである．

性的虐待の記憶を扱う辛さの軽減において用いた光の流れの技法とは，不快な記憶に伴う身体感覚に対して，色や形などの視覚的なイメージを与え，その身体感覚に向かって，好きな色の光が頭上から降り注いでくるとイメージし，身体感覚の変化を尋ねる方法である．

またトラウマの置き場所を作るという技法も，圧倒的なトラウマに一度では対決ができない場合に，そのフラッシュバックから主人格を守るために行うイメージ操作の方法である．

本症例の場合，重症の解離と多重人格を，自我状態療法をもちいて意識化ができるようになり，トラウマ記憶との距離の取り方も意識的なものに変化した．このように主体的にトラウマ記憶に関与するようになったことが，強かった抑うつや，希死念慮の軽減につながったと考えられる．

7）「蓋をする」治療では多重人格は治らない

一般の精神科診療の中で，多重人格には「取り合わない」という治療方法（これを治療というのか？）が，主流になっているように感じる．だがこれは多重人格成立の過程からみるととんでもない誤った対応と言わざるを得ない．多くの深刻な多重人格の背後には，長年にわたる子ども虐待という複雑性トラウマがある．そのトラウマに蓋をしても蓋をしても，トラウマの記憶は吹き出してくる．精神科医や臨床心理士が，吹き出してくる記憶に取り合わないのは，虐待を受け続けていて，必死に周囲の大人に語っても一顧だにされなかった子ども時代の状況の再現になってしまう．これは深い恨みを患者の側に再度引き起こし，成人の患者においては，次の世代への虐待の連鎖につながってゆく．筆者は，解離性障害の精緻な病理学的解析ということで評判になった本の中で，治療者が治療を行わないということをあたかも自慢しているような書き方をしているのに呆れてしまった．案の定，その症例は，次の世代に性的虐待の連鎖を作っているのである．医療はサービス業である．多重人格に対する積極的な治療方法が一方で示されているのに，それでも「蓋をする」ことを選択するのであれば無作為と非難されても仕方がないであろう．

多重人格はヒステリーの一種なので，確かに注目をされれば一時的にむしろ悪化をし，また人格の数も増えることがある．これはしかし，すべての葛藤を切り離して処理をするという病理的防衛が身についているからに他ならない．「見て，見て」と観客を求めているのではなく，「傷ついた私を何とかして」という悲鳴である．これは子ども虐待の臨床に従事すると本当によく分かる．子ども虐待を生き延びるために身につけたこの病理に対し，治療者がそれに向き合うのを避けることによって，次の世代に病理の連鎖を送り込む役割を「治療者」が担うことになる．問題は精神科医が余りに患者の家族にも既往歴にも無関心であることだ．患者がどのような育ちにあるのか，また患者の家族に何が起きているのか，把握をした上で対応をして欲しいと切に願う．

引用・参考文献

1) 杉山登志郎：そだちの臨床．日本評論社，2009．
2) Freud S: Jenseits des Lustrinzips, Vienna,1920. (須藤訓任，藤野寛訳：快原則の彼岸．フロイト全集 17，岩波書店，2006.)
3) Shapiro F: Eye movement desensitization and reprocessing: basic principles, protocols, and procedures 2nd ed. 2001. (市井雅哉監訳：EMDR：外傷記憶を処理する心理療法．二瓶社，2004.)
4) Watkins JG , Watkins HH: Ego states-theory and therapy. W W Norton & Colnc Inc, New York, 1997.
5) 白川美也子：EMDR と自我状態療法．EMDR 研究 2：13-26，2010．
6) Paulsem S: Looking through the eyes of trauma and dissociation. Booksurge Publication, Charlston, 2009. (新井陽子，岡田太陽監修，黒田由美訳：トラウマと解離症状の治療―EMDR を活用した新しい自我状態療法．東京書籍，2012.)
7) Putnam FW: Dissociation in children and adolescents. Guilford Press, New York, 1997. (中井久夫訳：解離―若年期における病理と治療，みすず書房，2001.)
8) 杉山登志郎，海野千畝子：子ども虐待による解離性障害への治療．精神療法 33-2：157-163，2007．

9章 自閉スペクトラム症/自閉症スペクトラム障害

1

autism spectrum disorder

母親へペアレントトレーニングを実施し，トークンエコノミーを併用したことで子どもの行動改善が認められた事例

1) 症例の概要

　子どもは6歳の女の子（以下エリ）．夫は高圧的な人で，自身の価値観を家族に強いて束縛していた．そのため家庭内で父親の暴言や威圧（テーブルを強くたたいたり，物を壊して見せるなど）が絶えず，子どもはその様子を頻繁に目撃していた．

　エリは2，3歳のころから，多動で買い物時は手を振り切って迷子になるようなことが多かった．幼稚園にあがるころには，男の人のような乱暴な言い方や気に入らないとたたいたり，怒って自分の意見を通そうとするようなことが増えた．

　幼稚園では自由活動のときには問題なく過ごしているが，制作活動や合唱などの集団に合わせる必要がある活動では，気ままに自分の好きなようにしたがる様子がみられた．教諭がエリの気が乗るように活動の参加の程度を加減して，部分的に参加している状況であった．

　母親は線の細い華奢な人で，エリが強く言うと，「そんなのはよくないよ」と返して，エリがかんしゃくを起こしているのに困ったような顔をして，じっと耐えていることが多かった．あまりにかんしゃくが続くと，ついエリの言う通りにしてしまうことも少なくなかった．日常生活は，父親が家にいるときには父親に，父親がいないときにはエリに主導権がとられることが多くなっていったという．

　母親は父親からの束縛に耐えかね，また子どもの成長のためによくない環

境であると離婚を決意した．その後，実家に身を寄せていたが，エリのかんしゃくは，祖父母を巻き込んでますます強くなっていったため，幼稚園からの勧めもあり，児童精神科に受診となった．

児童精神科医からは暴力や暴言の暴露があるが，ベースとして広汎性発達障害が認められるとの診断で，母親はペアレント・トレーニング（以下PT）を受けることになった．

グループでのPTはタイミングが合わず，次のグループが数ヵ月先になってしまうことと，暴力暴露があるため，細やかに様子を把握して実施するのが望ましいとして，個別のPTの実施となった．

2）ペアレント・トレーニングの経過

通常，我々がPTを実施するときには，1回90分程度で6回の連続講座としている．子どもの行動観察のポイント，ほめ方，指示の出し方，できないときの援助の仕方，叱り方などを6回のなかで講義をする．グループではさまざまなニーズがあるため，決められたメニュー通りに進めていくが，個別のときには，参加者のニーズによって内容を調整することもある．

エリの母親は，エリに「よくないよ」と言えるが，根負けしてしまうパターンがあった．そのため今回のPTでは，子どもとどの程度の目標で折り合うのか，その目標をどうやって子どもに守ってもらうように，母親が話を進めていくのかを重視することとした．

1) 第1回：行動の具体化・機能分析

PTでは初回と最終回に，保護者の精神健康や子どもの発達状況を評価する．事前に評価を実施することで，保護者と子どもの状態を把握し，支援ニーズを読み取ることが第一の目標であり，また最終回におなじ評価を実施することで，PTの効果測定やPT終了後のフォロー体制を検討するためである．

母親の抑うつ尺度は重度の得点域に差し掛かっており，子どもの困難性は全領域で臨床域を示していた．

母親はエリに対して，かわいいと思えないことがときどきある．忙しいとき，つらいときにかぎって問題をふっかけてくるような気がして，つらくなる．夫とどこか重ねてしまうことがあるかもしれない．両親のところに身を寄せているが，エリが悪さをすると肩身がせまくなる，と，少しずつ言葉をつなげていくように話した．

PTでは行動に着目する．行動とは，日常動作だけではなく，言う，考えるなども含まれ，客観的事実としてとらえることが重要とされている．「乱暴をする」というのはさまざまなことが考えられるので，具体性に欠けるため，状況に応じて「たたく」「大声を出す」など分けて考える必要がある．

「〜しない」などの行動の否定は状況を客観的にとらえることが難しくなり，あいまいさが増すために適切ではない．「言うことをきかない」というのであれば，「自分の苦手なことをやるように言われると，バーカと言ってその場から逃れようとする」というように考えることが必要である．また「きちんと」「ちゃんと」「しっかり」「一生懸命」というようなことばも，あいまいさが増し，具体性に欠けてしまうため，状況の記述をできるだけ正確に，簡潔にまとめることが重要であると伝えた．

エリの問題行動の具体化を話し合うにつれて，「わざと挑発しているのではないんだ」「いやがらせをしてくる子だと思っていたけど，かまってほしかっただけなんですよね」という言葉が聞かれるようになっていった．

行動には機能（役割，メッセージ）があり，特定の行動が続くのには意味があること，それには，注目要求や回避（本人にとって困難・不快な状況を避ける），ものや活動の要求（ものや活動を得る），自己刺激（行動そのものが楽しい・メリットがある）という四つの機能に集約されると伝えた．

先に具体化した行動をあてはめて考えると，同じ行動でも複数の機能がかさなっていたり（たとえば，『幼稚園でお絵かき中に，他の子の絵をクレヨンで塗りつぶす』行動は，注目要求と回避機能がある），同じ行動だがさまざまな機能をもってさまざまな場面で認められていること（たとえば，『バーカと言う』行動は，母親が家事で手が離せないときに

は注目要求やものや活動の要求であったり，回避であったり，また『物をなげて壊す』行動は，注目要求や自己刺激機能に相当する）がみえてきた．

「かまってほしかったら，ねえねえって言ってくれたらいいのに…それができないのが特性ってことなんですね」と，母親はため息をつきながら言って，「頭の中では，わざとじゃないって思おうと言いきかせても，煮詰まってくると，この子は私が嫌いなんだ，困らせようとしているんだ，とそう感じてしまう．エリのペースに乗ってしまって，一緒に悪循環になっているんだなと思いました」と続けた．

2) 第2回：ほめ方

悪循環をどうするかということが次の焦点となった．エリのやんちゃさに比べ，母親はか弱く，エリに合わせられるほどエネルギーはなさそうであり，母親自身も「エリをもてあましてしまう」ということだった．また普段，ほめたとしても，「バーカ．あたりまえじゃん．あっかんべー」で返されてしまうので，また次もほめようとはなかなか思えないということであった．

まずは「いつものほめ方でやってみて，観察をしてみましょう」と宿題をだし，どんなことを，どのようにほめて，その後の反応はどうだったかを，メモしてくるように依頼し，2週間後に様子を報告することとした．

2週間後に来院した際，母親の一番最初の言葉は「案外，照れ屋なのかもしれません」であった．「ほめると，やっぱりバーカなのですが，じっと見ていると，あとでニヤッとしたり，機嫌がよかったりすることが多いような気がします．ちょっとつらいのは，テンションがあがってスキンシップが激しくなるというか…本人は抱きついているつもりなんでしょうけど，勢いがありすぎて，どつかれるような感じなんです…」と話す口元もゆるんでおり，困るといいながらも，子どもに対して前向きな気持ちが高まってきた様子がみえた．

ほめる際にも，具体的に行動をみていくこと，いつもより少しでも良い方向へ動けたら即座にほめるということが重要で，ほめっぱなしでは

なく，子どもの反応をよく観察して，子どもに伝わっているかを確認することが重要と伝えた．

3) 第3回：トークン・エコノミー

母親のエリへの気持ちが前向きになってきており，またエリも母親にほめられることがうれしいという様子が確認できたことから，約束して，それを守るという練習をしていきましょうと提案した．

親子の約束は日常的によく交わされるものであるが，発達障害のある子どもが約束を守るのはなかなか難しい．その理由の一つとして，子どもにとって楽しいことを制限されるか，したくないことをさせられるという側面があるからである．親は子どもを持て余すと，「約束」と言って指示に従うように求めるが，子どもが我慢できる（セルフコントロールを発揮できる）レベルを超えていたり，子どもの能力以上を求めてしまい，うまくいかなくなってしまう．この親子も同様の問題をかかえていた．

まずは「約束を守る練習をしましょう」と，トークンエコノミー法を紹介した．

トークンエコノミー法は行動療法の技法のひとつであり，事前に「どのようなことをどのくらいすると，このようなメリットが得られる」と約束をする．たとえば，学校から帰ってきたときに靴を5日間（5回）そろえるとハンバーガーを食べに行けるというようなことである．

大きな目標は設定せず，まずはある程度できることからはじめ，トークンエコノミー法自体に慣れ，「自分にとっていいしくみだ」と子どもに実感してもらうお試し期間が必要と説明した．というのは，約束といったり，大人が提案してくることや新しいことに抵抗をしめす場合が少なからず認められるからである．

母親は「じゃあ，お薬を毎日のむ…にしたいです」と言った．今は朝と夕に処方されているが，朝はヨーグルトに混ぜるとだいたい一緒に食べてしまうが，夕方は「バーカ」が始まってしまい，1週間のうち，2, 3回程度の服薬状況であるという．朝は問題なく，夕方は調子が良いときは問題なく服薬でき，祖父母とは別にいたほうが調子の良いことが多

い．また「バーカ」がはじまるのは，母親にかまってもらいたいときが多いとのことで，薬そのものへの拒否ではないと聞き取れたことから，朝夕の服薬を目標とした．

　朝夕に一日2回，母親がフィルムから出した薬を自分でのみ，10回できたら，アニメのキャラクターシールがもらえるという約束を計画立てた．環境調整として，祖父母にはできるだけ席をはずしてもらうように依頼をすることとした．

　朝はあわただしい時間ではあるが，母親自身は「本人はきっと朝と夕方をセットで考えた方がわかりやすいと思う．夕方だけだと，朝はポイントつかないのにとか，よぶんな話をもちだしてきそうだし…」とエリの反応を予測し，夕方にスムーズに薬をのんでくれたら，朝の少しの手間は気にならないと，実施可能性については十分対応できると判断した．

　楽しそうな雰囲気でやることも大事として，母親と台紙を作成した．白いマスが10個ならんだA4の用紙に，本人が好きなアニメのキャラクターのシールや切り抜きをはり付け，「わくわくスマイルだいさくせん！〜あさとゆうがた，おくすりをのもう!!〜」とアニメのタイトルでありそうなキャッチコピーをカラフルなペンで書きこんだ．ごほうびのシールは，厚手の光沢紙にインターネットからキャラクターを印刷し，切り抜いたものに両面テープを貼るというお金をかけない，ささやかなものである．1回薬をのむと，白マスの中に母親が花丸を書きこむことでポイント取得とした．

　次回のPTは2週間後ということで，母親はA4用紙を2枚と，ごほうびシールは選べるようにと5つのキャラクターを持ち帰った．

4）第4〜5回

　エリのトークンエコノミーへの反応はよく，一つめのキャラクターを難なく手に入れ，「次は○○」と宣言をして2週目に入れたとのことであった．

　最初の導入は「お薬を朝と夕方に10回のめたら，シールゲットだよ」と母親の性格にしては，楽しそうに勧誘ができたようで「さきに台紙をみせたのがよかった．口から先に言っていたら失敗していたかもしれな

い」と成功の理由も振り返ることができていた．エリは口調や提案という状況そのものに反応して，「バーカ」が始まるのは，事前にある程度予測ができたため，比較的落ち着いているタイミングを見計らって，台紙をみせた．エリは台紙のキャラクターを目ざとく見つけ，「あー○○だ！」と食いついたため，スムーズに導入がはたせたという．

　困難であった夕方の服薬は，「あと何ポイントだったかな」と母親が話しかけながら薬をフィルムから出して皿において起き，本人のペースにまかせたところ，すぐに薬をのむことができた．「お薬のめたね，花丸」と書きこむ間に，エリは「やだーもっと大きく！」「ニコニコも描いてよ!!」など，口調はややきついものの，「バーカ」とは違う交流を母親と持つことができた．

　エリにとって，『わくわくスマイルだいさくせん』は「いいしくみ」として理解ができたようである．次の課題として，幼稚園から帰ったときにかばんを放り投げてリビングに行ってしまうのではなく，玄関付近のコート掛けにかけておいてほしいという希望が母親から聞かれた．コート掛けはリビングと反対方向にあり，本人の動線を変えるのは，現状では難しいと考えられたことから，コート掛けにかばんをかけることはいずれの目標として，玄関を入ってすぐのところにかごを用意しておき，当面は帰ってきたら，かばんをかごに入れることを課題として設定した．

　エリには「わくわくスマイルだいさくせんのミッションが増えました」と導入することにし，白マスが15個になるがごほうびシールは2個もらえると約束を変更した．ごほうびシールへの関心は高く，2個もらえるならいいよと同意を得られた．

　その後，母親なりに観察を重ね，かごの位置を少しずつコート掛けに持っていくなどの努力がみられた．エリはときどき無精をして，かごにかばんを投げ入れるようなこともあったが，そういった場面はあえて対応せず，かごに入れたときにはほめると，メリハリのある対応をするようになっていった．

　かんしゃくは変わらずあったが，一方的にエリのペースではなく，母親も自分のペースを保つことができるようになった．

エリはトークンエコノミーをきっかけに，シールがブームになったが，文房具店でシールをねだり，買わないといった母親に店内で悪態をついた．母親は「そんなに大きな声だとお話しないよ」と言った上で，「シールはまだちょっと残っているから，買わないよ」とおだやかに返すことができた．「あとちょっとってどのくらい？」と食い下がるエリに，キャラクターの名前を3つほど出して，「あと3個残ってるね．それが終わったら，ごほうびのシールを買いに行くのをごほうびにしよう」と提案し，エリはその提案に了承できた．

5) 第6回

これまで学んだことの振り返りを行ったところ，悪循環に足をふみいれていたと思うという感想が得られた．

「困らそうとしていたのではなく，エリも困っていたのかな．どうしようってなるのではなく，どうかしてあげようって考えるようになったのが変化かなと思います」とにこやかであった．

評価においては母親の抑うつ尺度は中等度に改善し，エリの困難性は尺度の上では情緒面，行動面に改善がみられた．対面しての印象評価やエピソードとも合致するところであり，PTの目的は達せられたものとして，終了となった．

PT終了後は主治医の定期診察による経過観察となっており，エリはのびのびとやんちゃをいいながらも，母親はエリをいさめることができている．

2 自閉スペクトラム症から二次的に抑うつと不安を呈した症例

1) 症例の概要

症例 Aさん，20代前半，女性，無職
主訴 世の中の人と自分がずれている気がする．世の中の人ができることができないから情けないと思う．
精神科的遺伝負因 特記事項なし
病前性格 大人しく，消極的な性格．関心のあるものに対しては強い興味をもつ．
生活歴 2人同胞第2子として出生した．発育や発達の異常を指摘されることはなかった．地元小，中，高校を成績上位で卒業ののち，地元の大学に入学した．大学在学中に就職先を見つけることができないまま卒業し，その後正社員として勤務するも，3ヵ月で退職した．いくつかのアルバイトにも就いたが続かなかった．その後，実家にて暮らし，昼夜逆転の生活となっていた．
現病歴 幼少の頃から人と話すことが苦手な反面，気になったものをすぐに触りたがるなど好奇心が旺盛であった．また，相手の話を最後まで聞き終える前に出しぬけに話し始めるなど衝動性がみられた．小中学校を通じて親しい友人はごくわずかで，集団では目立たない存在であった．友人とのトラブルや目立ったいじめ体験はないものの，中学生の頃，一部の男子生徒から避けられることがあった．大学入学後も友人関係は広がらず，「自分の話は他の人とズレている」「他の人に不快な思いをさせてしまう」と考えて，人と話す場面は極力避けて行動していた．就職活動では，自分のアピールポイントがわからず，就職先を見つけることができなかった．X-2年，大学を卒業し，ハローワークに通った末，事務職として正社員で就職した．しかし「どうせ

自分の疑問など質問するに値しない」と考えて，わからないことを質問することができず，仕事に馴染めないまま3ヵ月の試用期間中に解雇となった．その後，いくつかのアルバイトに就いたものの続かず，次第に無力感が募っていき，自宅に引きこもりがちとなった．X-1年，気分が落ち込んで何もやる気が起きず，度々「死にたい」と考えるようになった．月に1回ほど姉と買い物に外に出かけることはあるものの，人目が気になり自発的に外出することはほとんどなくなった．X年4月，現状について心配した母親が，病院受診を勧め，当院当科を初診となった．

初診時，強い抑うつ，不安症状が認められた．自己評価が非常に低く，些細なことに対する強い罪責感や，漠然とした希死念慮を抱いていた．家での生活は，明け方に就寝して昼まで寝ており，日中に外出することはなかった．生育歴や初診時の様子からは，自閉スペクトラム症（Autism Spectrum Disorder，以下 ASD）の可能性が疑われ，精査が必要とされた．抑うつ，不安症状の治療および昼夜逆転生活の改善，発達障害のアセスメントを目的として当院当科に入院となった．

診断 自閉スペクトラム症　疑い，大うつ病性障害　疑い
- 入院時処方：エスシタロプラム 10 mg

症状評価および心理検査結果
①発達障害に関する症状評価
- PARS（広汎性発達障害日本自閉症協会尺度）母親から聴取：幼児期ピーク得点 10/9 点（カットオフ 9 点），現在評定 7/20 点（カットオフ 20 点）
  幼児期の症状でカットオフを上回り自閉スペクトラム症の可能性が強く示唆される結果であった．

②抑うつ症状の評価
- ハミルトンうつ病評価尺度（HAM-D）：10 点（軽度レベル）
- Montgomery-Åsberg Depression Rating Scale（MADRS）：9 点（正常域）

③社会不安障害に関する症状評価
- L-SAS（リーボビッツ社会不安障害尺度）：恐怖感/不安感 57 点，回避 43 点，総合計 100 点（重度の障害）

各種心理検査

- 知的能力：WAIS（Wechsler Adult Intelligence Scale；ウェクスラー成人知能検査）：全検査 IQ は平均の上であった．4 つの群指数は「言語理解」は非常に優れている水準，「知覚統合」「処理速度」は平均の水準，「作動記憶」は平均の下の水準であり，それぞれの群指数間の得点に統計学的に有意な差がみられた．
- ミネソタ多面人格目録（Minnesota Multiphasic Personality Inventory：MMPI）：生真面目さと，強迫的な面を持つことが示された．対人関係には非常に敏感で，緊張感や不安感を抱きやすい傾向がみられた．また劣等感や罪悪感が強く示された．

　以上の症状評価，心理検査の結果より，ASD 診断が当てはまると判断された．全体的な知的能力は高い水準にあるものの，各々の認知能力の発達にはバラつきが認められた．常に緊張感や不安感が高い状態にあり，対人関係には極端な過敏さを有していた．ASD 症状に起因して，社会的な場面において柔軟な対応が難しく，ストレスへの対処不全が認められた．昼夜逆転の生活を立て直すとともに，集団生活を通じて，社会的な場面での対処能力を上げる必要があると判断し，入院となった．

2) 治療経過

治療構造　当院の入院森田療法では，週 1 回の集団精神療法（森田療法ミーティング）が行われ，森田療法専門の治療者が助言・指導を行っている．また，心理士が入院当初から週 1 回 50 分の面接を行った．文中の「　」は症例の発言，＜　＞は著者（心理士）の発言，≪　≫は集団精神療法の中での森田療法治療者の発言として区別して表記している．

1）第 1 期　森田療法導入への準備　入院初期　症状のアセスメントと診断告知

　入院してすぐに心理士が症例の部屋に訪問すると，初診時のような思いつめた表情はみられず，笑顔で応対する様子がみられた．入院生活に

ついても「慣れてきました」と述べた．＜今困っていることはどんなことですか？＞と尋ねると，「自分は世の中の人たちとは違ってズレている．相手を不快な思いにさせてしまうし，一緒に仕事をしている人の足手まといになる」と語った．＜周りとはどんな風に違っていると思いますか＞という質問には，「能力がないと思う．なんで自分だけという感じ」と答え，劣等感が語られた．

　入院して間もなく，主治医から症例に対してASD診断の告知がされた．並行して心理士はASD症状について心理教育を行った．ASDに関する書籍を読んでもらい感想を尋ねると，症例は「自分は発達障害の症状に当てはまるところもあるし，そうでないところもある．そう言われればそうかなという感じ」と淡々と答えた．＜どういうところが当てはまると思いますか？＞と尋ねると，長く沈黙した後，「人と関わることが苦手とか」と首を傾げながら答えた．

　入院2週目，森田療法専門の治療者が，森田療法の適応を判断するための面接を行った．その面接の中で，症例は「仕事が決まらず，昼夜逆転になっていた生活がいけないと思い，受診した」と話した．しかし，症例の話す様子からは，どうしても仕事につかなくてはいけないというような切迫感は感じられなかった．そこで，森田療法の作業を通じて，①社会に出たときにどのような問題に直面するかを明らかにし，②現実感覚と切迫感を取り戻す，という2点を目的に，重作業期からの森田療法を導入することになった．

2）第2期　森田療法治療前期　与えられた課題に向き合い，経験を重ねた時期

　重作業期1週目，症例は，病棟で行われるレクリエーション活動や森田療法の作業には参加はするものの，他患者から少し離れて行動する様子が目立っていた．＜病棟での活動中に他の患者さんとあまり話をしておられないようですが，いかがですか？＞と尋ねると，「他の患者さんと何を話せば良いかわからないです．それに私と話をしても楽しくないと思うし，話しかけられたくないので離れています」と他者に対する拒絶感を示した．「人と関わりたくない」という症例の気持ちを受け止

めつつ，＜人に不快な思いをさせたくないという考えは，本当は人に好かれたいとか，仲良くしたいなという思いの裏返しとして考えることはできますか＞と伝え，不安の裏にある「生の欲望」の存在を示唆した．すると症例は「うーん．どうなんでしょうか．私は人と話すこと自体に興味がないんです．人と上手に付き合いたいとも思わないです」と返答した．＜例えば，仕事で同僚とうまくコミュニケーションを取りたいと思いませんか？＞と尋ねると「まあ，そのくらいは」と返答する症例に，＜そのような健康的な欲求をもっているからこそ，人のことを不快にさせてしまったのではないかという不安や恐怖が出てくるものです＞と伝え返した．しかし症例は腑に落ちない様子であった．集団精神療法の場でも，治療者からの問いかけに応えることが出来ずに黙り込むことが多かった．治療者は≪今のところは作業に参加しているだけで良いです．目の前のことに意識を集中するように心がけましょう≫とだけ伝えた．

　重作業期 2 週目，心理面接で，症例から「私は，本当は人が好きで人と関わりたいと思っている人間なのでしょうか．自分ではそんな風に思えません．ただ，世の中で生きていくためには，ある程度人と関わらないといけないと思っている部分はあります」と語られ，前回の面接で話題にした対人的な「生の欲望」の存在に困惑する様子がみられた．心理士は症例の認識を受け止めつつ，＜ここで，本当は人と関わりたいと思っているのかどうかをはっきりさせようと追求することは重要なことではありません．人と話をするとき，失敗してはいけない，ちゃんとしないといけないと思うことが，人と接するときの不安に繋がり，回避してしまうということはわかりますか＞と対人的な欲求より，完璧でありたい欲求に焦点を移しかえて伝えると，「その言葉はしっくりきます」と納得した様子であった．さらに＜集団活動のときは輪の中で過ごすように努めましょう．そのとき，とても緊張したり居心地の悪さを感じて集団から離れたくなるかもしれません．不安な感覚を抱えながら回避せず集団の中に留まって下さい＞と伝えた．その後，症例はなるべく集団の中で過ごすよう努める姿がみられた．＜集団の中にいて何か感じたことはありますか？＞と尋ねると，「活動中，みんなで歩いて場所を移動するときがすごく辛いです．人から話しかけられるんじゃないかって

思っていつもびくびくしてしまいます」と答えた．怯えながらも集団の場に留まることができていることを評価し，＜慣れていないうちは，それなりに不安や緊張を感じるのは当然のことです．不安や緊張を感じずに人と話をすることなどできません＞と返し，感じる不安や緊張は自然な感覚であることを伝えた．集団精神療法では，「他の人が自分に話しかけてくることが苦痛です．自分と話しても楽しくないのに，なぜ自分に話しかけてくるのだろうと思う」と話した．≪自分と話しても楽しくないと決めるのは誰ですか？≫と問うと，「明確な根拠があるわけではないけど，私がそう思っています」と応えた．≪そのような思い込みがいろいろな思考の中に紛れ込んでいて，自分は駄目なんだという考えになるのでしょう．行動を起こしてみなければ，どこにそのような思い込みが埋もれているのかはわかりません．だからこそ今は作業に参加することが大切なのです．森田療法に参加していると，人との交流が生じて，それが刺激となり，変化が起こってきます．家にいては，そのような刺激がないため，変化は起こりません．今はそのような刺激を受けつつ，集中して目の前のことに取り組むことが一番の課題です≫と伝えた．

　重作業期3週目，集団精神療法で，他の患者の行動や言葉が気になったということが話された．≪一人で考えて結論を出してしまうのではなく，気になったことは直接相手に尋ねてみることが大切です≫と伝え，気になったことは，どんなことでも治療スタッフに聞いてみるように課題を与えた．

　重作業期4週目，自分が思った通りの会話が出来ないことを気にしている様子が日記に記載されていた．集団精神療法では≪失敗したり嫌な思いをしたとき，それをなかったことにしてしまうと，同じ場面で再び失敗してしまいます．「嫌な思いをしたくない」とか，「傷つきたくない」と思い，何も変えずにいるのではなく，次にどうするかの対策を立てて実行することが大切です≫と指摘した．

　重作業期5週目，集団精神療法で，＜気になったことを治療スタッフに質問することはできていますか」と尋ねると，「できませんでした．疑問があっても，誰に聞けば良いかもわかりませんし」と答えた．≪活動の中で生じた疑問をメモに書き留め，後で必ずスタッフに尋ねるよう

にしましょう≫と伝えた．すると「私は世の中で邪魔になっていると思うので，わざわざスタッフの仕事を止めて私の疑問を聞いてもらう価値なんてないです」と語った．≪「私は世の中で邪魔になっている」とか「スタッフに聞いてもらう価値がない」と，独り決めをしないように．これまで自分の考えを誰かに話す機会が少なかったため，自分の考えなど取るに足らないと思っているのではないですか．自分の考えを話したときの相手の反応を知る機会がないと，こんなことを考えているのは自分だけなんだと感じるようになります．もっと人と話し，こうやって考えているのは自分だけじゃないということを知っていく必要があります．これから，生じた疑問はどんな小さなことでも相談し，相手がどう助言するかをしっかりと聞くようにしましょう≫と伝えた．その後の心理面接で＜疑問に思うことをメモできましたか？＞と尋ねると，症例は「わざわざ質問するようなことではないと思いますけど」と躊躇していたが，持参したメモ帳には言葉がぎっしりと書かれていた．＜すごくたくさん疑問があったんですね．何か一つ質問してみて下さい＞と伝えると「病棟のレクリエーションでチーム対抗ゲームをしているとき，一応マラカスや鈴を渡されるのですが，応援して良いものか悩むんです．自分だったら恥ずかしいから応援されたくないので」と話した．＜楽器を渡されて応援を任されているのなら，応援するべきではないですか．相手がどう感じるかは，実際にやってみた後に考えることではないですか？＞と返すと「そうですね．応援されると，まあ嬉しい面もありますし」と答え，少し安心した表情をみせた．「他にも質問があるんですが．年下や同年代の人と話すときにすごく緊張しちゃうんです．年上面をしたいからなのか，しっかりしないといけないと思ってしまうからなのか…」と話した．＜Ａさんの気持ち，とてもわかります．年齢が近いとしっかりしないといけないと思って緊張するものですよ＞と返すと「ああ，みんなそういうものなんですね．良かった」と納得した様子であった．その後も「まだまだ質問はあるんです」と言い，次々に質問を重ねた．症例が抱える疑問の中身は，入院中の作業内容からこれまで感じてきた対人的やりとりでの振る舞い方に至るまでさまざまなものが含まれていた．それらの疑問について，数回の面接に分け，心理士が一つ一つ答えて

いった．

　重作業期6週目，集団精神療法では，心理士に自分が気になったことを尋ねることが出来たことが報告された．治療者はそれを評価し，取り組みを続けるよう伝えるとともに，≪自分が気にしていることに対して，他人はどう対処しているのかを聞くようにしましょう．このことは，「どうせ自分なんか」という観念から離れるために必要なことです≫と伝えた．

　重作業期8週目，日記に「どうせ私は嫌われている」といった内容の記載が見られなくなり，集団精神療法でも「最近，あまり意識しなくなってきました」と話した．≪それは人と一緒に行動するということに慣れてきたからです．今までは人と一緒にいる時間が少なかったため「どうせ私は嫌われている」と独り決めしてしまっていたのでしょう．しかし，そうするとますます人と一緒にいたくなくなるものです≫と伝えると，「その通りです」と納得していた．しかし，疑問については「メモはしていますが，その都度スタッフに尋ねるということができません」と話した．≪誰だって，最初から対人関係でうまく対処する技術など持ってはいません．人に質問し，他の人はどうするのかを尋ねて良い方策を見つけましょう．助言には良いものも，悪いものもありますから，とりあえず言われたことは「そういうものか」と思って実行してみることです．結果をみて，良いものを取り入れていく姿勢が大切です≫と繰り返し伝え続けた．

2）第3期　森田療法治療後期　対人場面での葛藤を経験し，内省が深まった時期

　重作業期10週目，サブリーダーとなり，森田療法作業の病棟内での役割が拡大した．あるとき症例は，病棟で行われるレクリエーション活動の出欠席を確認することになった．しかし，緊張のあまり，他の患者に声を掛けることができず，化粧室に30分籠ってしまうということがあった．その後の心理面接で，当時の出来事について心理士と振り返った．「患者さんによっては部屋の中にいる人もいて，どの人に声を掛ければいいかわからなくなった」「どうせ時間になればみんな集まって来

るのだから，わざわざ苦しい思いをして出欠確認をしなくてもいいかなという気持ちがあった」「慣れていなくて，やり方がわからないのに，先生はどうして教えてくれないのだろう？とイライラした」とそのとき感じたさまざまな感情が語られた．また「スタッフに質問すれば済むことなのに，それができない自分に対してもイライラした」と自身の対処について後悔する発言も聞かれた．このことについて＜どうすれば良いかわからないとき，不安になったり，怒りを感じたりすることは自然なことです＞とそのとき感じた感情を認めつつ，＜スタッフに質問すれば済むと対処法はわかっていたのですね．対処の仕方がわかればあとはそれを実行すれば良いのです．ただ，対処法は一つでなく，選択肢があった方がいいですね．これからどう対処していくかを一緒に考えていきませんか＞と具体的な対応を考えていくことを提案した．症例と話し合い，まずは廊下に出ている人に限定して出欠確認をするなど，仕事の役割を区切ることで，一つ一つの作業に慣れていくことを目指した．

　重作業期11週目，集団精神療法では，「私はいつもいろいろと考えて，完璧な唯一の答えを探して時間が経ってしまっていた．そして結局そのまま何もできない」と述べた．それに対し，≪絶対の正解はありません．正解があると思い込んでいると，自分の行動を狭めて何も身動きが取れなくなってしまいます．自分の行動が妥当なものかどうかは行動してみないとわからないのです．完璧でなくて良いから，まず行動することです≫と伝えた．またこの頃の日記に，「最近死にたいと思うことがなくなった」という記載が見られたため，それについて尋ねると，「死にたいと思うことはなくなって，家に帰りたいって思うようになりました．前はすべて逃げて，何もかもなくしてしまいたい，消えてしまいたいって思っていました．でも今はそういうことはないです」と答え，現実感を伴った語りが聞かれるようになった．

　重作業期12週目，森田療法グループのリーダーとなったが，その直後から病棟では不機嫌な様子がみられていた．日記の記載などから，症例がリーダーを担当することの理由に納得できていない様子がうかがえた．≪リーダーになると細かい所に配慮する姿勢が求められます．先頭を歩いていて，周りの人がついて来られていないなら少しの間待つとい

う工夫が必要なのです≫と伝えると,「私は待ちませんでした」と応えた.≪リーダーの仕事をしていて上手くいかないことに直面したときは,自分を変える工夫をするのです.それが治療です.上手くいかないと,「私は嫌われている」「どうせ」と独り決めしていませんか.経験を通じて,独り決めしている思い込みと現実との違いを知っていきましょう≫と伝えた.この説明を聞き,症例なりにリーダーの役割を積極的にとるようになっていった.

　重作業期14週目,症例は「この1週間,あっという間に過ぎました.考え込む暇もありませんでした」と表情よく話した.≪あっという間という感覚は活動的であった証拠ですね.外に目がよく向くようになっているということです.一生懸命,夢中になって取り組んでいれば,嫌なことも早く終わるものです≫と伝えた.この頃,既に森田療法の治療を終えた先輩患者Bから,畑の管理の仕方について指摘を受けることがあった.「畑の管理が行き届いていないのではないかと言われ,腹が立ちました.自分なりに頑張ってやっていたから,仕事内容について指摘をされてイライラした」と語った.＜確かに自分では一生懸命にやっていたのであれば,指摘をされると辛い気持ちになりますよね＞「そうなんです.けれど,自分は生活訓練期が近いから,畑の管理を怠っていた部分もあるかもしれないです.ずばり指摘をされて自分が責められているように感じたけれど,自分がやるべき仕事をしていないという考えがあったから,後ろめたかったのかもしれない」と語った.＜そのように自分の行動を振り返ることができるというのはとても良いことですね.結局どうしたのですか？＞「Bさんと話し合いました.そのままにするか,手直しするか.それで,先ほどBさんと一緒に少し畑を片づけてきました」と語った.＜さっそく行動できたというのは,とても良いことですね＞「入院をしてから先延ばしをしなくなったと思います.完璧にやろうと思って先延ばしにすると,後からもっとたくさんの仕事を頼まれることがあるから良いことはないですね」と語り,自身の回避パターンに気がつけるようになっていった.リーダーの仕事もある程度こなすことができるようになっていたため,14週で重作業期を終了し,生活訓練期に移行した.

生活訓練期 1 週目，退院後の通所先としていくつかの就労支援事業所を見学した．しかし，当初は希望に沿う事業所を見つけることができず，集団精神療法の中で「いくつかの中で迷っていて決められません．この前の見学先もあまり通う気にならなかったし」と述べた．≪今決めた事業所にずっと通い続けるというわけではありません．目的はどこを選ぶかではなく，嫌だなと思いながらも一定期間通い続けられるかです．嫌な気持ちのまま取り組むことが治療です．仕事とは本来嫌なものなのですよ≫と助言した．

　生活訓練期 2 週目，自宅近くの事業所を見学し，通所を決定した．集団精神療法では，「行きたくないという気持ちにはならなかった」と報告した．≪事業所へ通うことは，あなたの作業能力の向上を目的にするのではなく，嫌だと思いながらも作業に取り組むことが現実なのだという感覚を取り戻すことにあるのです．まず一定期間その状態を維持してから，次のステップを考えましょう≫と伝えると，表情よく返事をしていた．

　生活訓練期を 3 週で終了し，退院となった．退院後は，事業所への通所を続けながら，定期的に森田療法の追体験入院を利用し，現在は毎日 6 時間仕事が出来ている．

退院時評価

①抑うつ症状の評価
- ハミルトンうつ病評価尺度（HAM-D）：4 点（正常域レベル）
- Montgomery-Åsberg Depression Rating Scale（MADRS）：2 点（正常域レベル）

②社会不安障害に関する症状評価
- L-SAS（リーボビッツ社会不安障害尺度）：恐怖感 / 不安感 37 点，回避 55 点，総合計 92 点（重度の障害）
  重度の水準であったが，恐怖感 / 不安感合計でやや改善が認められた．

　退院時に症例が記載した振り返りシートの一部を以下に示す．

退院時振り返りシートより

「あなたは森田療法の治療を受ける中でどんなことを学びましたか？」
- やる前，やり始めたばかりの頃は，こんなこと私にできるわけないと思っていたが，今はあの頃思っていたほど大したことではなかったと感じる．
- 人にフォローしてもらったとき，以前は相手への感謝よりも自責の念がはるかに強かった．今は素直にありがとうございますと言えるようになったし，自分を責める気持ちがあまりわかなくなった．
- 以前は，質問されて考え込んで自分が100％納得できる答えを探そうとしていた．今はそれよりもとりあえず何か言おうという考えの方が強くなったと思う．

「森田療法の治療の中で，自分に合っていると感じたところはどんなところですか？」
- 入院して逃げ場のない環境で，単純作業を「やりたくない」とベッドにしがみついて抵抗しても，必ず看護師さんが呼びに来る．人目の気になるプライドの高い自分には，駄々をこね続けることができず，嫌々作業に向かうしかない．それがよかった．
- 人と話すのが苦手で，各活動で他の人に話しかけなければならないところ．この人に話しかけなければ進まないというときにやっていたら，それなりにできるようになった．

その後，通所先では他の利用者とのコミュニケーションに対し，不安や緊張感からやや躊躇する気持ちを抱えつつも，そこから回避することなく，目の前の必要なやり取りに従事することができている．

3) 考 察

症例は，他者評価への敏感さから対人交流の場面を回避し，社会との接触が薄れいった末，それに伴い抑うつと不安症状を呈していた．そして，その基盤には自閉スペクトラム症の特徴が認められた．元来完全主義の性格傾向を有しており，対人交流で生じる不安は，次第に，「自分

がする話は人とズレている」「人に不快な思いをさせないためにも話はしない方がいい」といった自分の振る舞いを統制する強固な観念へと発展していったと考えられる．対人交流から回避することで，さらに自分の基準への固執を強め社会生活からも遠のいてしまうという悪循環がみられた．このような悪循環を抜け出すためには，対人交流で惹起される不安を取り除こうと努めるのではなく，不快な感情のまま，その裏にあるよりよく生きたいという向上心，つまり「生の欲望」を現実生活の中で発揮していくことが必要となる．

　森田療法の治療では，初期の段階で不快な感情の背後にある，患者の「生の欲望」を治療者が伝え返す作業を行う．このやり取りを通じて，向上や発展といった，よりよく生きたい欲求は人間すべてにとって自然な欲求であり，不快な感情と生の欲望は表裏一体で不可分な関係にあることを伝えていく．しかし，症例の場合，不安の背後にある，本当は人と仲良くしたい，好かれたいという気持ちの存在について問うたところ，「人とうまく付き合いたいとは思っていない」と答え，対人的な「生の欲望」の存在を認識することに抵抗を示した．「他人に不快な思いをさせる」と考えて対人交流を回避する行動からは，症例の過去の対人関係における失敗体験や傷つき体験が根柢に存在することが想定された．特にASD傾向を有する症例には，このような失敗体験や傷つき体験に裏打ちされた極端で強固な対人関係に対する回避が認められることが多い．しかしながら，本症例の語りの中からは「社会生活を送る上では必要最低限の人との関わりは必要だ」という現実的で健康的な認識を持っていることを読み取ることもでき，治療者は症例の理解を尊重して関わった．たとえ人と関わりたいとは思っていなくても，生活の中で必要な対人交流の行動を取ることは大事であるということを伝えていき，治療環境での実体験を通じて，「人と上手に関わりたい」という生の欲望が発揮されるように導いていった．具体的には，「緊張したまま集団に留まる」という課題に取り組むよう伝え，これまで回避していた対人交流の場面にあえて身を置くことで，これまで感じることのなかった自然な感情が惹起されることを見守り，治療者と共有していくことを繰り返すことで，不安を抱えつつも集団に留まる耐性を少しずつ身につけるに至った．

また，症例がもつ，自分の考えなど取るに足らないという強固な思考に対しては，「生じた疑問は必ず質問する」という課題を伝えることで，体験を通じて変化を促した．これまで症例は，対人交流を回避することで，自分の考えを他者の前に曝し，周囲の考えと自分の考えとを比較するということが少なかったと考えられる．その結果，「こんなことを考えているのは自分だけ」で，人に伝える価値のないものだと独り決めして結論づけていた．人に質問するという課題には，他者に自分の考えを伝え，他者の意見をしっかりと聞くという行動が含まれる．緊張しながらも人に質問することを繰り返し，また他者はその疑問に対してどう対処しているのかを知り，自分でもその対処を試みることを通じて対人関係で必要なスキルを身につけていった．

　治療中盤で，症例が他の患者の出欠確認の際，不安に圧倒され閉じこもるというエピソードがみられた．これは，症例にとっての治療の転機となったと考えられる．治療者は，症例が感じた感情を言葉にするよう促し，不安という自然な感情をありのままに認め，さらにどう振る舞っていくのかを考えていった．治療者とともに建設的な対処を案出し，実際に対処を講じていく体験を重ね，症例は少しずつ自分自身を受け入れていくプロセスを進んでいったと考えられる．このような関わりを続けることで，惹起される不安に圧倒されて回避するのではなく，不安や葛藤がありながら，現実的な問題に対してどう対処するかに取り組むことが可能となっていった．治療の終盤では，他患者とのやり取りの中で生じた葛藤を治療者に言語化できるようになり，適切な対応を取れるようになっていった．

　入院森田療法は，集団での作業に従事することを通じて治療を進めていく．その環境下では否応なく他者との関わりが生じ，症例にとっての刺激となる．これまで社会生活からひきこもりの状態を呈して見えにくくなっていた問題点は，入院森田療法の治療の進展とともにあぶり出されていった．直面する問題に対して，治療に携わるスタッフとともに乗り越えていく経験を経て，社会で生きる上での現実的な問題に対処していく自信を養っていったと考えられる．

　ASDを有する症例に森田療法を適用する際，治療中の体験を通じて，

沸き起こる自然な感情を引き出していき，症例の中にある見えにくくなっている健康的な欲求を読み取り，その欲求を現実場面で発揮していけるよう支えていくことが大切である．

※本症例の要旨は第 32 回日本森田療法学会で発表した．

解説
自閉スペクトラム症に対する認知行動療法と森田療法

　児童期の自閉スペクトラム症/自閉症スペクトラム障害（autism spectrum disorder: ASD）の治療の中心はすなわち発達支援である．発達支援の目標について，杉山（2007）[1]は以下の6点にまとめている．

1. 健康な生活を維持させる．
2. 養育者との間に信頼と愛着の形成を育てる．
3. 遊びを通して，自己表現活動を活発に行う．
4. 基本的な身辺自立を進める．
5. コミュニケーション能力を進歩させる．
6. 集団行動における基本的なルールを覚え込ませる．

　上記の目標を達成するためには，構造的な認知行動療法（cognitive behavioral therapy: CBT）および養育者への心理教育が有効である．CBTのオーソドックスな手法としてトークンエコノミー法がある．また，養育者を対象とした心理教育プログラムはペアレントトレーニングと呼ばれている．トークンエコノミー法は行動様式の変容に主眼を置いたものである．日常の家庭生活や学校生活での目標を治療者が子ども，養育者，教師と話し合いながら共有することが望ましい．また，子どもが成功体験を積み重ねて自己肯定感を高めることができるよう，なるべく達成可能なステップを小刻みに設定するとよい．子どもや養育者だけに任せてしまうと，目標が抽象的なおおまかな内容になりがちなので，治療者の助言と誘導が必要である．外食や散歩といった報酬が強化子となり，子どもの治療への参加意欲の維持と促進につながる．トークンエ

コノミーの手法は児童臨床の各分野で応用と発展が進んでおり，無作為割付比較対照試験によるエビデンス[2]も報告されている．

　ペアレントトレーニングは，統合失調症の家族教室のような心理教育の枠組みとは異なる側面がある．まず子どもが発達の過程にあること，そして養育者に発達支援の治療者としての役割を求めるいわば技術移転の側面が大きいといった点である．診察室や療育機関だけで治療者が関われることは物理的にも限りがあるので，家庭が適切な療育の場となることは適切な発達支援のために大きな利点となる．もちろん同じ障害をもった子をもつ親同士の交流の場であることも大事である．ちなみにカナダのブリティッシュコロンビア州では，自閉症児に対して年間約22,000カナダドルの補助金が給付されるが，6歳以上になると約3分の1の6,000カナダドルに減額となってしまう[5]．このため6歳以降も子どもに対し応用行動分析などのトレーニングを継続するため，親自身がセラピストになるという選択をし，補助金をその費用に充当する家庭もある．

　ASD者は，対人コミュニケーション能力の未熟さを背景として，特に思春期や成人期に社会の生活でのストレスから，二次障害としての不安やうつなどの精神症状を来しやすい[3,4]．成人期に不安やうつ症状を主訴に精神科を受診したケースで，ASDが併存している場合は，不安障害やうつ病に対する標準的な治療に反応しにくく，治療者が「どこか違うな」という印象を持つことがある．このような場合，未診断であってもASDの併存の可能性を頭に置きながら治療に当たることが大切である．また，ASDの鑑別を進めることが当然ながら必要である．なおDSM-5でASDの診断基準を満たさなくとも，「白か黒か」ではなく，スペクトラムの概念から，広義自閉症表現型（broad autism phenotype: BAP）といったグレーゾーンの状態像の可能性も考慮することが肝腎である．また，生育歴や家族歴の綿密な再聴取に加えてWAIS-Ⅲ，PARSといった心理検査や評価尺度はASDの鑑別と個別性に配慮した治療方針の策定のためにも施行するべきである．

　浜松医大精神科では，これまで社交不安症に対する段階的で明確な治療課題を設定した森田療法の有効性を確認している[6]．このアプローチ

はASDを併存する症例に対しても治療効果をあげている．これは，ASD者がコミュニケーションの障害から二次的に社会不安を抱きやすいこと，またその特性から抽象的な指導の理解が苦手で，クリアカットな課題を提示して行くアプローチが向いていることによるものと考えられる．これは，児童期のASD児に対して，具体的で明確なスモールステップを積み重ねながら行動の変容を促進して行く，トークンエコノミー法が適していることとも矛盾しない．二つの症例では，入院治療の過程を転機に社会参加が可能になり，その後も安定した状態を維持できている．

引用・参考文献

1) 杉山登志郎：発達障害の子どもたち．講談社，東京，pp181-192, 2007.
2) Chamberlain, et al: Comparison of two community alternatives to incarceration for chronic juvenile offenders. J Consult Clin Psychol 66(4): 624-633, 1998.
3) 東誠：児童精神科臨床から成人期臨床に求めるもの―医療的視点から―．臨床精神医学 37(12): 1571-1579, 2008.
4) Stein, et al: Social anxiety disorder. Lancet 371(9618): 1115-1125, 2008.
5) http://www.mcf.gov.bc.ca/childcare/subsidy_promo.htm, 2014/03/28
6) 葛西英二，他：社会恐怖に対する森田療法の治療戦略の再検討．日本森田療法学会雑誌 13: 141-146, 2002.

日本語索引

＊同一の項で連続して出現する用語は初出のページのみ記載した．

あ行

アサーショントレーニング ············· 86
安全行動 ································· 141
インフォームド・コンセント ······ 2, 11
うつ病 ········ 4, 67, 74, 85, 105, 199, 212
汚染恐怖 ································· 60
オペラント学習理論 ······················ 3
オペラント条件付け ······················ 8

か行

外在化 ······························ 10, 188
回避行動 ························ 29, 102, 149
解離性同一症／解離性同一性障害
　·································· 5, 12, 212, 216
カウンセリング ·························· 2
過食性障害 ····························· 186
家族療法 ································· 188
カラム法 ································· 86
眼球運動による脱感作と再処理法
　（EMDR）
　················ 5, 12, 198, 212, 217, 231
飢餓の生物学 ··························· 187
希死念慮 ········ 51, 129, 206, 227, 250
気分変調症 ······························ 88
虐待 ························ 205, 216, 223, 233
急性ストレス障害 ························ 5
境界性人格障害 ···················· 199, 223
境界性パーソナリティ障害 ··· 198, 212
強迫観念 ········· 17, 28, 37, 47, 58, 62
強迫行為 ········ 21, 28, 37, 47, 58, 60
強迫症／強迫性障害
　······················· 5, 16, 28, 36, 51, 60

強迫性緩慢 ······························ 66
恐怖症 ···································· 5
恐怖突入 ··························· 126, 148
広義自閉症表現型 ····················· 265
行動活性化療法 ························· 96
行動制限療法 ····················· 168, 191
行動分析学 ······························ 2, 7
行動療法 ···················· 2, 7, 47, 51, 126
広汎性発達障害 ··················· 212, 242
コラム法 ································· 11

さ行

自我状態療法 ············· 5, 12, 216, 229
支持的精神療法 ·························· 2
持続性抑うつ障害 ······ 88, 96, 105, 108
疾病教育 ································· 170
自動思考 ········· 68, 78, 86, 144, 202
自閉スペクトラム症／自閉症スペクトラム障害
　············ 155, 193, 212, 241, 249, 264
社会生活技能訓練 ························ 4
社会不安障害 ··························· 250
社交恐怖 ································· 128
社交不安症／社交不安障害
　················ 5, 128, 137, 148, 152, 265
シャピロ ···························· 12, 206
集団精神療法　89, 110, 118, 129, 251
主観的不快度（SUD）
　···························· 21, 31, 44, 61, 231
馴化 ································· 21, 25
症状評価尺度 ··························· 146
神経症 ···································· 4
神経性過食症／神経性大食症
　·································· 175, 186, 193

神経性やせ症 / 神経性無食欲症
　……………155, 167, 170, 186, 193
身体症状症………………………………5
心的外傷後ストレス障害（PTSD）
　…………………………………5, 212
心理療法……2, 7, 28, 37, 75, 103, 199
スキナー…………………………………7
精神療法………………2, 47, 52, 60, 85,
　　125, 148, 170, 181, 186, 212, 216
摂食障害
　………155, 164, 170, 186, 212, 227
遷延暴露……………………………217
双極性障害………………………212, 223

た 行

対人関係療法……………………193, 196
多重人格………………………12, 216, 229
段階的脱感作……………………………7
注意欠如多動症………………………212
追体験入院……………………………127
適応障害…………………………………5
統合失調症………………212, 223, 265
トークンエコノミー…………9, 241, 264

な 行

内観療法………………………………85
認知機能改善療法……………………196
認知行動療法
　……………3, 10, 58, 68, 74, 85, 137,
　　152, 157, 193, 198, 217, 227, 264
認知再構成法 11, 73, 80, 86, 199, 202
認知療法………………………3, 10, 86

は 行

曝露………………………………19, 35, 61

曝露反応妨害法
　…………………9, 16, 28, 39, 50, 58, 60
曝露療法……………………………12, 37
発達障害……………………………242, 250
パニック症 / パニック障害
　………………………5, 108, 117, 125
ハミルトンうつ病評価尺度
　……………………47, 68, 129, 259
ハミルトン不安評価尺度………………118
反応妨害……………………21, 35, 63
病気不安症………………………………5
広場恐怖…………………………6, 125
不安階層表………………20, 30, 50, 86
不安症…………………………………212
ブロイラー………………………………4
ペアレントトレーニング……241, 264
変換症 / 転換性障害……………………5
弁証法的行動療法……………………214

ま 行

ミダゾラム・インタビュー……………13
ミネソタ飢餓実験……………………187
ミネソタ多面人格目録…………18, 251
森田療法………………3, 9, 16, 28, 36,
　　49, 51, 62, 85, 88, 105, 108, 117,
　　125, 128, 148, 176, 185, 251, 264

や 行

薬物療法………………46, 51, 60, 67,
　　75, 85, 105, 108, 128, 176, 199, 213
予期不安……………6, 88, 112, 125, 139

ら 行

両側性刺激……………………………231
連合障害…………………………………4

外国語索引

A

ABC モデル ……………………… 8, 12
acute stress disorder ……………… 5
adjustment disorders ……………… 5
anorexia nervosa …………… 155, 186
autism spectrum disorder
 ……………………… 241, 250, 264

B

behavioral activation ……………… 97
bilateral stimulation ……………… 231
binge-eating disorder …………… 186
borderline personality disorder 198
broad autism phenotype ……… 265
bulimia nervosa ……… 181, 186, 193

C

cognitive behavioral therapy: CBT
 75, 85, 137, 152, 157, 193, 199, 264
cognitive remediation therapy 196
conversion disorder ……………… 5

D

dialectical behavior therapy …… 214
Dimensional Yale-Brown
 Obsessive-Compulsive Scale: DY-BOCS
 ……… 17, 25, 28, 34, 37, 44, 52, 57
dissociative disorders …………… 5
dissociative identity disorder …… 216
DSM-5 ………………… 3, 125, 186, 212

E

eating disorder ……………… 155, 186
ego state therapy ……………… 5, 12
enhanced cognitive behavioral
 therapy: CBT-E ………………… 195
exposure and response prevention:
 ERP ……………… 18, 39, 50, 58, 60
eye movement desensitization and
 reprocessing: EMDR
 ………… 5, 12, 198, 212, 217, 231

F

family based treatment …… 192, 196
family therapy …………………… 188

G

Generalized Anxiety Disorder
 Questtionnaire-7 ……………… 146

I

illness anxiety disorder …………… 5
interpersonal psychotherapy: IPT
 ……………………………………… 193

L

Liebowiz social anxiety scale
 (LSAS) …… 129, 146, 152, 250, 259

M

major depressive disorder ……… 67

Maudsley approach ············ 192, 196

O

obsessive-compulsive disorder 5, 16

P

panic disorder ···························· 5
Patient Health Questionnaire-9
·· 146
posttraumatic stress disorder: PTSD
·· 5, 212

R

resource development and
　installation ···························· 206

S

social anxiety disorder
····························· 5, 128, 137, 152
social skills training: SST ············ 4
somatic symptom disorder ··········· 5
specific phobia ···························· 5
SSRI ······ 6, 46, 51, 89, 117, 128, 152
subjective units of distress: SUD
························· 21, 31, 44, 61, 231

Y

Yale-Brown Obsessive-Compulsive
　Scale: Y-BOCS
········ 17, 25, 28, 34, 37, 44, 47, 49

浜松医大流
エビデンスに基づく精神療法実践集

2015年4月20日　第1版第1刷 ©

編　集	森　　則夫	MORI, Norio
	杉山登志郎	SUGIYAMA, Toshiro
	和久田智靖	WAKUDA, Tomoyasu
発行者	宇山閑文	
発行所	株式会社金芳堂	

〒606-8425 京都市左京区鹿ケ谷西寺ノ前町34番地
振替　01030-1-15605
電話　075-751-1111(代)
http://www.kinpodo-pub.co.jp/

印　刷	株式会社サンエムカラー
製　本	株式会社兼文堂

落丁・乱丁本は直接小社へお送りください．お取替え致します．

Printed in Japan
ISBN978-4-7653-1635-4

JCOPY ＜(社)出版者著作権管理機構　委託出版物＞

本書の無断複写は著作権法上での例外を除き禁じられています．複写される場合は，そのつど事前に，(社)出版者著作権管理機構(電話 03-3513-6969，FAX 03-3513-6979, e-mail:info@jcopy.or.jp)の許諾を得てください．

●本書のコピー，スキャン，デジタル化等の無断複製は著作権法上での例外を除き禁じられています．本書を代行業者等の第三者に依頼してスキャンやデジタル化することは，たとえ個人や家庭内の利用でも著作権法違反です．

精神科医もできる！
拒食症身体治療マニュアル

監修　森　則夫　浜松医科大学医学部精神医学講座教授
著者　栗田大輔　浜松医科大学医学部精神医学講座

　このマニュアルで精神科単科病院での
　　　拒食症（しかも重症）の治療が可能に！

A5判・54頁　　定価（本体1,800円＋税）　ISBN978-4-7653-1611-8

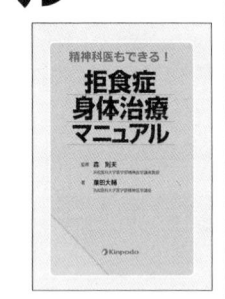

子どもの精神医学

監修　森　則夫　浜松医科大学精神神経科教授
編集　中村和彦　浜松医科大学精神神経科講師

　子どもを取り巻く数々の諸問題の中から，児童虐待，アスペルガー障害，子どもの精神鑑定など最優先課題22項目をとりあげた．医学的な側面，医学的見地に基づいた正しい指針を示し，問題へのアプローチの仕方，また各論では診断から治療も具体的に解説している．

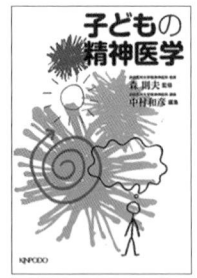

A5判・320頁　　定価（本体3,400円＋税）　ISBN978-4-7653-1350-6

精神医学マイテキスト　改訂2版

監修　武田雅俊　大阪大学教授
編集　西川　隆　大阪府立大学教授
　　　中尾和久　甲南女子大学教授
　　　三上章良　大阪大学准教授

　これからの精神科のチーム医療を担う人たちのために，臨床・教育の最前線の著者たちによって編まれた，レベル・分量ともに精神医学のコ・メディカルの学生に適した使いやすい教科書．

B5判・216頁　　定価（本体3,800円＋税）　ISBN978-4-7653-1594-4

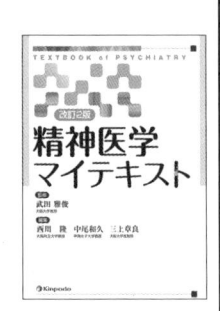

金芳堂　刊